Sonntag

Bach-Blütentherapie in der Tiermedizin

Grundlagen und Praxis

Heidi Kübler

2. Auflage

Sonntag Verlag · Stuttgart

Die Deutsche Bibliothek –
CIP-Einheitsaufnahme

Ein Titeldatensatz für die Publikation ist bei Der Deutschen Bibliothek erhältlich

1. Auflage 1999

Anschrift der Verfasserin:

Dr. med. vet.
Heidi Kübler
Rudolf-Diesel-Str. 17
D-74182 Obersulm-Willsbach

Wichtiger Hinweis
Wie jede Wissenschaft ist die Medizin ständigen Entwicklungen unterworfen. Forschung und klinische Erfahrung erweitern unsere Erkenntnisse, insbesondere was Behandlung und medikamentöse Therapie anbelangt. Soweit in diesem Werk eine Dosierung oder eine Applikation erwähnt werden, darf der Leser zwar darauf vertrauen, dass Autor, Herausgeber und Verlage große Sorgfalt darauf verwandt haben, dass diese Angaben dem Wissensstand bei Fertigstellung des Werkes entsprechen.

Für Angaben über Dosierungsanweisungen und Applikationsformen kann vom Verlag jedoch keine Gewähr übernommen werden. Jeder Benutzer ist angehalten, durch sorgfältige Prüfung der Beipackzettel der verwendeten Präparate und gegebenenfalls nach Konsultation eines Spezialisten, festzustellen, ob die dort gegebene Empfehlung für Dosierungen oder die Beachtung von Kontraindikationen gegenüber der Angabe in diesem Buch abweicht. Eine solche Prüfung ist besonders wichtig bei selten verwendeten Präparaten oder solchen, die neu auf den Markt gebracht worden sind. Jede Dosierung oder Applikation erfolgt auf eigene Gefahr des Benutzers. Autor und Verlag appellieren an jeden Benutzer, ihm etwa auffallende Ungenauigkeiten dem Verlag mitzuteilen.

© 2002 Sonntag Verlag in
MVS Medizinverlage Stuttgart
GmbH & Co. KG

Unsere Homepage:
www.sonntag-verlag.com

Printed in Germany

Umschlaggestaltung: Thieme Verlagsgruppe

Satz: Satz & mehr, R. Günl, Besigheim
Druck: Gulde-Druck, Tübingen
Grundschrift: 8,5/10 Gulliver
(System QuarkXpress 4.1)

ISBN 3-8304-9017-8

Geschützte Warennamen (Warenzeichen) werden nicht besonders kenntlich gemacht. Aus dem Fehlen eines solchen Hinweises kann also nicht geschlossen werden, dass es sich um einen freien Warennamen handelt.

Jeder Nachdruck, jede Wiedergabe, Vervielfältigung und Verbreitung, auch von Teilen des Werkes oder von Abbildungen, jede Abschrift, auch auf fotomechanischem Wege oder im Magnettonverfahren, in Vortrag, Funk, Fernsehsendungen, Telefonübertragung sowie Speicherung in Datenverarbeitungsanlagen, bedarf der ausdrücklichen Genehmigung des Verlages.

Inhaltsverzeichnis

Vorwort 9

I. Grundlagen und Basiswissen

1. Was ist die »Bach-Blütentherapie«? 13

1.1 Definition 13
1.2 Die Einordnung der Bach-Blütentherapie innerhalb der verschiedenen Therapieverfahren 13
1.3 Vorstellungen zur Wirkungsweise der Bach-Blütentherapie 14
1.4 Der Begründer Edward Bach – Leben und Wirken 18
1.5 Entwicklung der Bach-Blütentherapie 26
1.5.1 Der Bakteriologe (1914 – 1919) 26
1.5.2 Der Homöopath (1919 – 1929) 27
1.5.3 Der Entdecker einer neuen Therapiemethode (1930 – 1936) 28
1.6 Der konzeptionelle Ansatz 32
1.6.1 Die Bach-Blüten in der Humanmedizin 38
1.6.2 Die Bach-Blüten in der Veterinärmedizin 40
1.7 Perspektiven der Bach-Blütentherapie 41

2. Die wichtigsten Anwendungsbereiche in der tierärztlichen Praxis . 44

2.1 Empfehlenswerte Indikationen 44
2.2 Nicht anzuratende Indikationsbereiche 46
2.3 Kombination mit anderen Therapieverfahren 47
2.4 Die speziellen Patientengruppen 48
2.4.1 Häufigste Haustiere 49
2.4.1.1 Katze 50
2.4.1.2 Hund 51
2.4.1.3 Vögel 53
2.4.1.4 Heimtiere 54
2.4.1.5 Fische 55
2.4.1.6 Sonstige 55
2.4.2 Großtiere und Nutztiere 55
2.4.2.1 Pferde 55
2.4.2.2 Tiere, die der Lebensmittelgewinnung dienen 56
2.4.3 Besonderheiten bei Zootierpatienten 57
2.4.4 Besonderheiten bei Tierheimpatienten 58

3. Anwendung der Bach-Blütentherapie 59

3.1 Die Ermittlung der benötigten Blüten 60
3.1.1 Vorgehensweise 60
3.1.2 Vereinfachte Diagnose durch den Fragebogen 63
3.1.3 Weitere Methoden zur Blütenauswahl 81

3.2	Herstellung, Bezug und Haltung der Arzneimittel	83
3.2.1	Herstellung in der Tierarztpraxis	85
3.2.2	Bezugsquellen	86
3.2.3	Hinweise für sachgerechte Lagerung und Transport	87
3.2.4	Haltbarkeit	87
3.3	Rechtliche Aspekte	88
3.3.1	Arzneimittelrechtliche Aspekte	89

II Praxis der Bach-Blütentherapie

1.	**Die klassischen Blütenbilder**	93
1.1	Übersicht nach Gruppen	93
1.1.1	Für jene, die Angst haben	94
1.1.2	Für jene, die an Unsicherheit leiden	94
1.1.3	Für jene, die nicht genügend Interesse an der Gegenwarts-Situation haben	94
1.1.4	Für jene, die einsam sind	95
1.1.5	Für jene, die überempfindlich gegenüber Einflüssen und Ideen sind	95
1.1.6	Für jene, die mutlos und verzweifelt sind	95
1.1.7	Für jene, die um das Wohl anderer allzu besorgt sind	96
1.1.8	Kombination: Rescue Remedy – Notfalltropfen	96
2.	**Die einzelnen Bach-Blüten**	97
2.1	Agrimony	97
2.2	Aspen	100
2.3	Beech	102
2.4	Centaury	105
2.5	Cerato	108
2.6	Cherry Plum	112
2.7	Chestnut Bud	115
2.8	Chicory	118
2.9	Clematis	121
2.10	Crab Apple	124
2.11	Elm	127
2.12	Gentian	130
2.13	Gorse	132
2.14	Heather	135
2.15	Holly	138
2.16	Honeysuckle	140
2.17	Hornbeam	143
2.18	Impatiens	146
2.19	Larch	149
2.20	Mimulus	152
2.21	Mustard	155
2.22	Oak	158
2.23	Olive	160
2.24	Pine	163

2.25	Red Chestnut	165
2.26	Rock Rose	167
2.27	Rock Water	170
2.28	Scleranthus	173
2.29	Star of Bethlehem	175
2.30	Sweet Chestnut	178
2.31	Vervain	180
2.32	Vine	183
2.33	Walnut	185
2.34	Water Violet	188
2.35	White Chestnut	191
2.36	Wild Oat	193
2.37	Wild Rose	196
2.38	Willow	199
2.39	Rescue Remedy	202
3.	Kurzübersicht über alle Blütenbilder	206

III Angewandte Bach-Blütentherapie

1.	Anwendung der Bach-Blütentherapie	215
1.1	Anwendungsformen	215
1.1.1	Die »Stockbottle-Methode«	216
1.1.2	Die »Wasserglas-Methode«	217
1.1.3	Die »Einnahmeflasche-Methode«	217
1.1.4	Weitere Anwendungsformen	219
1.2	Anwendungsdauer, Häufigkeit der Verabreichung	220
1.2.1	Kurzzeittherapie	221
1.2.2	Langzeittherapie	221
1.2.3	Dauertherapie	222
1.3	Therapiehemmnisse	223
1.3.1	Nicht artgerechte Haltung	224
1.3.2	Spannungszustände im Umfeld des Tieres	224
1.3.3	Ablehnung der Therapieform durch Bezugspersonen des Tieres	225
1.4	Erstreaktionen, Heilkrisen	226
1.5	Kombination mit anderen Therapieverfahren	228
2.	Kriterien der Mittelwahl	231
2.1	Organotrop	231
2.2	Verhaltenstherapeutisch	231
2.3	Akut oder konstitutionell	231
3.	Spezielle Anwendungsbereiche	233
3.1	Fortpflanzung: Deckakt, Trächtigkeit, Geburt	233
3.2	Welpen, Jungtiere	236
3.3	Stressbewältigung	237

3.4	Geriatrie	239
3.5	Tierheim	240
3.6	Zoo-/Zirkustiere	242
3.7	Wildtiere	243

4.	**Ausgewählte Fallbeispiele**	245
4.1	Feline psychogene Alopezie	245
4.1.1	Systematische Fallaufnahme mit dem Fragebogen	246
4.2	Gewitterangst	255
4.3	Angst, Unsicherheit	257
4.4	Panikattacken	260
4.5	Verfolgungswahn	261
4.6	Schwierigkeiten bei der Eingewöhnung	263
4.7	Psychisch bedingter Durchfall	265
4.8	Chronische Gastritis	267
4.9	Rückenbeschwerden	269
4.10	Epilepsie	270
4.11	Heimweh	272
4.12	Überlastung	274

5.	**Stichwortverzeichnis – Anwendungen von A – Z**	276
6.	**Integration der Bach-Blütentherapie in die tierärztliche Praxis**	289

IV Anhang

1.	Literaturverzeichnis	293
2.	Nützliche Adressen und Informationen	297
3.	Über die Autorin	300

Vorwort zur 1. Auflage

Jede Therapieform hat Grundlagen, die man als Behandler kennen und verstehen sollte, um ihre Möglichkeiten und Grenzen abschätzen zu können und erfolgreich damit zu arbeiten. Als verantwortungsbewußter Therapeut sollte man nicht nur wissen, **wie** man etwas macht, sondern auch **warum** welche Therapiemaßnahmen bei welchen Erkrankungen angezeigt sind. Dies gilt sowohl in der sogenannten *Schulmedizin* als auch im großen Bereich der *Komplementärmedizin* und der *klassischen Naturheilverfahren*. Sprach man bei Therapieverfahren, die außerhalb der konventionellen Medizin liegen, früher von *alternativer Medizin*, was in erster Linie im Aspekt des »entweder – oder« heraustellte, so sollte man heute im Sinne eines »sowohl – als auch« in diesen Bereichen eher von *Komplementärmedizin* oder *komplementären Therapieverfahren* sprechen. Wobei man sich bewußt sein muß, daß diese Verfahren bei entsprechenden Indikationen sehr wohl als alleinige Therapieverfahren eingesetzt werden können.
Es gibt in Medizin und Tiermedizin oft mehrere Wege, Patienten mit gleichen Erkrankungen erfolgreich zu behandeln. Deshalb muß keiner dieser Wege verkehrt sein. Die ärztliche und tierärztliche Kunst besteht darin, den für den jeweiligen Patienten optimalen Weg zur Heilung zu finden. In Fällen, in denen eine Heilung im Sinne einer Restitutio ad integrum nicht mehr möglich ist, soll eine Therapie dem erkrankten Tier Linderung verschaffen und zu einer angemessenen, mit dem Tierschutzgedanken zu vereinbarenden Lebensqualität beitragen. Dabei kann nicht jeder Therapeut mit jeder Methode gleich gut arbeiten. Dazu sind die persönlichen Begabungen, Neigungen und Vorlieben zu verschieden. Aber jeder Therapeut kann sich mit den Grundlagen verschiedener Therapieformen befassen, um dann zu entscheiden, mit welchen Verfahren er arbeiten kann und möchte.
So sollen in diesem Werk zunächst einmal die Grundlagen der Bach-Blütentherapie ausführlich dargestellt werden, um zum Verständnis dieser Therapieform beizutragen. Dem Begründer der Bach-Blütentherapie, Dr. EDWARD BACH, wird ebenfalls ein ausführliches Kapitel gewidmet. Denn wie soll man die Gedankengänge eines Menschen und die Ideen seiner Therapieform verstehen, wenn man nichts von ihm weiß? Nach dem reinen Faktenwissen werden Auszüge aus Bachs Schriften vorgestellt und interpretiert. Hinweise zur Anwendung der Bach-Blütentherapie beim Tier folgen.

Obersulm-Willsbach
im Frühjahr 1999

Dr. med. vet.
Heidi Kübler

I.

Grundlagen und Basiswissen

1. Was ist die »Bach-Blütentherapie«?

1.1 Definition

Die Bach-Blütentherapie ist eine in den 30er Jahren unseres Jahrhunderts von dem englischen Arzt Dr. EDWARD BACH für den Menschen gefundene, in sich abgeschlossene Behandlungsmethode (WEEKS, 1940; HOWARD u. RAMSELL, 1991; BACH, 1992; WEEKS, 1993).

▷ Die Bach-Blüten stammen von **wildwachsenden Pflanzen**, die *nicht als Heilpflanzen* im herkömmlichen Sinne *bekannt* sind. Sie enthalten keinerlei pharmakologische Wirkstoffe, die nach konventionellen Vorstellungen eine Wirkung gegen bestimmte Krankheiten hätten. Sie werden *nicht gegen bestimmte Beschwerden* selbst verordnet, sondern **gegen die negativen Grundstimmungen** und **Charaktereigenschaften, die zum Ausbruch einer Krankheit geführt** haben (YORK, 1995).

▷ Die Bach-Blütenkonzentrate werden nach bestimmten Verfahren in der Regel aus Blüten von wildwachsenden Pflanzen zubereitet, auf die später noch eingegangen wird. BACH selbst schrieb 1931 über die Wirkung seiner Blüten-Konzentrate:

▷ »Die Wirkung dieser Arzneien besteht darin, daß sie unsere Schwingungen anheben und unsere Gefäße für die Aufnahme unseres geistigen Selbst öffnen, daß sie unser Wesen mit bestimmten Tugenden erfüllen, derer wir bedürfen, um den Fehler hinauszuwaschen, der Schaden und Leid verursacht.

Wie schöne Musik oder andere großartige inspirierende Dinge sind sie in der Lage, unsere ganze Persönlichkeit zu erheben und uns unserer Seele näherzubringen. Dadurch schenken sie uns Frieden und entbinden uns von unserem Leiden.

Sie heilen nicht dadurch, daß sie die Krankheit direkt angreifen, sondern dadurch, daß sie unseren Körper mit den schönen Schwingungen unseres Höheren Selbst durchfluten, in deren Gegenwart Krankheit hinwegschmilzt wie Schnee an der Sonne.« (HOWARD, RAMSELL, 1991; BACH, 1992)

1.2 Die Einordnung der Bach-Blütentherapie innerhalb der verschiedenen Therapieverfahren

Wenn nun also die Bach-Blütenessenzen keine Medikamente im klassischen Sinne sind, so stellt sich zunächst die Frage, wie sie innerhalb der verschiedenen Therapieverfahren, die in Human- und Tiermedizin angewandt werden, eingeordnet werden können.

In der nun folgenden Tabelle wird bewußt nicht versucht, eine Unterscheidung Schulmedizin → Komplementärmedizin zu treffen, da die Übergänge fließend sind. Diese Tabelle soll eine Gesamtschau sein und versucht zu verdeutlichen, in welchen Bereich die Bach-Blütentherapie eingeordnet werden kann. Sie beginnt mit invasiven Methoden und geht zu immer subtileren über.

A	Chirurgie, Strahlentherapie
B	Invasive Methoden: Nadelakupunktur, Moxatherapie, Neuraltherapie, Singulett-Sauerstoff-Therapie
C	Therapie mit Substanzen: Anorganische Substanzen (z.B. Mineralien), organische Substanzen (Phytotherapie, Zelltherapie), allopathische Medikamente
D	Therapie mit Energie: Wärme (Infrarot), mechanische Vibration (Massage), Schall (Tontherapie), galvanischer Strom (Gleich- oder Wechselstrom), elektromagnetische Wellen (Kurzwellentherapie), UV-Bestrahlung
E	Therapie mit Information (dabei kommt es nicht auf die Intensität an. Eine geflüsterte verbale Information kann sogar stärker wirken als eine laut gesprochene): Hochpotenz-Homöopathie, **Bach-Blüten-Therapie**, Edelsteintherapie, System-Informations-Therapie

Tab. 1: Therapiemethoden (LUDWIG, 1994)

▶ Bei der **Therapie mit Information**, unter der die Bach-Blütentherapie hier eingeordnet wurde, entscheidet die *exakte Resonanz* zwischen Information und Organismus über deren Wirkung. Eine zum Organismus genau passende Information hat eine meßbare Wirkung. Bezüglich der Intensität dieser Information besteht lediglich die Bedingung, daß sie oberhalb der Ansprechschwelle des Organismus liegen muß.
Bei einer akustischen Information zum Beispiel, muß ihre Intensität also oberhalb des Störpegels aus der Umgebung liegen. In der Regel bestehen sämtliche Informationen (nicht nur der Schall) aus periodischen Schwingungen (LUDWIG, 1994).

1.3 Vorstellungen zur Wirkungsweise der Bach-Blütentherapie

▷ In den Blütenessenzen sind keine mit den herkömmlichen Methoden meßbare Bestandteile oder Moleküle der Pflanzen enthalten, aus denen sie hergestellt sind.
Das macht den Zugang für einen konventionell ausgebildeten Mediziner und Tiermediziner schwierig, denn diese Essenzen können natürlich nicht analysiert werden wie z.B. ein Phytotherapeutikum, das heutzutage auf den

Gehalt an bestimmten Wirkstoffen, die in den dafür verwendeten Pflanzen enthalten sind, standardisiert werden kann. Gefordert wird für die Bach-Blüten eine *reproduzierbare Darstellung der Information*, die in den Blütenessenzen enthalten ist, möglichst mit in der Naturwissenschaft anerkannten Methoden. Eine zufriedenstellende medizinisch-naturwissenschaftliche Erklärung für die Wirkungsweise der Information, die in den Bach-Blüten enthalten ist, gibt es bis heute nicht.

Die Information der Bach-Blüten-Konzentrate kann mit Hochfrequenz-Fotografie sichtbar gemacht werden. Die wohl bekannteste Variante ist das 1939 vom russischen Forscher S. D. KIRLIAN entwickelte Verfahren, die sog. *Kirlian-Fotografie*, die aber in konventionellen Kreisen nicht anerkannt ist. Versuche, die Wirkung von Bach-Blüten mittels Kirlian-Fotografie nachzuweisen, zeigten selten reproduzierbare Ergebnisse.

Ein weiterer Ansatz ist das 1984 von dem deutschen Ingenieur DIETER KNAPP als Verfeinerung der Kirlian-Fotografie entwickelte *Colorplate-Verfahren*. Das Neue gegenüber der Kirlian-Fotografie ist der Einsatz speziell präparierter Farbfilme (sogenannter Color-Plates), die im Zusammenwirken mit einer weiterentwickelten Elektronik stabilere und objektiv reproduzierbare Aussagen ermöglichen. Winzige Tropfen der jeweiligen Blütenessenz werden direkt auf diesen Spezialfilm gebracht. Es zeigte sich, daß alle 38 verschiedenen Blütenessenzen jeweils ein charakteristisches bioenergetisches Strahlungsmuster besitzen. Eine erneute Aufnahme der gleichen Blütenessenz aus einer anderen Charge ergab wieder das gleiche bioenergetische Strahlungsmuster.

Zur meßtechnischen Erfassung wurden alle Fotos mittels Laserstrahl abgetastet. Dabei wurden die über einen Fotodetektor aufgenommenen Signale in einen Computer eingespeist und in Diagramme umgesetzt. Auch hier ergab sich für jede Blütenessenz ein charakteristisches, von anderen unterscheidbares Diagramm (SCHEFFER, 1991, 1995).

Da diese Untersuchungen sehr aufwendig und teuer sind, wurden sie bisher nicht in größerem Umfang durchgeführt.

▷ Neue Ansatzpunkte, die Wirkungsweise der Bach-Blüten zu erklären, kommen heute aus der Quantenphysik, Kybernetik und Ganzheitlichen Medizin (ZYCHA, 1996; HEINE, 1997, KÖHLER, 1997).

Über andere Therapieverfahren aus dem Bereich der Therapie mit Information wie z.B. die Biophysikalische Informations-Therapie gibt es bereits entsprechende Veröffentlichungen, die alle auf die Grundlagen der Quantenphysik zurückgreifen. Allerdings hat die Quantenphysik bisher wenig Eingang in die medizinische Forschung gefunden (LUDWIG, 1994; KÖHLER, 1997). Zum Verständnis des Wirkprinzips der Bach-Blüten soll hier kurz der *Energie-Materie-Begriff* erläutert werden. 1984 wurde der Nobelpreis in Physik an CARLO RUBIA verliehen für den experimentellen Nachweis der über der Materie stehenden Wechselwirkungsquanten, welche die Struktur der Materie steuern. RUBIA fand heraus, daß Materie übergeordneten energetischen Wechselwirkungskräften gehorcht und daß eine Naturkonstante existiert, die besagt, daß das Verhältnis von Masseteilchen (Nukleonen) zu den steuernden Energieteilchen 1 : 9,746 x 10^8 (MUHEIM, 1981) beträgt. Das heißt nichts anderes, als daß die Bedeutung der Materie gegenüber den bewirkenden energetischen Kräften weit in den Hintergrund tritt.

▷ Entscheidend ist die Feststellung, daß Materie nichts anderes ist als verdichtete Energie, die sich in Sekunden-Bruchteilen wieder auflösen kann. Sie ist also nur eine definierte Zustandsform eines vorgegebenen energetischen Musters. Auf die Bach-Blütenpräparate bezogen, müßte dies bedeuten, daß in ihnen energetische Wechselwirkungskräfte gespeichert sein müßten. Doch wie sollen Trägermedien wie Wasser und Alkohol, der ja eigentlich nur zur Konservierung dient, solche energetischen Wechselwirkungskräfte speichern können?

Aus Arbeiten von C.W. SMITH (1989, zitiert nach LUDWIG, 1994) und E. DEL GIUDICE (1990, zitiert nach LUDWIG, 1994) ist bekannt, daß polare Substanzen Informationen speichern können wie z.B. die Dipole im Wasser. Beim Wasser sind die Einzelmoleküle durch Wasserstoffbrücken gekoppelt. Bei Körper- bzw. Zimmertemperatur sind im Mittel 400 Wassermoleküle in einem Cluster verknüpft. Zwischen verschiedenen Clustern liegen sog. »Kinks« (Knotenflächen). Bei Wasser können sich diese Cluster und Kinks umgruppieren, wobei sich dann auch das Schwingungsspektrum des Wassers, das spektroskopisch untersucht werden kann, ändert. Tatsächlich konnte man spektroskopisch zeigen, daß es sehr stabile Cluster mit etwa zwanzigmal festerer Bindung gibt als im gewöhnlichen ungeordneten Wasser – nämlich in einem kristallin-flüssigen Zustand, der neben dem ungeordnet rein-flüssigen Zustand existiert. Wasser weist nach diesen Erkenntnissen also zwei Zustände auf, die im Gleichgewicht nebeneinander existieren. Der ungeordnete Zustand kann *Informationen (Schwingungsfrequenzen)* nur kurzzeitig speichern, da nur wenige der »flüssigen« Cluster über kurze Zeit stabil bleiben. Der kristallin-flüssige Teil des Wassers kann seine Struktur in der Regel nur ändern, wenn genügend viel Energie zugeführt wird (LUDWIG, 1994). Das hieße, daß dieser kristallin-flüssige Teil des Wassers in der Lage sein müßte, die oben genannten energetischen Wechselwirkungskräfte zu speichern, die das Wirkprinzip der Bach-Blüten ausmachen.

> Fügt man diese Erkenntnisse für die Bach-Blütenessenzen zusammen, so ergibt sich folgende Vorstellung: Durch die Aufbereitungsverfahren der Blüten (Sonnen- und Kochmethode) werden energetische Muster der Pflanzen auf das Wasser übertragen. Diese energetischen Muster werden in den Clusterstrukturen des kristallin-flüssigen Teils des Wassers gespeichert. Durch spektroskopische Untersuchungen wäre es sicher möglich, die einzelnen Blütenessenzen anhand ihres Schwingungsspektrums zu identifizieren bzw. auch Verfälschungen nachzuweisen. Doch derartige Untersuchungen wurden bisher für Bach-Blüten noch nicht in größerem Umfang unternommen.

Für *Hochpotenz-Homöopathika* existieren derartige Untersuchungen bereits. Mit Hilfe eines Rockland-Signalanalysators (0 – 100 kHz), dem ein magnetisch abgeschirmter rauscharmer Differenz-Verstärker vorgeschaltet ist, wurden Differenzmessungen zwischen Homöopathika (u.a. **Ipecacuanha D5** bis **D200**) und Placebos (aus der gleichen Wasser-Alkohol-Charge, ebenfalls verschüttelt) durchgeführt, wobei Betrag und Phase im Frequenzbereich von 0 bis 10 kHz angezeigt wurden. Die Grund-Resonanzfrequenz von Ipecacuanha beträgt z.b. 5243,75 Hz mit Oberwellen bis in den MHz-Bereich, die mit einem zweiten Gerät gemessen wurden. Mit zunehmender Potenz erhöht sich die Intensität der Oberwellen. In Nähe der Potenz D23 läuft der Phasengang von 0 bis 10 kHz nahezu durch 360°. Tiefpotenzen haben gegen die Urtinktur 0° Phasenverschiebung, Hochpotenzen 180° (LUDWIG, 1998).

Die genannten Forschungen können uns zwar einen Weg zeigen nachzuweisen, welche **energetischen Muster** in den Bach-Blütenessenzen gespeichert sind, sie sagen uns aber immer noch nichts darüber aus, wie diese energetischen Muster im Organismus wirken können.

Um einer Erklärung der **Wirkung** von Bach-Blüten näherzukommen, müssen wir uns wieder mit der Physik beschäftigen – und zwar mit der Schwingungslehre:

Treffen verschiedene Schwingungen aufeinander, gibt es Verstärkungs- und Auslöschphänomene. Damit es im Organismus zu diesen Reaktionen kommt, müssen auf die schwingenden Strukturen des Organismus, dem Resonanzboden, ähnliche oder gleiche Frequenzen auftreffen. Das dadurch induzierte »Mitschwingen« ist die Resonanzwirkung. Ist von einem »Material« viel vorhanden, entsteht starke Resonanz. Verarmung oder Fehlen von Schwingungen bedeutet Verarmung oder Fehlen von entsprechendem Substrat, bzw. von entsprechenden Clusterstrukturen, die Informationen gespeichert und als elektromagnetische Schwingungen wieder abgegeben haben.

Auf jeden Organismus wirken externe Frequenzen, die von der Erde selbst, aus der Natur, dem Universum usw. stammen, ein. Sie können allerdings nur dann Effekte im Körper hervorrufen, wenn es zu einer Resonanz kommt. Da das menschliche Frequenzspektrum jedoch von weniger als 1 Hz bis über 10^{18} Hz reicht, ist davon auszugehen, daß viele Resonanzphänomene eintreten werden (KÖHLER, 1997).

> Im Organismus kann es nun Störungen des Resonanzverhaltens und gestörte Clusterstrukturen ausgehend von unterschiedlichen Auslösern geben. Durch die Bach-Blütenessenzen werden energetische Muster zugeführt, mit denen der Organismus in Resonanz treten kann. Durch diese Resonanzphänomene wird letztendlich eine Wiederherstellung des harmonischen Molekulargefüges erreicht.

Dies ist nur ein sehr abstrakter und einfacher Versuch, die Wirkung der Bach-Blütenessenzen aufzuzeigen. Die entsprechenden Grundlagen ausführlich darzustellen, würde aber den Rahmen dieses Buches bei weitem sprengen.

BACH selbst sagte zur Wirkungsweise seiner Blütenmittel: »Laßt Euch nicht durch die Einfachheit dieser Methode von ihrem Gebrauch abhalten, denn je weiter Eure Forschungen voranschreiten, um so mehr wird sich Euch die Einfachheit der ganzen Schöpfung erschließen« (BACH, Gesammelte Werke, 1992).

1.4 Der Begründer Edward Bach – Leben und Wirken

Edward Bach – Seine Biographie in Stichworten	
24.09.1886	Geburt in Moseley (nahe Birmingham)
1903 – 1906	Lehre in der elterlichen Messinggießerei
1906 – 1914	Medizinstudium in Birmingham und London, Leiter der Unfallstation der Universitätsklinik in London
1917	Gesundheitlicher Zusammenbruch, Operation Tätigkeit als Bakteriologe; Forschungen zur Entartung der Darmflora
1919 – 1922	Anstellung am London Homoeopathic Hospital Kontakt mit Samuel Hahnemanns »Organon der Heilkunst«; Bach-Nosoden
1920 – 1928	Veröffentlichungen, homöopathische Kongresse Führen einer Allgemeinpraxis, eines Labors und eines Beratungsraumes für Mittellose in London
ab 1928	Suche nach Pflanzen, die die Bach-Nosoden ersetzen könnten
1930	Verkauf von Praxis und Labor, Umzug nach Wales Entdeckung der ersten 9 Blüten: Impatiens, Mimulus, Clematis, Agrimony, Chicory, Vervain, Centaury, Cerato, Scleranthus. Erster Einsatz von Rescue Remedy in der ursprünglingen Zusammensetzung: Rock Rose, Clematis, Impatiens
1931	Entdeckung weiterer 3 Blüten: Water Violet, Gentian, Rock Rose
1933	Veröffentlichung von »Die zwölf Heiler« Entdeckung weiterer 4 Blüten: Gorse, Oak, Heather, Rock Water.

1934 – 1935	Entdeckung weiterer 3 Blüten: Wild Oat, Olive, Vine Zusammenstellung des Kombinationsmittels Rescue Remedy
1935	Entdeckung weiterer 19 Heilmittel Bach sieht sein Heilsystem damit als abgeschlossen an
24.09.1936	Erster öffentlicher Vortrag in Wallingford
27.11.1936	Tod durch Herzversagen

EDWARD BACH wurde am 24. September 1886 in Moseley, einem Dorf etwa drei Meilen von Birmingham entfernt als das älteste von drei Kindern geboren. Seine Familie ist walisischen Ursprungs und betreibt eine Messinggießerei.

EDWARD BACH war ein sehr zartes und empfindliches Kind, zeigte sich jedoch früh willensstark und zielstrebig. Bereits in der Kindheit besaß er eine außerordentliche Konzentrationsfähigkeit, so daß er sich von seinen Zielen durch nichts ablenken ließ. Zugleich war er jedoch ein äußerst sensibler und zu mystischer Selbst- und Naturerfahrung neigender Junge. Mit besonderem Interesse verfolgte er alles, was er über Wales, das Land seiner Vorfahren, in Erfahrung bringen konnte. Bereits als Schuljunge wanderte er in den Ferien regelmäßig durch die walisischen Berge. Da jede leidende und unglückliche Kreatur in ihm ein außerordentlich starkes Mitgefühl und den Wunsch zu helfen weckte, wollte er zu dieser Zeit bereits später einmal Arzt werden.

Als EDWARD BACH mit 16 Jahren die Schule verließ, machte er zunächst eine dreijährige Lehre in der elterlichen Messinggießerei, da er meinte, er könne seinen Eltern eine langwierige medizinische Ausbildung finanziell nicht zumuten. Während seiner Lehrzeit lernte er die Krankheiten und Nöte der Arbeiterschaft kennen. Der Wunsch, ihnen zu helfen, damit sie sich selber helfen könnten, wurde der Auslöser für sein gesamtes späteres Schaffen. Er schwankte, ob er dieses Ziel eher mit einem Theologie- oder einem Medizinstudium erreichen könnte. Denn keines der beiden Berufsbilder entsprach seinen Idealvorstellungen. Allmählich begriff er, daß ihm nichts anderes übrig blieb, als selbst ein neues Verständnis von Krankheit und Heilung zu entwickeln, wozu er natürlich erst einmal alle bereits bekannten Heilmethoden studieren mußte.

1906 begann er sein Medizinstudium in Birmingham, das er dann in London fortsetzte. 1914 erhielt er die Approbation. Während seines Medizinstudiums verbrachte EDWARD BACH nur wenige Zeit über Büchern. Er war davon überzeugt, man könne eine Krankheit nur dann wirklich studieren, wenn man jeden einzelnen Patienten sorgfältig daraufhin beobachte, in welcher Weise er von seinem Leiden betroffen sei. Denn nur so könne man herausfinden, wie diese unterschiedlichen Reaktionen den Verlauf, das Ausmaß und die Dauer der Krankheit beeinflussen.

Schon in diesem frühen Stadium seiner Suche erkannte er, daß die *Persönlichkeit* des einzelnen Menschen für den Erfolg einer Behandlung von noch größerer Bedeutung ist als dessen körperliche Symptomatik.

1913 wurde EDWARD BACH zum Leiter der Unfallstation der Universitätsklinik in London ernannt, einige Monate später erhielt er eine Chirurgenstellung in der Unfallabteilung des »National Temperence Hospital« in London. Diese Arbeit mußte er kurze Zeit später wegen eines gesundheitlichen Zusammenbruchs aufgeben.

Nachdem er genesen war, eröffnete er in London in der Nähe der Harley Street eine Allgemeinpraxis, die rasch großen Zulauf hatte. Während seine Praxis immer mehr expandierte, wuchs Bachs Unzufriedenheit mit den Ergebnissen der schulmedizinischen Behandlungsformen und er wandte sich der Bakteriologie zu. Er trat neben seiner Praxistätigkeit eine Assistentenstelle am Bakteriologischen Institut der Universitätsklinik an, da er hoffte, die Bakteriologie werde ihm Antworten auf seine drängenden Fragen geben.

▷ Hier erkannte er die Zusammenhänge zwischen spezifischen Bakterienstämmen im menschlichen Darm und chronischen Krankheitserscheinungen. Er bereitete verschiedene Bakterienstämme als Vakzine auf, die er zunächst den Patienten regelmäßig injizierte, später nur noch, wenn die Wirkung der ersten Gabe nachließ.

Im Juli 1917 erlitt er einen schweren Blutsturz, fiel ins Koma und mußte an einem bösartigen Milztumor operiert werden. Die behandelnden Ärzte gaben ihm noch maximal drei Monate zu leben.

Der Wunsch, seine Forschungsvorhaben zu Ende zu führen, ließ ihn nun Tag und Nacht arbeiten, ohne an seinen gesundheitlichen Zustand zu denken. Nach drei Monaten hatte sich sein Gesundheitszustand zum Erstaunen aller stabilisiert. Die Ergebnisse seiner bakteriologischen Arbeit wurden in medizinischen Zeitschriften veröffentlicht und fanden reges Interesse in Fachkreisen. Seine Impfstoffe aus Darmbakterien wurden bei der Behandlung von chronischen Erkrankungen mit so außergewöhnlichem Erfolg eingesetzt, daß diese Methode selbst von der Schulmedizin aufgegriffen wurde. Während der Grippe-Epidemie von 1918 erhielt EDWARD BACH inoffiziell sogar die Genehmigung, einen Teil der in Großbritannien verbliebenen Truppen mit seinen Vakzinen zu impfen. Sein Ruf als Bakteriologe führte eine immer größer werdende Anzahl von Patienten in seine Praxis in der Harley Street.

Als er 1918 seine Praxis wegen geänderter Verwaltungsvorschriften an der Universität aufgeben sollte, kündigte er seine Stellung als Bakteriologe und richtete sich ein kleines Laboratorium zur weiteren Erforschung der Entartungen der Darmflora ein. Seine ganzen Ersparnisse hatte er in das Labor investiert, so daß er inzwischen an erheblichem Geldmangel litt. Deshalb trat er im März 1919 die Stelle eines Bakteriologen und Pathologen am *Londoner Homöopathischen Krankenhaus* an, die er bis 1922 innehatte.

Dort kam er mit SAMUEL HAHNEMANNS »Organon der Heilkunst« in Berührung. Zunächst war er skeptisch, um dann aber festzustellen, daß es zwischen HAHNEMANN und seinen eigenen Entdeckungen wesentliche Übereinstimmungen gab. Er vermutete, daß die von ihm selbst definierte Darm-Toxämie mit dem Hahnemann'schen *Psora-Begriff* identisch sei. Deshalb bereitete er die von ihm entwickelten Vakzinen nun nach den Regeln der homöopathischen Lehre auf und verabreichte sie seinen Patienten oral. Erst wenn die Wirkung der ersten Gabe bereits abgeklungen war, wurde eine neue Gabe des Mittels verschrieben. Von den Ergebnissen dieser Versuche war er so begeistert, daß er von da an fast gänzlich auf Injektionen verzichtete.

▷ Er teilte die Vielfalt der im menschlichen Darm vorkommenden Bakterien in sieben Hauptgruppen ein, die später nach ihm benannten **Bach-Nosoden**.

Diese sieben oral einzunehmenden Vakzinen fanden nicht nur in England, sondern auch in Amerika, Deutschland und zahlreichen anderen Ländern Eingang in die allopathische und homöopathische Praxis.

1922 gab er seine Stelle am *Londoner Homöopathischen Krankenhaus* auf und eröffnete zusätzlich zu seiner Allgemeinpraxis in der Harley Street ein Labor nahe dem Portland Place und einen Beratungsraum für Mittellose am Nottingham Place. Zwischen 1920 und 1928 erfolgten diverse Veröffentlichungen zum Teil in Zusammenarbeit mit den Homöopathen F.C. WHEELER, DISHINGTON, PATTERSON und CLARKE. BACH beteiligte sich in dieser Zeit auch an homöopathischen Kongressen. In homöopathischen Kreisen galt er als »*der zweite Hahnemann*«. In dieser Zeit kamen auch viele ausländische Arztkollegen in Bachs Labor, um sich seine Methoden anzueignen.

Trotz des Erfolges seiner sieben Nosoden erkannte BACH, daß sie nur für die Behandlung des einen Krankheitstyps, den HAHNEMANN unter dem Begriff *Psora* beschrieben hatte, geeignet waren. Andere chronische Krankheiten konnten damit nicht geheilt werden.

Deshalb wuchs in BACH der Wunsch, mehr und vor allem »reinere« Heilmittel zu finden. Zumal er vermutete, daß viele chronisch Kranke unbewußt eine Abneigung gegenüber Arzneien empfänden, die aus von der Krankheit selbst erzeugten Substanzen gewonnen werden.

Er nahm sich vor, Pflanzen und Kräuter auf ihre Heilwirkung zu untersuchen. Zunächst scheiterte er jedoch an der Frage der Polarität. In einem Aufsatz, der im Januar 1929 im *British Homoeopathic Journal* erschien, beschäftigte er sich mit der Frage der Polarität der Heilmittel und postulierte bereits ein neues noch zu findendes Potenzierungsverfahren.

Obwohl die Entdeckungen, die BACH bis dahin gemacht hatte, das Ergebnis systematischer wissenschaftlicher Forschungen waren, verließ er sich immer auf seine Intuition, wenn eine Fragestellung eine wissenschaftliche Beantwortung noch nicht zuließ und stellte fest, daß diese Stimme der inneren Erfahrung ihn noch niemals im Stich gelassen hatte.

Ab 1928 drang EDWARD BACH mit seinen Forschungen auf Neuland vor. Er suchte in der Natur nach Pflanzen, die seine sieben Nosoden ersetzen könnten. Er bereitete eine Vielzahl von Pflanzen auf und unterzog sie diversen

Tests, doch keine der Pflanzen erfüllte seine Erwartungen, bis er auf die blaß-malvenfarbene **Impatiens-** und die goldblütige **Mimuluspflanze** stieß. Diese bereitete er zunächst nach den gleichen Verfahren auf, das er bereits früher zur Herstellung der oralen Vakzine benutzt hatte. Patienten, denen er die so hergestellten Präparate nach deren Persönlichkeitsmerkmalen verschrieb, reagierten sofort darauf. In dieser Zeit entdeckte er eine weitere Pflanze, die wilde **Clematis**, die er entsprechend aufbereitete, so daß er zu diesem Zeitpunkt bereits 3 seiner Blütenheilmittel gefunden hatte, ohne sie nach dem von ihm bereits postulierten neu zu findenden Potenzierungsverfahren aufbereitet zu haben.

> EDWARD BACH war inzwischen überzeugt, daß die von ihm entwickelten bakteriellen Nosoden durch reinere pflanzliche Heilmittel ersetzt werden könnten. Ende 1929 entschloß er sich, alle anderen Behandlungsmethoden aufzugeben, nur noch mit den bereits gefundenen 3 Pflanzenmitteln zu arbeiten und gleichzeitig nach weiteren geeigneten Pflanzen Ausschau zu halten.

1930 – EDWARD BACH war 44 Jahre alt und auf dem Höhepunkt seiner medizinischen Karriere, beschloß er spontan, Praxis und Labor zu verkaufen und nach Wales zu gehen, um sich dem Studium der verschiedenen **menschlichen Persönlichkeitstypen** und der Suche nach den **spezifischen heilenden Pflanzen** zu widmen.

Die Arbeit an der Vervollkommnung der Bach-Nosoden überließ er seinen ehemaligen Assistenten. Der aus dem Verkauf der Laborutensilien und des Praxismobiliars erzielte Erlös war sein ganzes Vermögen, als er an einem Maimorgen London verließ. BACH vernichtete vorher sämtliche Vorgänge, Aufsätze und Utensilien seiner bisherigen Tätigkeit, da er sie nur als Vorstufe seiner neu zu findenden Heilmethode betrachtete.

Diese neu zu findende Heilmethode beschäftigte ihn bis zu seinem Tod im Jahr 1936. Während seiner letzten Londoner Jahre und während der ersten Wochen in Wales war EDWARD BACH bewußt geworden, daß die Verfeinerung und Empfänglichkeit seiner Sinne zunahm. Er stellte fest, daß er Dinge spüren, sehen und hören konnte, die ihm bis dahin nicht bewußt waren. Sein hochentwickelter Tastsinn befähigte ihn, die Kraft zu spüren, die von jeder Pflanze abgestrahlt wurde, die er testen wollte. Er brauchte nur ein Blütenblatt oder eine Blüte selbst in die Hand zu nehmen und schon verspürte er in seinem Körper die spezifischen Reaktionen auf die Wirkkraft der jeweiligen Pflanze. Manche übten auf seinen Geist und Körper einen stärkenden und belebenden Einfluß aus, andere verursachten ihm Schmerzen und Brechreiz, Fieber, Ausschläge und ähnliches mehr. Er sagte, daß er früher in seinem Leben mit Hilfe der Instrumente die gleiche Arbeit geleistet habe wie jetzt mit den Sinneskräften seines Körpers.

Von Mai bis Juli 1930 beschäftigte er sich vor allem damit, wie diese Heilpflanzen aufbereitet werden müßten, um ihre Wirkung zu entfalten. Er entwickelte das bereits von ihm postulierte neue Potenzierungsverfahren – die **Sonnenmethode**:

> Die Blüten werden im Stadium der Vollreife an einem **sonnigen Tag morgens vor 9.00 Uhr gepflückt** und in eine **Glasschüssel** gelegt, die mit **natürlichem Quellwasser** gefüllt ist. Die Schale wird **3 bis 4 Stunden in der prallen Sonne stehen gelassen**, danach werden die welkenden Blüten entfernt und das mit den Schwingungen der Blüten imprägnierte Quellwasser **mit Alkohol konserviert**.

Die ersten 19 der von ihm entdeckten pflanzlichen Heilmittel wurden alle nach dieser Methode aufbereitet.

▶ Eine weitere Potenzierungsmethode, die für Bäume und Sträucher verwendet wird, die so früh im Jahr blühen, daß die Sonne noch nicht ihre volle Kraft erreicht hat entdeckte er im Frühjahr 1935 – die **Koch-Methode**:

> An einem **sonnigen Tag** bei wolkenlosem Himmel werden **Blüten, Stiele und Blättchen** des ausgewählten Baumes oder Strauches vor **9.00 Uhr morgens mit Quellwasser übergossen** und ca. **eine halbe Stunde auf einer Flamme sieden** gelassen. Nach Abkühlung wird die Flüssigkeit **mehrfach filtriert und 3 bis 4 Stunden in der prallen Sonne stehen gelassen**. Anschließend wird mit **Alkohol konserviert**.

Im Sommer 1930 verfaßte EDWARD BACH das Manuskript seines Buches »Heal Thyself«, ein kleines Werk, das zur Einführung in sein neues Heilverfahren dienen sollte. Er formulierte seine Erkenntnisse und seine Philosophie von Gesundheit, Krankheit und Heilung in einer bewußt einfachen, auch dem Laien verständlichen Sprache. Zusammen mit seiner Assistentin NORA WEEKS, die dann später auch seine Biographie schrieb (WEEKS, 1940), entdeckte er die ersten neun der sogenannten **12 Heiler** in der Umgebung von Cromer, einem kleinen Städtchen in Norfolk, in das er in den folgenden Jahren immer wieder für ein paar Monate zurückkehrte:

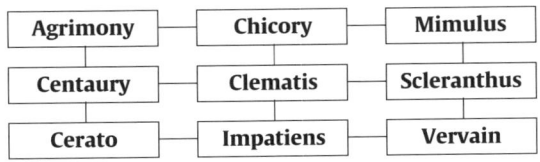

Den Winter 1930 verbrachte BACH in Cromer und behandelte dort zahlreiche Patienten kostenlos mit seinen Blütenmitteln. Er veröffentlichte seine Entdeckungen in »The Homoeopathic World«. Ehemalige Kollegen wie WHEELER und CLARKE erprobten ebenfalls BACHS Blütenmittel in ihren Praxen.

In den Jahren 1931 und 1932 entdeckte BACH die letzten drei Mittel der
»Zwölf Heiler«:

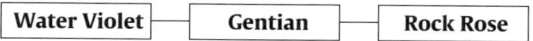

Im Frühjahr 1932 eröffnete er auf Drängen seiner Freunde erneut eine Praxis in London – aber nur für ein paar Monate, denn er konnte das Stadtleben nicht mehr ertragen. Während dieser Zeit entstand das kleine Buch »Free Thyself«, in dem BACH mit einfachen Worten beschreibt, wie der Mensch lernen kann, sich ganz und gar seiner eigenen Intuition zu überlassen. Dieses Werk wurde aber nach der ersten Auflage nicht wieder aufgelegt, da BACH es als Vorstufe zu weiteren Ausgaben von »Heal Thyself« betrachtete.
Nun bekam EDWARD BACH erstmals die negativen Reaktionen seiner Standeskollegen zu spüren. Die Ärztekammer drohte, ihn aus dem Ärzte-Register zu streichen, falls er weiterhin medizinische Laien als Mitarbeiter beschäftige und seine Erkenntnisse auch in Laienkreisen verbreite. Doch BACH, vom Wert seines neuen Heilverfahrens überzeugt, stellte sich auf den Standpunkt, daß es die Pflicht des Arztes sei, Kranke zu heilen und ihre Leiden zu lindern. Auch wenn er den Aufforderungen und Anordnungen der Ärztekammer nie Folge leistete, sondern auf seinem Standpunkt beharrte, so wurde er doch nie aus der Ärztekammer ausgeschlossen.
1933 verfaßte EDWARD BACH eine kleine Broschüre »*Die zwölf Heiler*«, in der er seine erste Pflanzenmittelserie und die zwölf korrespondierenden Seelenzustände beschreibt und ihre Zubereitung, Dosierung und Anwendung erläutert.
Im gleichen Jahr entdeckte BACH weitere Blüten, die sogenannten **»Vier Helfer«**:

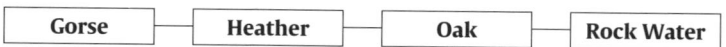

Die von BACH entdeckten Pflanzenheilmittel wurden in dieser Zeit bereits in England und im Ausland mit außerordentlichem Erfolg angewandt. Die Einfachheit der Methode, die Unbedenklichkeit der Mittel und der Ruf ihrer Heilwirkung sprach besonders chronisch kranke Menschen an, die oft schon viel Zeit und Geld in ihre Genesung investiert hatten. Da EDWARD BACH möglichst vielen Menschen mit seinen Blütenmitteln helfen wollte, stellte er zwei großen Londoner Apotheken die Muttertinkturen zur Verfügung mit der Auflage, die Mittel so preiswert wie möglich an die Bevölkerung abzugeben.
In den Jahren 1934 und 1935 entdeckte BACH die letzten drei Mittel seiner ersten Heilmittelserie:

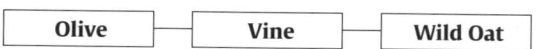

Zudem konzipierte er ein **Kombinationspräparat** zunächst aus den drei Mitteln

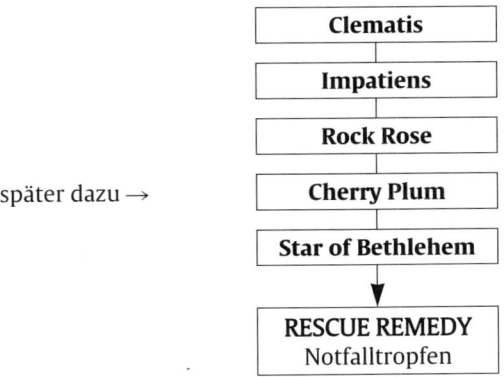

später dazu →

In der Annahme, daß sein neues Heilsystem damit abgeschlossen sei, ließ er sich in Sotwell, einem kleinen Ort im Themsetal nieder, in dem sich heute noch das englische »Bach Centre« befindet.
Nach dieser unruhigen Zeit mit langen Reisen, in denen EDWARD BACH nur wenige Kontakte pflegte, hatte er den Wunsch, wieder in engeren Kontakt zu seinen medizinischen Fachkollegen zu treten, um diese zu ermutigen, seine neuen Heilmittel und Methoden der Diagnose anzuwenden. Einige Ärztekollegen benutzten diese bereits mit ausgezeichneten Ergebnissen. Doch die Mehrzahl seiner Fachkollegen – auch wenn sie ihn wegen seiner bakteriologischen Arbeiten schätzten – konnte sich mit seinen veränderten Theorien und Methoden nicht anfreunden und lehnten seine jetzigen Arbeiten ab.
In Sotwell trat BACHS persönliche Entwicklung in ein neues Stadium extremer Sensitivität. Er erfuhr an sich selbst weitere negative seelische Gemütszustände – zum Teil mit schweren körperlichen Symptomen. Im jeweils negativen Seelenzustand fand BACH dann die entsprechende Pflanze zur Heilung – quasi im *umgekehrten homöopathischen Arzneimittelversuch*.
Nach Aufbereitung und Einnahme der Mittel verschwanden die krankhaften Symptome innerhalb kurzer Zeit.
So fand er zusammen mit seiner Mitarbeiterin NORA WEEKS innerhalb von sechs Monaten noch weitere Heilmittel:

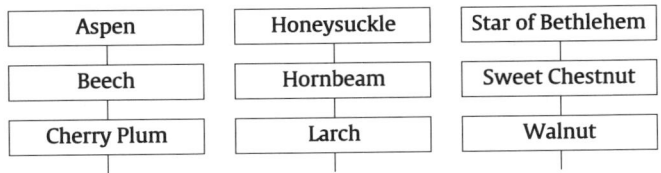

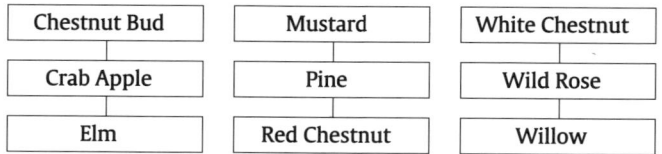

Das letzte Heilmittel dieser neuen Serie präparierte BACH im August 1935. In einem Faltblatt, das den neugedruckten Exemplaren seines Buches *»Die zwölf Heiler und sieben Helfer«* (BACH, Gesammelte Schriften, 1992) beigelegt wurde, publizierte er diese neu gefundenen Heilmittel gleich wieder.

EDWARD BACH war nun endgültig überzeugt, daß damit sein Heilsystem abgeschlossen sei. Im Sommer 1936 überarbeitete er sein Manuskript zur dritten Auflage seines Buches *»Die zwölf Heiler und andere Arzneien«*, das im September 1936 erschien (BACH, 1992).

Um seine Heilpflanzen einer breiteren Öffentlichkeit bekannt zu machen, plante BACH eine Vortragsreise. Den ersten Vortrag hielt er am 24. September 1936 – seinem 50. Geburtstag – in Wallingford. Am 27. November 1936 verstarb EDWARD BACH im Schlaf an einem Herzversagen.

Seine Mitarbeiter NORA WEEKS und VICTOR BULLEN, die er als Nachfolger eingesetzt hatte, führten BACHS Werk bis 1978 fort und bestimmten dann die Geschwister JOHN RAMSELL und NICKEY MURRAY als Nachfolger und Kustoden des Werkes.

»Mount Vernon« in Sotwell, in dem BACH seine letzten vier Lebensjahre verbrachte und sein Werk vervollständigte, kann heute noch besichtigt werden.

1.5 Entwicklung der Bach-Blütentherapie

Anhand des Lebenslaufes und seiner Veröffentlichungen läßt sich Edward Bachs Lebenswerk in drei große Abschnitte einteilen:

❶ Der Bakteriologe
❷ Der Homöopath
❸ Der Entdecker einer neuen Therapiemethode

1.5.1 Der Bakteriologe (1914 – 1919)

Bereits während seiner Tätigkeit als Chirurg und später in seiner eigenen Praxis wuchs EDWARD BACHS Unzufriedenheit mit den Ergebnissen damaliger schulmedizinischer Behandlungsformen, so daß er sich nach anderen Heilmethoden umsah. Er begann, sich für die *Immunologie* zu interessieren. Als Assistent an der bakteriologischen und immunologischen Abteilung der Londoner Universitätsklinik beschäftigte sich EDWARD BACH mit dem Problem der *chronischen Krankheiten* und erforschte die *Darmflora* des Menschen. Er entdeckte, daß bestimmte Darmbakterien, denen man bis zu diesem Zeitpunkt keinerlei Bedeutung beigemessen hatte, sehr großen Einfluß auf die Entstehung und Heilung chronischer Krankheiten hatten. Diese Bakterien ließen sich sowohl im Darm chronisch kranker als auch gesunder Menschen nachweisen, bei chronisch Kranken war ihre Zahl jedoch deutlich erhöht.

▷ Er klassifizierte die Vielfalt der im menschlichen Darm vorkommenden Organismen durch Zuordnung zu bestimmten Gruppen, indem er ihr Fermentierungsverhalten auf Zucker untersuchte. Daraus entwickelte er Vakzine, die er zunächst als Injektionen einsetzte und mit denen er unerwartete Erfolge bei chronischen Krankheiten hatte. Viele Fälle von Arthritis konnten damit geheilt werden (HOWARD, RAMSELL, 1991)

Die Erkenntnisse, zu denen seine Forschungsarbeiten auf dem Gebiet der Darm-Toxämie führten, wurden 1920 in den *Proceedings of the Royal Society of Medicine* veröffentlicht.

Zufrieden war er mit diesen von ihm entwickelten Vakzine nicht, denn sie mußten injiziert werden und verursachten bei manchen Patienten schmerzhafte Reaktionen. In der Folgezeit fand er heraus, daß er noch bessere Behandlungsergebnisse erzielte, wenn er die Vakzine nicht in regelmäßigen Abständen injizierte, sondern die Injektionen bei chronisch kranken Patienten erst dann wiederholte, wenn die Wirkung der vorhergehenden Gabe abgeklungen war. So konnte die Anzahl der Injektionen erheblich gesenkt werden. Doch auch damit war BACH noch nicht zufrieden, er suchte nach einer noch einfacheren Form der Verabreichung.

1.5.2 Der Homöopath (1919 – 1929)

Während seiner Anstellung im »London Homoeopathic Hospital« lernte EDWARD BACH 1919 das *»Organon der Heilkunst«* von SAMUEL HAHNEMANN kennen, das 1810 in erster Auflage erschienen war. Zunächst war er skeptisch, doch je mehr er aber in diesem Werk las, desto faszinierter war er.

Er stellte fest, daß es zwischen HAHNEMANN und seinen eigenen Entdeckungen wesentliche Übereinstimmungen gab. Nachdem er das *»Organon der Heilkunst«* gelesen hatte, glaubte BACH, daß er, sofern es ihm gelänge, HAHNEMANNS und seine eigenen Entdeckungen miteinander zu kombinieren, beide Methoden fortentwickeln und verbessern könne. BACH gelangte zu dem Schluß, das von gewissen Organismen im Darm gebildete Gift sei mit HAHNEMANNS *Psora* identisch.

▶ BACH stellte aus den von ihm klassifizierten sieben Gruppen von Darmbakterien nach den Regeln der Homöopathie Präparate her, die er seinen Patienten oral verabreichte. Die orale Verabreichung erzeugte keine lokalen Reaktionen wie die Injektionen und auch allgemeine Reaktionen auf die Arzneimittelgabe waren weniger heftig. Es sind dies die heute nach ihm benannten **sieben Bach-Nosoden**:

> ❶ Proteus
> ❷ Dysenterie
> ❸ Morgan
> ❹ Faecalis Alkaligenes
> ❺ Coli Mutabile
> ❻ Gaertner
> ❼ Nummer Sieben

Zunächst stellte EDWARD BACH diese Nosoden aus den Mikroorganismen des betreffenden Patienten her. Später produzierte er eine sogenannte *polyvalente Nosode* aus Mikroorganismen einiger hundert Patienten, die zusammen potenziert wurden und danach einem größeren Patientenkollektiv verabreicht werden konnten.

In den Jahren 1922 – 1928 arbeitete BACH auf dem Gebiet chronischer Krankheiten und ihrem Zusammenhang mit der Toxämie des Darmes. Zusammen mit C.E. WHEELER schrieb er 1925 ein Buch *»Chronische Krankheit – eine Arbeitshypothese«*.

> Parallel zu diesen Arbeiten erarbeitete Bach die **Gemütssymptome** der Patienten und konnte schließlich jeder Bakteriengruppe eine bestimmte **seelische Persönlichkeitshaltung** mit eindeutig identifizierbaren Charakterstrukturen zuordnen. Statt aufwendiger bakteriologischer Untersuchungen sollte eine Diagnose nur noch anhand dieser Gemütssymptome gestellt werden können, was den Kranken belastende körperliche Untersuchungen und zeitraubende Auswertungen ersparen konnte.

Aus diesem Schaffensabschnitt von EDWARD BACH sind nur Artikel und Vorträge erhalten, denn bevor er 1930 London verließ, vernichtete er all seine persönlichen Aufzeichnungen.

Einige Titel, die veröffentlicht wurden:
- Vakzinetherapie und Homöopathie (1920)
- Intestinale Vergiftung und Krebskrankheit (1924)
- Das Problem der chronischen Krankheit (1927)
- Die Wiederentdeckung der Psora (1929)
- Ein effektives Verfahren zur Herstellung oraler Vakzine (1930)

1.5.3 Der Entdecker einer neuen Therapiemethode (1930 – 1936)

Bereits 1928 – nach der Erkenntnis, daß die 7 von ihm entwickelten Nosoden nur die von HAHNEMANN unter dem Begriff *Psora* zusammengefaßten chronischen Erkrankungen beeinflussen konnten – reifte in EDWARD BACH die Überlegung, noch mehr und vor allem »reinere« Heilmittel aus dem Pflanzenreich zu finden.

Er entdeckte, daß bestimmte Pflanzen in ihrer Wirkung Übereinstimmungen mit den verschiedenen Bakteriengruppen aufwiesen. Doch zunächst scheiterte er an der Frage der Polarität der pflanzlichen Heilmittel. Die homöopathisch aufbereitete Pflanze besaß eine positive Polarität, die aus dem Darm gewonnenen Nosoden hatten negative Polarität. In einem Vortrag am 01.11.1928 vor der »Britischen Gesellschaft für Homöopathie« ging er auf dieses Problem ein:
»... Ich wünschte, ich könnte Ihnen bereits heute statt der sieben Bakteriengruppen sieben Heilpflanzen vorstellen. Denn es scheint so, daß viele Menschen, die unter chronischen Erkrankungen leiden, eine Abneigung gegenüber Arzneien empfinden, die so eng mit ihrem jeweiligen Leiden zusammenhängen. ...
... Wir unternehmen jegliche nur denkbare Anstrengung, um die bakteriellen Nosoden durch pflanzliche Substanzen zu ersetzen, und haben tatsächlich in einigen Fällen auch die genaue Entsprechung gefunden. So ist beispielsweise das *Ornithogalum* hinsichtlich seines Schwingungsverhaltens fast identisch mit der *Morgan-Gruppe*. Auch haben wir eine *Meerespflanze* entdeckt, die fast alle Eigenschaften des *Dysenterie-Typus* aufweist. Eines bereitet uns allerdings erhebliches Kopfzerbrechen und blockiert zur Zeit noch vollständig die Substituierung der bakteriellen Nosoden – und dieser entscheidende Punkt ist die **Frage der Polarität**.
Wenn man die Heilmittel des Waldes und der Flur potenziert, so weisen sie eine *positive Polarität* auf. Jene Substanzen indessen, die in enger Verbindung mit den verschiedenen Krankheitszuständen stehen, gehören dem *entgegengesetzten Typ* an. Und so spricht gegenwärtig vieles dafür, daß dieses umgekehrte Polaritätsverhalten ursächlich ist für die guten Ergebnisse, die wir mit Hilfe der bakteriellen Nosoden erzielen. ...
Vielleicht wird es uns jedoch eines zukünftigen Tages gelingen, ein **neues Potenzierungsverfahren** zu entwickeln« (WEEKS, 1993).
Noch 1928 entdeckte BACH die ersten 3 seiner später 38 pflanzlichen Heilmittel, die er aber noch nach den gleichen Verfahren aufbereitete wie die Nosodenpräparate: **Mimulus, Impatiens** und **Clematis**. Das neue Potenzierungsverfahren hatte er noch nicht gefunden.
Daneben setzte er seine Beobachtungen der psychischen Komponente beim Krankheitsgeschehen fort. Er teilte die Menschen in verschiedene Gruppen klar zu definierender Typen ein.
▷ Er entwickelte die Theorie, daß nicht bestimmte Krankheiten für die Angehörigen jeder Typengruppe charakteristisch sind, sondern daß vielmehr Angehörige einer Typengruppe auf die verschiedenen Krankheitsformen gleich oder ähnlich reagieren müßten.

Ende 1929 entschloß BACH sich, alle anderen Behandlungsverfahren aufzugeben, nur noch die 3 Pflanzenmittel – **Mimulus, Impatiens** und **Clematis** zu verwenden und nach weiteren geeigneten Blumen und Kräutern zu forschen. Im Frühjahr 1930 verließ EDWARD BACH London, um die ihm bereits geistig vorschwebenden Heilpflanzen zu finden. Das Motiv, das ihn dazu bewegte, war, daß er eine einfache, natürliche Behandlungsform schaffen wollte, die ohne künstliche chemische Elemente auskam. Wie und wann BACH die Erkenntnisse gewann, die in die Entdeckung seiner Blütenmittel und in die Niederschrift des 1930 entstandenen Werkes »*Heile Dich selbst*« einflossen, wissen wir nicht, da er ja seine gesamten Aufzeichnungen vernichtete, bevor er London verließ.

Er ließ sich in einem kleinen walisischen Dorf nieder, um dort seine *Theorien der Persönlichkeitstypen* weiterzuentwickeln und nach neuen Heilmitteln zu suchen. Zu diesem Zeitpunkt hatte er noch keine Ahnung, in welchen Pflanzen er diese Heilmittel finden könnte. In einem war er sich bereits sicher:

▷ Die Pflanzen, die er suchte, müßten von hoher Ordnung sein und ausschließlich wohltuende Wirkung haben.

Giftige Pflanzen, Pflanzen, die als Nahrungsmittel zubereitet wurden oder die bis dahin als Heilkräuter verwendeten Pflanzen kamen dafür nicht in Frage. Auf ausgedehnten Wanderungen studierte er die Pflanzenwelt.

> Als nun EDWARD BACH an einem Maimorgen durch ein noch taunasses Feld ging, kam ihm plötzlich der Gedanke in den Kopf, daß jeder Tautropfen einige Eigenschaften der Pflanze, auf der er saß, enthalten müsse. Denn die Hitze der Sonne müßte durch die Flüssigkeit hindurch wirken und so der betreffenden Pflanze ihre Wirkkräfte entziehen. Er sammelte den Tau bestimmter Blüten und stellte verschiedene Experimente an, um seine Theorie zu verifizieren. So kam er zu dem bereits postulierten **neuen Potenzierungsverfahren** – der **Sonnenmethode**.

Doch noch keine dieser ersten Pflanzen enthielt die Heilqualitäten, die BACH suchte.

▷ Dafür konnte er feststellen, daß der Tau jeder Pflanze bestimmte Kräfte enthielt und daß der Tau von Pflanzen, die im Schatten standen, weniger dieser Kräfte enthielt als derjenige von sonnenbeschienenen Pflanzen.

▷ Da es zu arbeitsaufwendig war, den auf einzelnen Blüten liegenden Tau einzusammeln, ging er dazu über, die Blüten in einen mit klarem Wasser gefüllten Glasbehälter für einige Stunden in die Sonne zu stellen.

Dies war nun das einfache Verfahren, das BACH immer gesucht hatte, ein Verfahren, das sich die **vier Elemente** *Erde, Luft, Feuer* und *Wasser* zunutze machte. Er selbst sagte darüber:

»Die Erde ist der Boden, der die Pflanze trägt und sie erhält; die Luft ist es, die sie nährt; die Sonne oder das Feuer befähigt sie, ihre Kraft zu übertragen und das Wasser schließlich nimmt ihre wohltätigen Heilkräfte auf und speichert sie« (BACH, 1992, WEEKS, 1993).

In den folgenden Jahren durchwanderte er im Frühjahr und Sommer zahlreiche englische und walisische Grafschaften auf der Suche nach seinen Heilpflanzen. Alljährlich verbrachte er ein paar Monate in dem kleinen Küstenstädtchen Cromer in Norfolk, um dort die Leute zu beobachten und seine Einteilung nach Persönlichkeits- und Charaktermerkmalen zu vervollständigen. In den Wintern behandelte BACH Patienten mit seinen neu gefundenen Blütenmitteln und brachte seine Erkenntnisse zu Papier, um sie umgehend zu veröffentlichen.

1934 verließ er Cromer, um sich nach einem kleinen Haus in einem stillen Dörfchen umzusehen. Dieses fand er in Sotwell im Themsetal. Dort entdeckte er wenig später **Wild Oat**, die Waldtrespe, die *letzte der ersten 19 Heilpflanzen*. In der Annahme, daß seine Suche nun abgeschlossen sei, verfaßte er die zweite Fassung seines Werkes »Die zwölf Heiler«, das er nun »*Die zwölf Heiler und sieben Helfer*« nannte.

Die *zweite Serie von weiteren 19 Heilpflanzen* fand er 1935 innerhalb von nur sechs Monaten.

▷ Hatte er bei der ersten Serie bewußt nach den Pflanzen für bestimmte negative Seelenzustände gesucht, ohne selbst irgendwelche Symptome zu zeigen, so machte BACH jetzt schwerste seelische Krisen durch, bis er die für die Heilung des entsprechenden Seelenzustandes nötige Pflanze fand.

Manche dieser emotionalen Ausnahmezustände waren von schweren organischen Krankheitssymptomen wie z.B. Stirnhöhlenentzündung, Dauerkopfschmerz, Schwächezustände etc. begleitet.

> Da die meisten Pflanzen dieser zweiten Heilmittelserie bereits im Frühjahr blühen, wenn die Sonne noch nicht ihre volle Kraft entfaltet, modifizierte Bach sein erstes Potenzierungsverfahren, die Sonnenmethode, indem er die Blüten zunächst in Quellwasser aufkochte, bevor er sie in die Sonne stellte. Er nannte dieses Potenzierungsverfahren die **Kochmethode**.

Das letzte Heilmittel dieser zweiten Serie präparierte er im August 1935. Die seelischen und körperlichen Symptome, die er vor der Entdeckung jeder einzelnen Pflanze durchlitten hatte, waren nicht spurlos an ihm vorübergegangen. Er war geschwächt und völlig erschöpft.

Doch Zeit zum Ausruhen blieb ihm kaum. Immer mehr Menschen, die von BACHS Blütenmitteln gehört hatten, kamen nach Sotwell, um sich entweder behandeln oder in die Grundsätze und die Anwendung der Blütentherapie einweisen zu lassen. Aus vielen Ländern trafen inzwischen auch Erfahrungsberichte von Ärzten und Laien ein.

Erneut intervenierte die Ärztekammer und drohte ihm mit dem Entzug der Approbation, wenn er weiterhin Laien beschäftigen würde. In einem Brief erklärte er, daß er es als seine Pflicht ansehe, Kranke wie Gesunde zu belehren und dabei zu unterstützen, sich selbst zu heilen und daß er nach Entdeckung seiner Blütenmittel der Schulmedizin den Rücken zugekehrt hätte. Er rechnete fest mit dem Entzug seiner Approbation, doch bis zu seinem Tod hörte er nichts mehr von den ärztlichen Standesorganisationen.

Im Sommer 1936 überarbeitete er sein Werk »*Die zwölf Heiler und sieben Helfer*«, das im September 1936 unter dem Titel »*Die zwölf Heiler und andere Helfer*« erschien (BACH, 1992). Um seine Heilpflanzen einer breiteren Öffentlichkeit vorzustellen, plante er für den Herbst 1936 eine Vortragsreise. Den ersten Vortrag dieser Reihe hielt er am 24. September 1936, seinem 50. Geburtstag. Ende Oktober erkrankte BACH. Er wurde so schwach, daß er das Bett hüten mußte. Sorgfältig schulte er in dieser Zeit noch seine Mitarbeiter, denn er wollte sie mit allen Aspekten seines pflanzlichen Heilsystems vertraut machen. Nach einer kurzen Phase der Erholung wurde er immer schwächer und verstarb am 27. November 1936 im Schlaf an einem Herzversagen.

EDWARD BACH brauchte also insgesamt sechs Jahre dafür, alle 38 Blütenmittel zu finden, die sein Heilsystem ausmachen.

1.6 Der konzeptionelle Ansatz

Schon in der Zeit, als EDWARD BACH eine Lehre in der elterlichen Messinggießerei absolvierte, beschäftigte er sich mit dem Elend der Arbeiterschaft, mit ihrer Angst vor Krankheit, der Angst vor dem Verlust des Arbeitsplatzes und den unerschwinglich teuren Arztkosten. Denn Anfang dieses Jahrhunderts gab es noch kein Sozialsystem, wie wir es heute kennen, mit Absicherungen für den Krankheitsfall.

▷ Bereits damals war er überzeugt davon, daß es eine *einfache Heilmethode* geben müsse, die geeignet wäre, alle Krankheiten erfolgreich zu behandeln.

Damals schwankte er, ob er sich der Kirche oder der Medizin zuwenden sollte. Vielleicht könnte dies die Tatsache erklären, daß seine Schriften mit fortschreitender Entwicklung philosophischen Charakter annahmen und von seinen konventionell denkenden Kollegen nicht mehr verstanden wurden.

Stand er mit seinen Forschungen zur Darm-Toxämie und der Entwicklung der sieben Nosoden noch auf dem Boden der Schulmedizin und später der Homöopathie, so scheint er sich in seinen letzten Lebensjahren eher der Philosophie zugewandt zu haben, nicht einer abstrakten Philosophie der Intellektuellen, sondern der Weltsicht eines Menschen, der das Leben liebt. Wahrscheinlich hatte er auch Kontakt mit esoterischen und spirituellen Gruppen, die Westeuropa zu dieser Zeit beeinflußten.

Was letztendlich EDWARD BACH, der ja bereits ein erfolgreicher Arzt und Homöopath war, dazu gebracht hat, seine homöopathische Praxis aufzugeben, ist heute nicht mehr aufzuhellen. Doch scheinbar hat BACH – so lassen sich seine Aufzeichnungen der letzten Lebensjahre interpretieren – intuitiv verschiedenste Veränderungen unserer heutigen Zeit vorausgeahnt, die die *Wirkung der klassischen Homöopathie* einschränken und behindern:

• Die Verschmutzung von Wasser und Luft,

- die Verunreinigung unserer Lebensmittel,
- atomare Belastung,
- Übertherapierung mit Antibiotika, Kortison und vielem anderen mehr.
▷ All dies erschwert eine Grundvoraussetzung bei der homöopathischen Mittelfindung, nämlich die **Erstellung einer korrekten Diagnose**, die in das Arzneimittelbild paßt.

Ganz besonders strenge Homöopathen verbieten während ihrer Behandlung, an Kaffee, Tee oder ätherischen Ölen auch nur zu riechen, da bereits dies den Erfolg ihrer Therapie im Sinne eines Antidots beeinträchtigen könnte. Was zu HAHNEMANNS Zeiten sicher eine notwendige Anweisung war, wirkt in unseren Tagen befremdend. Was sind schon Kaffee- und Teedüfte gegen die Stoffe, die wir mit jedem Atemzug aus der Luft einatmen oder gegen jene, die in unserem täglichen Brot zu finden sind (HACKL, 1997)?

So schuf BACH in seinen Schriften ein abgeschlossenes Gedankengebäude.
▶ Das Prinzip **»Behandle den Patienten und nicht die Krankheit«** wurde zur Grundidee der Blütentherapie.
▶ Krankheit hat nach BACH ihren Ursprung nicht **außerhalb** des Menschen, auch nicht in seinem Körper, sondern **auf der Seelenebene**.

Sein Konzept von Krankheit, Gesundheit und Heilung war neu und revolutionär, durch die Wissenschaft der damaligen Zeit nicht nachzuvollziehen und stieß deshalb auf Ablehnung.
▷ Doch BACHS Bestreben war es immer, eine einfache und ungefährliche Heilmethode zu finden, die jedermann mit der entsprechenden menschlichen Reife, zusammen mit einer guten Beobachtungsgabe und einem Einfühlungsvermögen für den Mitmenschen auch ohne medizinische Vorbildung anwenden konnte.

Diese Zielsetzung barg bereits zu BACHS Zeit Konfliktstoff mit den ärztlichen Standesorganisationen und ist auch heute noch problematisch.
Die Hauptwerke, die seine Heilmittel und sein Verständnis von Krankheit, Gesundheit und Heilung beinhalten, sind:
- *Heile Dich selbst* (Entstehung 1930)
- *Die Zwölf Heiler* (in verschiedenen Auflagen 1933 und 1936).

(Alle enthalten in: DR. EDWARD BACH: Gesammelte Werke, 1992)
Um nun BACHS Auffassung von Krankheit und Gesundheit und sein therapeutisches Konzept näher kennenzulernen, werden nachfolgend *Auszüge aus seinen Schriften* vorgestellt.
In *»Heile Dich selbst«*, 1931 (EDWARD BACH, Gesammelte Werke, 1992) schreibt BACH:
▶ »Krankheit ist weder Grausamkeit noch Strafe, sondern einzig und allein ein Korrektiv; ein Werkzeug, dessen sich unsere Seele (das Höhere Selbst) bedient, um uns auf unsere eigenen Fehler hinzuweisen, um uns von größeren Irrtümern zurückzuhalten, um uns daran zu hindern, mehr Schaden anzurichten und uns auf den Weg der Wahrheit und des Lichts zurückzubringen, von dem wir nie hätten abkommen sollen.«

Damit zielt BACHS Konzept von Krankheit, Gesundheit und Heilung über die Grenzen der Einzelpersönlichkeit hinaus in ein *übergeordnetes kosmisches Bewußtsein*. Mit dieser Auffassung geht BACH gleichzeitig über die Grenzen aller westlichen Medizinsysteme seit der Zeit von PARACELSUS hinaus (SCHEFFER, 1995).

Zu den Krankheitsursachen schreibt BACH:
- »Die eigentlichen Grundkrankheiten des Menschen sind Charakterschwächen wie **Stolz, Grausamkeit, Haß, Egoismus, Unwissenheit, Unsicherheit** und **Habgier**.«

Solange also zwischen unserer *Seele* (unserem Höheren Selbst) und unserer *Persönlichkeit* Einklang besteht, erleben wir Friede, Freude, Glück und Gesundheit. Die Harmonie zwischen diesen beiden Instanzen kann durch zwei Konfliktmöglichkeiten, die zur Krankheitsursache werden können, gestört werden:

❶ Der Mensch mißachtet auf der Persönlichkeitsebene die Gebote seines Höheren Selbst.

❷ Der Mensch verstößt auf der Persönlichkeitsebene gegen das Gesetz der Einheit (SCHEFFER, 1995).

»Jedes gegen andere oder uns selbst gerichtete Verhalten beeinflußt das Ganze (Energiefeld). Denn nach dem *Gesetz der Einheit* spiegelt sich jede Unvollkommenheit, die in einem einzelnen Teil entsteht, in der Gesamtheit wider.«

Geben wir diesen negativen Eigenschaften entgegen der Stimme unseres Höheren Selbst nach, so wird jede dieser Eigenschaften einen Konflikt hervorrufen, der sich früher oder später unausweichlich in charakteristischer Weise auch im Körper manifestiert.

Zu den **Krankheitsursachen** und **ihren Folgen** schreibt BACH:

Der Stolz

Stolz ist in der Hauptsache darauf zurückzuführen, daß wir nicht erkennen können, wie klein unsere Persönlichkeit in Wirklichkeit ist und in welchem Ausmaß sie von der Seele abhängig ist; wir begreifen nicht, daß jeder möglicherweise erzielte Erfolg nicht eine Eigenleistung der Persönlichkeit ist, sondern ein Geschenk des Göttlichen in uns. Stolz ist auch Ausdruck von unserem mangelnden Sinn für Proportionen, welcher uns aber daran hindert, unsere eigene Winzigkeit im Gegensatz zum ganzen Schöpfungsplan zu erkennen. Stolz verursacht Handlungen, die dem göttlichen Willen entgegenwirken, weil er sich diesem Willen nicht in Bescheidenheit unterordnen kann.

- Stolz beispielsweise, das Ergebnis von Arroganz und Unbeweglichkeit im Denken, wird **Krankheiten** hervorrufen, die mit **Starrheit** und **Steifheit** einhergehen.

Die Grausamkeit

Grausamkeit resultiert aus einer Verneinung der Einheit aller Wesen sowie aus mangelnder Einsicht, daß jede gegen einen anderen Menschen gerichtete Tat im Gegensatz zur Einheit steht und sich gegen das Ganze richtet.
▶ Die Folge von Grausamkeit sind **Schmerzen** – durch das Erleiden von Schmerzen soll der Patient lernen, andere Menschen nicht leiden zu lassen, weder körperlich noch seelisch.

Der Haß

Haß ist der Gegenpol von Liebe, also eine Umkehrung des großen Schöpfungsgesetzes. Haß leugnet den Schöpfer und steht im Gegensatz zum göttlichen Plan. Durch Haß werden wir zu Gedanken und Taten verführt, die gegen die Einheit gerichtet sind und das Gegenteil dessen bewirken, was aus Nächstenliebe geboten wäre.
▶ Die Früchte des Hasses sind Einsamkeit, heftige, unbeherrschte **Temperamentsausbrüche**, **nervliche Überlastungen** und **hysterische Zustände**.

Die Eigenliebe

Egoismus verneint die Einheit und leugnet unsere Verpflichtung gegenüber unseren Mitmenschen. Er führt dazu, unsere persönlichen Interessen über das Allgemeinwohl und die Sorge um unsere Mitmenschen zu stellen.
▶ Ihre Ursache in zu großem Egoismus haben **Krankheiten der »Selbstbespiegelung«** wie etwa **Neurosen**, **Neurasthenie** und ähnliche.

Die Unwissenheit

Unwissenheit ist zurückzuführen auf das Versäumnis zu lernen, wenn die Gelegenheit da ist, sowie auf die Weigerung, die Wahrheit zu erkennen. Sie verleitet uns zu vielen falschen Taten, welche nur in der Dunkelheit Bestand haben können, da sie im Lichte von Wahrheit und Erkenntnis nicht möglich wären.
▶ Zu unmittelbaren Problemen im Alltagsleben führen Unwissenheit und mangelnde Klugheit. Weigert man sich hartnäckig, die Wahrheit zu erkennen, wenn die Gelegenheit gegeben ist, sind **Kurzsichtigkeit, Seh- und Hörstörungen** aller Art die natürliche Konsequenz.

Die Unsicherheit

Unsicherheit, Unentschlossenheit und mangelnde Zielstrebigkeit entstehen durch die Weigerung der Persönlichkeit, die Führung durch das Höhere Selbst anzuerkennen. Das führt dazu, daß wir andere durch unsere Schwäche täuschen oder hintergehen.
- ▶ Ein schwankendes Gemüt erzeugt unvermeidlich die gleiche Situation im Körper, also Störungen, die mit der **Beeinträchtigung von Koordination und Bewegung** einhergehen.

Die Habgier

Habgier bedeutet Verlangen nach Macht und ist Verneinung des Grundsatzes der Freiheit und Individualität jeden Wesens.
- ▶ Aus Habgier und Herrschsucht resultieren Krankheiten, die den Patienten zum »Sklaven« seines eigenen Körpers machen. Er entwickelt Beschwerden, die das **Ausleben seiner Wünsche einschränken** oder unmöglich machen« (»*Heile Dich selbst*«, 1931, in EDWARD BACH, Gesammelte Werke, 1992).

> Das **therapeutische Konzept** von EDWARD BACH heißt: **Nicht bekämpfen, sondern überwinden!** Die der jeweiligen Charakterschwäche gegenübergestellte positive Eigenschaft oder Tugend wird in so starkem Maß entfaltet, daß die Schwäche schließlich zur Stärke wird (SCHEFFER, 1995).

»Um eine **vollkommene Heilung** von Krankheiten zu erreichen, kann es daher nicht genügen, lediglich auf den *Körper zielende Therapien* einzusetzen – wobei natürlich immer die derzeitig besten Methoden zur Anwendung kommen sollten – vielmehr sollte *darüber hinaus* jeder selbst sein Möglichstes tun, um die **jeweilige Unzulänglichkeit aus seinem Charakter zu entfernen**.

Denn die vollkommene Heilung entsteht nur **in unserem Inneren**; indem wir zulassen, daß die Harmonie unseres Höheren Selbst unsere ganze Persönlichkeit durchstrahlt« (»*Heile Dich selbst*«, 1931, in EDWARD BACH, Gesammelte Werke, 1992).

Obwohl EDWARD BACH zu dem Zeitpunkt, zu dem er dieses Werk verfaßte, sich bereits von der Schulmedizin abgewandt hatte, räumt er ihr grundsätzlich einen Platz bei der Behandlung von körperlichen Beschwerden ein. Doch seiner Meinung nach reicht es eben nicht aus, allein körperliche Beschwerden zu behandeln, um wirklich geheilt zu werden.
- ▶ Die *Verantwortung für eine vollkommene Heilung* trägt in seinen Augen nicht der Arzt, sondern der **Patient selbst**, der mitarbeiten muß, um die der Krankheit zugrunde liegenden Fehlhaltungen zu korrigieren.

Das Arztbild der Zukunft
Interessant ist BACHS Vision von der zukünftigen Aufgabe des Arztes:
▷ »Das derzeitige Schwergewicht der rein physischen Behandlungsmethoden des Körpers in der Heilkunst wird eine Erweiterung und Entwicklung erfahren in Richtung auf spirituelle und mentale Heilweisen. Methoden zur Wiederherstellung der Harmonie zwischen Seele und Persönlichkeit werden die Grundursachen der Krankheit entfernen und sich dann erst zusätzlicher materieller Mittel bedienen, die noch zur völligen Ausheilung der körperlichen Symptome notwendig sind.
Wenn der medizinische Berufsstand diese Tatsachen nicht erkennt und nicht mit der wachsenden Geistigkeit der Menschen schritthält, ist es durchaus möglich, daß die Heilkunst in die Hände »religiöser Orden« oder jener geborenen Heiler übergeht, die es in jeder Generation gibt, die aber mehr oder weniger unauffällig wirken, da sie von der Einstellung der orthodoxen Medizin daran gehindert werden, ihrer natürlichen Berufung offiziell zu folgen.
Es sind daher für den *zukünftigen* Arzt **zwei große Ziele** erkennbar:
- An erster Stelle sollte er dem Patienten zur Selbsterkenntnis verhelfen, ihn auf mögliche grundlegende Fehler hinweisen, auf Persönlichkeitsschwächen, an denen er arbeiten sollte, um sie in Stärken zu verwandeln.
- Die zweite Aufgabe des Arztes wird es sein, solche Heilmittel zu verordnen, welche die Regeneration des physischen Körpers unterstützen, den Geist zur Ruhe kommen lassen und das menschliche Streben nach Vervollkommnung anfachen; Heilmittel also, welche die Gesamtpersönlichkeit harmonisieren«.

(*»Heile Dich selbst«*, 1931 in EDWARD BACH, Gesammelte Werke, 1992).
Aus den hier angeführten Textauschnitten und weiteren Schriften BACHS läßt sich folgendes zusammenfassen:

> EDWARD BACH war davon überzeugt, daß jeder manifesten Erkrankung ein negativer Seelen- oder Gefühlszustand vorausgeht. Wird dieser Negativzustand beibehalten, so bildet er dann das Terrain für eine, vielleicht erst viel später auftretende Krankheit. Im Eingehen auf bestimmte auffällige Seelen- und Gemütszustände besteht dann auch die Präventivbehandlung. Ist das Terrain auf dieser Ebene bereinigt, so kann sich auch im stofflichen, körperlichen Bereich nichts verfestigen (HACKL, 1997).

Wenn wir einmal kurz EDWARD BACHS *Biographie* rekapitulieren, so finden wir die Aussagen seiner Schriften bestätigt. Seine Tätigkeit als Chirurg mußte er wegen gesundheitlicher Probleme aufgeben – ein erster Hinweis, daß diese Tätigkeit nicht in Einklang mit seinem Lebensziel stand. Auch während seiner Tätigkeit als Bakteriologe war er nicht gesund – 1914 wurde er aus gesundheitlichen Gründen vom Kriegsdienst freigestellt. Trotzdem arbeitete er auf diesem Gebiet weiter, bis es 1917 zu einem lebensbedrohlichen Zusammenbruch kam. Nach der Operation seines Milztumors gaben ihm die Ärzte noch 3 Monate zu leben. Daß daraus dann noch 19 Jahre wurden, hängt sicher damit zusammen, daß BACH nach dieser Erkrankung den richtigen Weg einschlagen konnte.

In gewissem Sinn war BACH tatsächlich ein vom Tod Auferstandener. Die Naturvölker, das berichten Ethnologen, erkennen an derartigen »Einweihungskrankheiten« ihre Heiler, ihre Schamanen. Sie wissen, daß Todesnähe das Bewußtsein läutert, transformiert und sensibler macht. Berufungskrankheiten findet man aber keineswegs ausschließlich bei Naturvölkern, auch in unserer Gesellschaft gibt es Menschen, die solche Erlebnisse hatten und haben. Als Beispiele dafür seien der *»Wasserdoktor von Wörishofen«*, PFARRER SEBASTIAN KNEIPP und die *Kräuterfrau* MARIA TREBEN genannt (SCHEFFER, STORL, 1992).

Betrachtet man die Ergebnisse des sich in den letzten Jahren rasant entwickelnden Gebietes der **Psychoneuroimmunologie**, das sich mit den **Zusammenhängen von Gefühlsimpulsen, Immunreaktionen** und **Hormonspiegelveränderungen** befaßt, so könnte man EDWARD BACH durchaus als deren Vorläufer einordnen, der in den 30er Jahren unseres Jahrhunderts seiner Zeit bereits weit voraus war.

1.6.1 Die Bach-Blüten in der Humanmedizin

Die Bach-Blütentherapie in der Humanmedizin kann heute auf über 60jährige Erfahrung zurückblicken. Bis Anfang der 80er Jahre war diese Therapiemethode im deutschsprachigen Raum noch relativ unbekannt. Die zunehmende Popularität führte zu einer Flut von Veröffentlichungen. Allein in den letzten Jahren erschienen etwa 30 Bücher in deutscher Sprache zu diesem Thema. So wie nach dem Tode HAHNEMANNS in der Homöopathie zeitweise fast alles potenziert wurde – vom Grippevirus bis zum Hausstaub –, so besteht heute die Tendenz, alles, was blüht, nach der Methode BACHS als »Blütenessenz« aufzubereiten. Wenn man die heute weltweit angebotenen neugeschaffenen Blütenessenzen zusammenzählt – es gibt mittlerweile u.a. *Alaska-Essenzen, Australische Essenzen, Deutsche, Hawaiianische, Kalifornische, Neuseeländische, Schweizerische* und *Orchideen-Essenzen* –, kommt man insgesamt auf einige tausend Konzentrate (SCHEFFER, 1993).

Dies war sicher nicht im Sinne von EDWARD BACH, der gerade die *Einfachheit seines Heilsystems* propagierte. Interessanterweise hat er diese Entwicklung bereits vorausgesehen und dazu Stellung genommen:

»Es ist ein Beweis für den Wert unserer Arbeit, daß materielle Kräfte auf den Plan treten, welche versuchen, sie zu verzerren oder zu entstellen. Denn Entstellung ist die mächtigere Waffe als Zerstörung. Der Mensch wollte freie Entscheidungsmöglichkeit, Gott hat sie ihm gegeben. Deshalb muß der Mensch immer wieder die Wahl haben. Sobald ein Lehrer sein

Werk der Welt übergibt, muß eine entstellte Version desselben entstehen. Dieses geschieht dem Geringsten wie dem Größten. Diese Entstellung entsteht folgerichtig, um dem Menschen die Möglichkeit zu geben, die Spreu vom Weizen zu trennen.« (SCHEFFER, 1995).

Noch heute werden die Blüten an den von BACH beschriebenen Standorten gesammelt und aufbereitet. Da für die Herstellung der **Urtinkturen** (mother tinctures) nur wenige Blüten gebraucht werden, kann der wachsende Bedarf damit immer noch gedeckt werden.

▷ Denn aus diesen sog. Urtinkturen (mother tinctures), die jedoch ganz anders zubereitet werden als Urtinkturen in der Homöopathie, werden in einer zweiten Verdünnungsstufe die im Handel befindlichen Bach-Blütenkonzentrate **(stockbottles)** hergestellt.

Gelegentlich kommt es vor, daß wetterbedingt in einem Jahr beim Sammeln der Blüten einer bestimmten Pflanze Probleme auftreten. Das englische *Bach Centre* verfügt jedoch über Vorräte aus fünf Jahren an Urtinkturen aller 38 Blüten, so daß die laufende Produktion der Bach-Blütenkonzentrate nicht gefährdet ist (SCHEFFER, 1993).

Die **Bach-Blütentherapie** gehört zu den in der *Schulmedizin* äußerst umstrittenen Therapieformen. Sie wird von Ärzten und Heilpraktikern an ihren Patienten angewandt, von Laien oft innerhalb der Familie oder des Bekannten- und Verwandtenkreises. Viele Behandler erhielten einen ersten Anstoß, sich mit dieser Therapieform zu beschäftigen, von Patienten, die sich für diese Therapieform interessierten oder bereits erfolgreich damit behandelt wurden. Erste Erfahrungen sammelten sie oft an sich selbst oder an Familienmitgliedern, bevor sie anfingen, ihre Patienten damit zu behandeln. Immer wieder berichten Anwender der Bach-Blütentherapie, wie positiv sie sich auf deren persönliche Entwicklung und die Bewältigung ihres Arbeitsalltages ausgewirkt habe.

▷ Für Ärzte gibt es inzwischen regelmäßige Fortbildungskurse und Seminare.

▷ In vielen Erwachsenenbildungseinrichtungen und Familienzentren werden heutzutage Vorträge und Kurse zur Bach-Blütentherapie für Laien angeboten.

Die Bach-Blütentherapie wird in der Humanmedizin und Humanheilpraxis heutzutage vermehrt eingesetzt:

- wenn die Beschwerden eines Patienten offensichtlich mit einer **schicksalhaften Veränderung der Lebenssituation** in Zusammenhang stehen, z.B. Kündigung, Partnerschaftskrise, Sitzenbleiben in der Schule, Tod des Ehepartners, Pflege eines Schwerkranken in der Familie, usw.,

- wenn die **psychische Symptomatik** im Vordergrund steht, aber der Patient keiner psychotherapeutischen oder psychiatrischen Behandlung bedarf, z.B. bei resignativen seelischen Verstimmungen bei Jugendlichen, Vereinsamungssymptomen bei alten Menschen, Ängsten und Phobien,

- bei **multifaktoriellen Beschwerden** wie Schlafstörungen, Herzrhythmusstörungen, gegebenenfalls begleitend zu notwendigen medikamentösen Therapien,

- wenn **nach Ausschöpfen aller konventionellen therapeutischen Möglichkeiten** unbefriedigende Behandlungsergebnisse vorliegen,

- wenn **hartnäckige störende kleinere Symptome** wie z.B. Schnupfen therapieresistent bleiben

- wenn es in einer Therapie immer wieder zu **Rezidiven**, z.B. Erschöpfungszuständen, Infektionen oder Symptomenverschiebungen kommt (SCHEFFER, 1995).

1.6.2 Die Bach-Blüten in der Veterinärmedizin

Zunächst fand die Bach-Blütentherapie vor allem in den angelsächsischen Ländern, doch in den letzten 20 Jahren vermehrt auch im deutschsprachigen Raum Eingang in die **Behandlung von Tieren**.

Von EDWARD BACH selbst ist nur ein *Fallbericht* über die Behandlung eines Tieres überliefert:

Der Farmgehilfe sagte, er sei schon damit beschäftigt gewesen, das Grab für das Pony auszuheben, das seit Tagen nichts mehr gefressen, bereits Schaum vor dem Maul hatte und kaum mehr auf den Beinen stehen konnte. Man war allgemein davon überzeugt, daß es die nächste Stunde nicht überleben werde. Nach Auskunft des Farmgehilfen kam EDWARD BACH dann des Wegs und sagte: »Würden Sie bitte mal die Zunge des Tieres seitlich aus dem Maul herausziehen?« Der Gehilfe leistete dieser Aufforderung Folge, und der Doktor nahm ein kleines Fläschchen aus der Tasche und goß den Inhalt in den Rachen des Ponys.

Er sagte zu dem Gehilfen: »Sie können das Grab wieder zuschütten. Füttern und tränken Sie das Pony wie gewohnt.« Dann ging er seines Wegs.

Der Gehilfe tat, wie der Doktor gesagt hatte, und das Pony fraß und trank und gelangte rasch wieder zu Kräften.

Welche Essenz EDWARD BACH in diesem Fall verwendete, ist nicht bekannt – wahrscheinlich **Rock Rose** oder **Rescue** (HOWARD, RAMSELL, 1991).

Ob BACH selbst noch weitere Behandlungen an Tieren vornahm, darüber sind keine Dokumente erhalten, da er kurz vor seinem Tod nochmals alle seine Unterlagen und Aufzeichnungen verbrannte. »Wenn das Haus fertig ist, braucht man das Gerüst nicht länger aufzuheben«, pflegte er zu sagen. In den erhaltenen Unterlagen und Schriften finden sich keine Hinweise auf Tierbehandlungen.

In den Büchern, die für den *Humanbereich* geschrieben wurden, finden sich regelmäßig auch Hinweise zur **Behandlung von Tieren mit Bach-Blüten** mit entsprechenden Fallbeispielen (VLAMIS, 1988; KRÄMER, 1989; SCHEFFER, 1990; SCHEFFER, 1991; SCHEFFER, 1993; CHANCELLOR, 1996; HOWARD, RAMSELL, 1996).

▷ Dabei wird auf die gleichen Grundsätze verwiesen, wie sie bei der Behandlung von Menschen berücksichtigt werden.

▷ Es wird jedoch immer wieder betont, daß Tiere oft *wesentlich schneller auf eine Bach-Blütentherapie ansprechen als Menschen.*

Die ersten Veröffentlichungen über die *Bach-Blütentherapie bei Tieren* im deutschsprachigen Raum Ende der 80er, Anfang der 90er Jahre unseres Jahrhunderts stammen vornehmlich von Laienbehandlern (LINDENBERG, 1989; EDELMANN, 1990; SOLOMON, 1991) und sind eher an Tierbesitzer als an Therapeuten gerichtet. In diesen Büchern wird in der Regel neben der Behandlung von Tieren mit Bach-Blüten ein Schwerpunkt auf die artgemäße Haltung von Haustieren gelegt.

Ab 1994 gibt es dann eine Flut von Veröffentlichungen, oft in Form von sehr umfangreichen Ratgebern über Naturheilkunde, die sich wiederum vornehmlich an den *Tierbesitzer* wenden und die Bach-Blütentherapie teilweise sehr unkritisch zur *Selbstanwendung* empfehlen (STEIN, 1994; BECVAR, 1994; SCHEFFER, 1994; HOHENBERGER 1995; KRAA, 1996; BECVAR, 1996; BARTZ, 1996; GRIMBERG, 1996; STEIN, 1996; DUDOK VAN HEEL, 1996; SONNENSCHMIDT, WAGNER, 1996; STEIN, 1997; DEISER, 1997; LINDENBERG, 1997).

Im *tiermedizinischen Bereich* findet sich im deutschsprachigen Raum eine erste Veröffentlichung über die Bach-Blütentherapie bei Tieren in der *Zeitschrift für Ganzheitliche Tiermedizin* (HAJEK, 1991), der bisher erst wenige weitere gefolgt sind (KÜBLER, 1997, 1998; PFEIFFER, 1998; SCHABEL, 1998; WOLTERS, 1998). Ein regelmäßiges Fortbildungsangebot besteht noch nicht, doch werden in Abständen spezielle Tierärztekurse zur Bach-Blütentherapie angeboten.

1.7 Perspektiven der Bach-Blütentherapie

▷ Trotz aller Anfeindungen und Kritiken ist die Bach-Blütentherapie heute dabei, sich als Behandlungsmethode bei Mensch und Tier zu etablieren.

Nach Umfragen wünscht ein großer Prozentsatz der Bevölkerung *komplementärmedizinische Therapiemethoden* – in der Regel nicht nur für sich, sondern auch für sein Tier. Humanheilpraktiker und Tierheilbehandler haben diese Tatsache schon lange erkannt. Die meisten Veröffentlichungen – gerade im Bereich der Tierbehandlung – stammen von Laien und sind an Laien gerichtet. Die Nachfrage von Patienten und Patientenbesitzern bewegt nun auch viele Ärzte und Tierärzte dazu, sich mit der Bach-Blütentherapie zu beschäftigen.

Bedenkt man, daß in Deutschland derzeit allein mehr als 20 Millionen Heimtiere und ca. 650.000 Pferde leben, die nicht zur wirtschaftlichen Nutzung sondern aus Freude am Tier, oft angesehen als Familienmitglieder, gehalten werden und daß sich die Einstellung zum Tier in den vergangenen Jahrzehnten grundlegend gewandelt hat, so kann man daraus auch schließen, daß Tiere heute intensiver – auch tierärztlich – betreut werden als noch vor 30 Jahren.

Tierbesitzer beschäftigen sich heute wesentlich mehr auch mit Problemen, die als solche vor 20 Jahren einem Tierarzt überhaupt nicht vorgestellt wurden. So sind Patientenbesitzer heute durchaus bereit, zur Untersuchung und Behandlung ihrer Tiere bei einem Spezialisten weite Wege auf sich zu nehmen. Die Tiermedizin geht in diesem Punkt den gleichen Weg, der in der Humanmedizin schon vor Jahrzehnten beschritten wurde – hin zur Spezialisierung.

▷ In der *Humanmedizin* hat sich dann durch die wachsende Unzufriedenheit mit diesem Spezialistentum zunächst langsam, inzwischen nicht mehr aufhaltbar, eine Gegenströmung in Richtung **ganzheitlicher Behandlung und Betrachtung des Patienten** herausgebildet, die wir in der **Tiermedizin** heute schon feststellen können.

Tierbesitzer, die für sich selbst sanfte Therapieformen reklamieren, wollen diese inzwischen auch an ihren Tieren angewandt haben.

Gleichzeitig haben wir noch einen anderen *Trend in der Tierhaltung*, der eher *besorgniserregend* ist:

▷ Immer weniger Tierhalter haben einen gewachsenen Bezug zur Natur und die zur Tierhaltung nötigen Grundkenntnisse.

Über ein Haustier versuchen diese Menschen, sich ein Stück Natur in die Stadtwohnung, in ein kleines Reihenhaus mit Vorgarten, im Idealfall in ein Haus mit großem Garten zu holen. Obwohl es vor allem auf dem Gebiet der Hunde- und Katzenhaltung eine große Anzahl ausgezeichneter Ratgeber zur artgemäßen Tierhaltung und zum Umgang mit dem Tier gibt (TRUMLER, 1987, 1988, 1996; SCHÄR, 1989; ZIMEN, 1989; BENJAMIN, 1991; FEDDERSEN-PETERSEN, 1992; LEYHAUSEN, 1996), wird man in der tierärztlichen Praxis inzwischen sehr häufig mit Fragen zu den *Bedürfnissen* und zur *Haltung von Tieren* konfrontiert.

Die Tatsache, daß sich **Tierbesitzer** heute *mehr um ihre Tiere kümmern*, gleichzeitig aber oft nur *ein minimales Grundwissen haben*, spiegelt sich auch in den Veröffentlichungen zu Fragen des Verhaltens von Tieren und Verhaltensproblemen wider, deren Anzahl in den letzten Jahren auch innerhalb der tiermedizinischen Veröffentlichungen ebenfalls rapide angestiegen ist (BRUNNER, 1988, 1989; HART, HART, 1991; TURNER, 1995; BERNAUER-MÜNZ, QUANDT, 1995; ASKEW, 1997; WOLTERS, 1998).

▷ Diese Entwicklung kann als Hinweis verstanden werden, daß Abweichungen im Verhalten und Erkrankungen im psychosomatischen Bereich beim Tier heutzutage vom Tierbesitzer als wichtig und behandlungsbedürftig bewertet werden.

Dabei sind Tierbesitzer für komplementärmedizinische Therapieverfahren wie z.B. die Bach-Blütentherapie sehr aufgeschlossen. Hier liegt noch ein Tätigkeitsfeld brach, in dem gerade Tierärzte durch ihre umfassende Ausbildung erfolgreich arbeiten können.

2. Die wichtigsten Anwendungsbereiche in der tierärztlichen Praxis

▶ Die **Bach-Blütentherapie** kann – wie beim Menschen – bei Tieren grundsätzlich bei allen Erkrankungen eingesetzt werden, wenn man davon ausgeht, daß EDWARD BACHS Vorstellungen von Krankheit und Gesundheit **uneingeschränkt auf das Tier übertragen werden können.**
In der Tiermedizin stehen uns Therapeuten inzwischen sehr viele unterschiedliche Therapieverfahren zur Verfügung, von denen jedes ein entsprechendes Indikationsspektrum abdeckt.

▷ Es gibt kein einzelnes Therapieverfahren, mit dem man alle Erkrankungen von Tieren erfolgreich behandeln könnte.

Der Einsatz bestimmter Therapieverfahren hängt viel von den Erfahrungen jedes einzelnen Therapeuten ab, mit welchen Therapieverfahren er bei welchen Erkrankungen und welchen Patienten bereits Erfolge erzielen konnte. Es gibt für ein und dieselbe Erkrankung unterschiedliche Behandlungsmöglichkeiten – und Tiere, die auf dieselbe Therapie ganz unterschiedlich reagieren.

▷ So sollte man auch die Bach-Blütentherapie nicht als das Therapieverfahren verstehen, das alle Krankheiten und alle Tiere *heilen* kann, sondern als *eines von vielen Instrumenten*, die wir Tierärzte bei der Behandlung von kranken Tieren einsetzen.

▶ Genauso wie bei anderen Therapieverfahren gibt es bei der Bach-Blütentherapie *Grenzen des Einsatzes*, die es zu beachten gilt, um einen Therapieerfolg sicherzustellen und die Behandlungsmethode nicht in Verruf zu bringen.

Die Grenzen von Therapieverfahren hängen mit von der Ausbildung und der Erfahrung eines Therapeuten ab. Je besser die Ausbildung, desto sicherer die Grenzziehung!

▶ Grundsätzlich sollte **vor** einer Bach-Blütentherapie eine **gründliche klinische Untersuchung** stehen, um Organerkrankungen als Ursachen für Verhaltensänderungen auszuschließen.

Leider werden diese Grenzen in den Ratgebern für Patientenbesitzer oft zu wenig ausgeführt und führen dann dazu, daß Tiere mit schweren, manifesten Erkrankungen viel zu spät beim Tierarzt vorgestellt werden.

2.1 Empfehlenswerte Indikationen

▶ Die Bach-Blütentherapie erweist sich als besonders wirksam bei allen Beschwerden, Störungen und Krankheiten, die eine deutliche **psychische Komponente** aufweisen.

Für den Therapeuten gilt es, diese psychischen Komponenten in seiner *Diagnostik* herauszuarbeiten, was oft sehr schwierig ist. Ein Tier kann nichts erzählen, wir sind auf die genaue Beobachtung des Tieres und die Angaben der Tierbesitzer angewiesen, dessen Auskünfte je nach Wissensstand immer ein mehr oder weniger großes Maß an Subjektivität enthalten.

▷ Hat man Tiere, bei denen eine *körperliche Erkrankung* diagnostiziert wurde, die aber auf die anerkannten Therapieverfahren nicht oder nur ungenügend reagieren, so sollte man **nach Ausschöpfen aller diagnostischen Möglichkeiten** daran denken, daß vielleicht auch ein psychisches Problem Auslöser der Erkrankung sein könnte.

Ein Versuch mit einer Bach-Blütentherapie, die dann allerdings nur von einem Therapeuten mit sehr viel Erfahrung durchgeführt werden sollte, da die zugrunde liegenden Blütenkonzepte in diesen Fällen schwierig festzustellen sind, ist angezeigt.

▷ Wichtig ist in solchen Fällen, daß die für die körperliche Erkrankung nötige Medikation nicht einfach *abgesetzt* wird, sondern zunächst *parallel* zu den Bach-Blüten weitergegeben wird. Stellt sich eine Besserung der Erkrankung ein, kann man beginnen, die *Medikation zu reduzieren*.

Bei Erkrankungen, bei denen es zwar sehr gute Behandlungsmöglichkeiten gibt, die der *Tierbesitzer an seinem Tier aber langfristig nicht durchführen kann* – ich möchte hier nicht unbedingt von mangelnder Compliance sprechen, denn ich selbst kenne z.B. Katzen, die sich auch von einem Tierarzt keine Medikamente per os verabreichen lassen, geschweige denn unters Futter gemischt fressen, geschweige denn sich ohne massive Gegenwehr eine Injektion verabreichen lassen, kann eine Bach-Blütentherapie oft noch angewandt werden und zumindest zu einem für Mensch und Tier erträglichen Dasein führen (siehe Fallbeispiele), ohne daß das Tier deshalb euthanasiert werden muß.

▶ Für Tiere ist die Bach-Blütentherapie generell ausgesprochen gut geeignet, da sie *sehr sensibel* auf äußere Einflüsse reagieren können.

Rechtzeitig verabreicht können die Blüten psychische Fehlentwicklungen bereits im Ansatz korrigieren, sich entwickelnde Verhaltensstörungen erst gar nicht zum Problem werden lassen und auch stark ausgeprägte Wesenszüge wie z.B. Ängstlichkeit so regulieren, daß Mensch und Tier gut damit leben können.

▶ Vor jeder Bach-Blütentherapie sollte selbstverständlich abgeklärt werden, inwieweit ein verändertes Verhalten nicht organische Ursachen hat.

So kann ein *leberkrankes* Tier im Anfangsstadium solcher Erkrankungen allein durch ein verändertes Verhalten wie z.B. Lustlosigkeit, Verlangen nach Futter zu unüblichen Zeiten, mangelnde Spielbereitschaft, auffallen. Wird zu diesem Zeitpunkt nach entsprechender Diagnostik mit der Therapie eingeschritten, kann das Tier geheilt werden. Wird es zu diesem Zeitpunkt wegen seines Verhaltens z.B. mit Bach-Blüten vom Besitzer selbst behandelt und kommt erst in einem weiter fortgeschrittenen Stadium der Erkrankung zum Tierarzt – nämlich dann, wenn es z.B. überhaupt keine Nahrung mehr zu sich nimmt, ist eine Heilung oft nicht mehr möglich.

Ein *aggressives* Tier kann durchaus nur deshalb aggressiv reagieren, weil es z.B. Rückenschmerzen hat, bedingt durch Traumen oder degenerative Veränderungen an der Wirbelsäule.

2.2 Nicht anzuratende Indikationsbereiche

◄◄ Eine Bach-Blütentherapie ist nicht angezeigt bei **angeborenen Mißbildungen**, bei Erkrankungen, bei denen bereits schwerwiegende **anatomische Veränderungen** vorhanden sind und bei Erkrankungen, bei denen die **Selbstheilungskräfte des Organismus erschöpft** sind. **Zuchtbedingte Charakterfehler**, wie z.B. Bösartigkeit, lassen sich ebensowenig erfolgreich behandeln wie **angezüchtete körperliche Mängel** und daraus resultierende Erkrankungen wie z.B. Atemprobleme und tränende Augen bei den kurznasigen Perserkatzen.

◄◄ Weiterhin sollte man von einer Bach-Blütentherapie Abstand nehmen bei Beschwerden und Problemen eines Tieres durch eine **nicht art- und tiergerechte Haltung**, wenn diese nicht ihm Rahmen der Behandlung abgestellt oder zumindest verbessert werden kann. Es ist oft erschreckend, wie wenig Tierhalter heutzutage über das Leben und normale Verhalten ihrer Schützlinge in der Natur wissen, obwohl es dazu ausgezeichnete Literatur gibt.

◄◄ Bei **Unfällen**, bei denen Tiere schwer verletzt werden, kann wohl eine Bach-Blütentherapie z.B. in Form der **Rescue Remedy-Tropfen** am Unfallort bis zum Eintreffen eines Tierarztes durchgeführt werden. Doch in der Behandlung eines **schwer traumatisierten Tieres** ist die heutige Unfall- und Intensivmedizin unbedingt angezeigt und kann kein anderes Therapieverfahren ersetzen.

◄◄ Körperliche Erkrankungen, bei denen Tiere auf die **Substitution bestimmter Stoffe** angewiesen sind wie z.B. beim Diabetes, bei der Pankreasinsuffizienz, bei der Hypothyreose, können nicht mit Bach-Blüten als alleiniger Therapie behandelt werden. Das gleiche gilt für Erkrankungen, bei denen das Tier auf **Medikamente angewiesen** ist, die z.B. Herz-, Kreislauf- oder Stoffwechselfunktionen aufrecht erhalten müssen. Jedoch können unter einer Bach-Blütentherapie die benötigten Medikamente im Laufe der Zeit unter Umständen reduziert werden.

◄◄ **Zuchtbedingte »Charakterfehler«** einzelner Tierfamilien, wie man das z.B. bei Hundelinien kennt, die auf Aggressivität – im Züchterjargon wird dann immer von »ausgeprägtem Schutztrieb« gesprochen – gezüchtet wurden, erweisen sich häufig als therapieresistent. Vor einer Behandlung derartiger Probleme mit der Bach-Blütentherapie muß der Tierbesitzer darüber aufgeklärt werden, daß dies nur ein Versuch sein kann und daß die Erfolgsaussichten gering sind.

◀◀ Sind Krankheiten und psychische Störungen ursächlich auf **schwerwiegende Haltungs- und Ernährungsfehler** zurückzuführen und können diese Fehler im Rahmen einer Behandlung nicht abgestellt werden, wird eine Bach-Blütentherapie ebensowenig helfen können. In solchen Fällen ist lediglich eine Besserung der Probleme unter einer Dauerbehandlung zu erwarten. Hängt die Erkrankung eines Tieres mit **Problemen oder Spannungszuständen in der Familie** oder **in der Umgebung des Tieres** zusammen, müssen erst diese gelöst werden, bevor eine Bach-Blütentherapie heilen kann.

◀◀ Auch wenn ein **Tierbesitzer die Bach-Blütentherapie ablehnt** – ob nun bewußt oder unbewußt –, kann die energetische Blockade so stark sein, daß diese Therapieform bei seinem Tier nicht wirkt. Diese Tatsache gilt aber auch für andere Therapieverfahren.

Als Beispiel möchte ich Ihnen einen Boxer mit einer *Atopie* nennen, der nach Angaben der Besitzerin, die den Einsatz von *Cortison* grundsätzlich ablehnt, auf *Prednisolon*-Tabletten immer völlig apathisch wurde und maßlos viel trank. Wurde das Prednisolon als Injektion verabreicht, ohne daß die Besitzerin darüber unterrichtet wurde, meldete sie keine Nebenwirkungen. Um die Probe zu machen, gab ich ihr einmal für 10 Tage *Milchzuckertabletten ohne Cortison* mit, sagte ihr aber, daß dies ein neuartiges Cortisonpräparat sei, das die oben genannten Nebenwirkungen nicht hätte, ihren Hund aber von seinem quälenden Juckreiz befreien würde. Nach Aussage der Besitzerin wurde der Hund aber auch von diesem Präparat apathisch und trank 2,5 Liter Wasser am Tag, so daß es wieder abgesetzt werden mußte...

2.3 Kombination mit anderen Therapieverfahren

Bei der Kombination von verschiedenen Therapieverfahren bei der Behandlung einer Erkrankung stellt sich natürlich immer die Frage, *welches Verfahren nun wirklich geholfen hat.*

▷ So muß sich ein Therapeut, der verschiedene Therapieverfahren gleichzeitig einsetzt, darüber im klaren sein, daß er sich damit unter Umständen entsprechender Kritik aussetzt.

In der täglichen Praxis werden vielfach Kombinationen eingesetzt, denn für den Tierbesitzer zählt nicht die reine Lehre, sondern das Resultat der Behandlung, d.h. er möchte, daß es seinem Tier so schnell wie möglich besser geht. Um es einmal ganz salopp zu formulieren: »**Wer heilt, hat Recht.**«
So wie es in der *Schulmedizin* sinnvolle Kombinationen von Wirkstoffen oder von Therapieverfahren gibt, die allgemein anerkannt sind – ich möchte als Beispiel die Behandlung einer *fortgeschrittenen Herzinsuffizienz* nennen, bei der gleichzeitig Pharmaka mit verschiedenen Angriffspunkten (u.a. ACE-Hemmer, Digitalis, Diuretika) und dazu noch eine entsprechende Diät eingesetzt werden – so gibt es diese auch im Bereich der *Komplementärmedizin* und beim Einsatz *schulmedizinischer und komplementärmedizinischer*

Verfahren. Es muß im Einzelfall abgewogen werden, ob eine Kombination sinnvoll gewählt wurde und unter Umständen nicht nur additive, sondern auch potenzierende Effekte haben kann.
Weiterhin kann ein und dasselbe Tier an verschiedenen Erkrankungen leiden – man denke nur an die *Multimorbidität im Alter* –, bei denen unterschiedliche Therapieverfahren indiziert sind. Genauso können *neben rein somatischen Erkrankungen* auch noch *psychische Probleme* bestehen, die eine Kombination verschiedener Verfahren nötig erscheinen lassen.
▶ Die Bach-Blütentherapie kann sehr gut mit anderen Therapieformen kombiniert werden.
▷ Sinnvoll sind alle Kombinationen mit Therapieformen aus der **Chirurgie**, dem Kreis **invasiver Methoden**, der Therapie mit **Substanzen** und der Therapie mit **Energie**.
Inwieweit eine Kombination der Bach-Blütentherapie mit anderen Methoden aus dem Bereich der Therapie mit Information sinnvoll ist, muß im Einzelfall entschieden werden (siehe Übersicht in 1.2 *Die Einordnung der Bach-Blütentherapie innerhalb der verschiedenen Therapieformen*).
Nähere Angaben zur Kombination mit anderen Therapieverfahren finden sich in Abschnitt III *Angewandte Bach-Blütentherapie*.

2.4 Die speziellen Patientengruppen

Im folgenden werden nun die einzelnen **Tierarten** aufgeführt, bei denen die Bach-Blütentherapie angewandt werden kann. Auf die Anforderungen an Haltung und Ernährung wird hier nicht eingegangen, darüber gibt es ausreichend Literatur (TRUMLER, 1987, 1988, 1996; SCHÄR, 1989; ZIMEN, 1989; BENJAMIN, 1991; FEDDERSEN-PETERSEN, 1992; LEYHAUSEN, 1996) sowohl für Tierärzte als auch für Tierbesitzer.
▷ Es empfiehlt sich als Tierarzt, sich mit den entsprechenden *Ratgebern für Tierbesitzer* zu beschäftigen, um dem Tierhalter gute Ratgeber empfehlen zu können.
Leider ist die Flut an Ratgebern auf dem Markt inzwischen so groß und unübersichtlich geworden, daß auch engagierte Tierbesitzer oft ratlos sind. Die Qualität dieser Ratgeber ist sehr unterschiedlich, in manchen findet man auch heute noch Ratschläge, die für die Tiere sogar ausgesprochen gefährlich werden können oder Informationen, die nicht dem Stand der heutigen Erkenntnisse über Verhalten, artgerechte Haltung und Ernährung entsprechen.
▷ Gibt es über *Katzen, Hunde* und *Pferde* wirklich ausgezeichnete Bücher, wird es bei den Ratgebern für *kleine Heimtiere* schon schwierig, qualitativ ausgezeichnete Werke zu finden.
▷ So habe ich in meiner Praxis vor allem für die *kleinen Heimtiere* leicht verständliche Merkblätter zu den Anforderungen an die Haltung und Fütterung, die ich den Patientenbesitzern bei Bedarf aushändige.

Oft wird nämlich so ein kleines Tier angeschafft, weil die Kinder darauf drängen, ohne sich über die Ansprüche dieser Tiere an Haltung und Ernährung Gedanken zu machen. Wenn dann das Interesse an diesen Tieren nachläßt, vegetieren sie oft in ihren viel zu kleinen Käfigen dahin, werden gerade noch mit dem Nötigsten versorgt. Von artgerechter Tierhaltung kann da nicht mehr die Rede sein.
▷ Doch auch den *Pferden* geht es vielfach nicht besser.

Werden diese ausgesprochenen Lauf- und Herdentiere doch oft genug alleine in eine Box oder einen kleinen Stall im Garten gestellt.

Hier sind wir dann als Tierärzte besonders gefordert, die *nötige Aufklärungsarbeit* zu leisten und Therapien anzubieten, die zusammen mit einer artgerechten Haltung helfen, die Schäden, die aus solchen Haltungen entstehen, zu begrenzen und dem Tier wieder zu einem lebenswerten Leben zu verhelfen.

2.4.1 Häufigste Haustiere

Statistisch gesehen, hält gut *ein Drittel aller bundesdeutschen Haushalte ein Tier*, wobei Deutschland noch zu den Ländern mit eher geringer Tierhaltung gehört. Allgemein ist wenig bekannt über die Mechanismen der Entwicklung erster Beziehungen des Menschen zum Tier. Erwachsene, die als Kind ein Heimtier hatten, halten signifikant häufiger ein Heimtier als jene, die als Kind keine Heimtiererfahrung machten. Sie halten meistens auch dieselbe Tierart, die sie von früher her kennen.

Die verschiedenen Heimtierarten weisen unterschiedliche *Kommunikationssignale* und Verhaltensmuster auf. Es wird vermutet, daß Erwachsene zu jener Tierart die stärkste Neigung verspüren, die sie schon von Kindheit her kennen (TURNER, 1995).

Stand vor 20 Jahren noch unbestritten der *Hund* an erster Stelle der Beliebtheitsskala, so ist heute die *Katze* das zahlenmäßig am häufigsten gehaltene Tier – sieht man einmal von den vielen Vögeln in Volieren und Aquarienbewohnern ab.

Doch auch *Vögel, kleine Heimtiere* und *Fische* werden vermehrt gehalten.
▷ Für viele Menschen ist die Beschäftigung mit Tieren ein ausfüllendes Hobby und eine nicht zu unterschätzende Möglichkeit, gerade in Ballungsgebieten und Städten, sich einen Zugang zur Natur zu verschaffen.

Selbst *Exoten*, deren Haltung ich in unseren Breiten als problematisch ansehe, haben viele Liebhaber.

Vermutlich hängt diese Entwicklung damit zusammen, daß die Haltung eines Hundes wesentlich zeitaufwendiger ist und mehr Platz benötigt als die Haltung von Katzen, Vögeln oder kleinen Heimtieren. Auch die zunehmende Verstädterung und die zunehmende Zahl von Singlehaushalten dürfte eine große Rolle spielen.
▷ So ist es für *berufstätige Menschen* kaum möglich, einen **Hund** artgerecht zu halten, wenn sie ihn nicht mit zu ihrer Arbeitsstelle nehmen können, um sich in den Pausen mit ihm zu beschäftigen.

▷ Bei **Katzen, Vögeln** und **Kleintieren** ist auch für Berufstätige eine *artgerechte Haltung problemlos möglich*, wenn sie sich mit den Bedürfnissen der von ihnen gehaltenen Tiere genügend auseinandersetzen.

2.4.1.1 Katze

1996 wurden in Deutschland 6,2 Millionen Katzen gehalten, wobei eine weiter *steigende Tendenz* zu verzeichnen ist.

▷ Die Beliebtheit von Katzen als Haustieren hängt sicher damit zusammen, daß sie bestimmte Bedürfnisse des Halters befriedigen.

So konnte in Studien festgestellt werden, daß Heimtierhalter ein Jahr nach einem *Herzinfarkt* eine signifikant höhere Überlebensrate aufwiesen als Nicht-Heimtierhalter – natürlich nachdem alle anderen bekannten Risikofaktoren ebenfalls berücksichtigt wurden (FRIEDMANN et al., 1980). Bald lieferten physiologische Begleitdaten eine potentielle Erklärung:

▷ die Verringerung des Pulsschlages und des Blutdruckes während des Streichelns eines Tieres (KATCHER et al., 1983).

Diese Kreislaufberuhigung ist allerdings nicht *ohne eine psychologische Komponente* zu verstehen, da die Wirkung vor allem beim Streicheln des eigenen Tieres auftrat, im Gegensatz zum Streicheln eines fremden Tieres (BAUN et al., 1984).

▷ Eine große Rolle für alleinstehende, berufstätige Tierhalter spielt sicher auch, daß Katzen allein oder zu mehreren als **reine Wohnungstiere** gehalten werden können. Katzen können sich sehr gut an den Tagesablauf ihres Halters anpassen, sie sind ausgesprochene *»Gewohnheitstiere«*.

Die **domestizierte Katze** gilt als größter **»Individualist«** unter den Heimtieren; jede Katze zeichnet sich durch eine eigene **»Persönlichkeit«** aus (TURNER, 1989).

▷ Da weitaus die Mehrheit der heutigen Katzen wegen der hohen Wohndichte und der Gewohnheiten des Menschen in sozialem Kontakt mit Artgenossen leben, ist *intraspezifische Sozialisation* ebenfalls notwendig. Die *Jungkatzen* sollten folglich relativ lange den Kontakt mit Mutter, Wurfgeschwistern und evtl. anderen Katzen erfahren (TURNER, 1995).

▷ Die Katze hat sich in den letzten Jahrzehnten – bedingt auch durch die Verstädterung unseres Landes – vermehrt von der mäusejagenden, weitgehend unabhängigen Bauernhofkatze zum abhängigen »Stubentiger« weitgehend *ohne Freilauf* entwickelt und ist dadurch für **Fehlentwicklungen im Verhalten** offensichtlich anfälliger geworden.

Zumindest treten Verhaltensprobleme wohl durch die engere Beziehung zum Menschen und unter Umständen zu anderen Tieren durch den begrenzten Lebensraum mehr in den Vordergrund als noch vor 30 Jahren.

Auch die **Rassekatzenzucht** hat davon profitiert, daß die Katze als Haustier inzwischen beliebter ist als der Hund.

▷ Allerdings ergeben sich aus der Beliebtheit einzelner Katzenrassen und der dadurch eventuell unselektierten Vermehrung erhebliche Probleme was das *Verhaltensrepertoire* angeht.
Die Zucht auf Rassestandards, die nur die äußere Erscheinung eines Tieres beurteilt, nicht aber dessen Charakter und Verhalten, führte ebenfalls dazu, daß auch mit *verhaltensgestörten Tieren* gezüchtet wird, ohne an die Konsequenzen für nachfolgende Katzengenerationen zu denken.
Im Zuge dieser Veränderungen haben Katzen heutzutage auch eine wesentlich **höhere Lebenserwartung** als noch vor 30 Jahren. So stieg das Durchschnittsalter der in der Medizinischen Tierklinik in München vorgestellten Katzen von 3,8 Jahren im Jahre 1983 auf 7,5 Jahre in 1995 (KRAFT, 1998).
▷ Mit dieser höheren Lebenserwartung nimmt auch das Auftreten *chronischer Erkrankungen* zu, da diese vorwiegend bei älteren Tieren gefunden werden.
Auch das vermehrte Auftreten von Verhaltensproblemen kann damit zusammenhängen, daß sich diese mit fortschreitendem Alter verstärken.
So wie sich das Altersspektrum der vorgestellten Katzenpatienten verändert hat, haben sich auch die **Gründe der Vorstellung beim Tierarzt** etwas verschoben. Verhaltensprobleme und einfache Gesundheitsstörungen wie eine Erkältung werden heute sehr häufig in den Praxen zur Untersuchung und Behandlung vorgestellt, da Katzenhalter sich in der Beurteilung von Krankheitssymptomen oft unsicher sind.
▶ Gerade bei solchen *geringgradigen Gesundheitsstörungen* oder bei *Verhaltensproblemen* ist die Nachfrage nach »sanften« Therapieverfahren stark angestiegen.
▶ Unter diesen **»sanften« Verfahren** ist die Bach-Blütentherapie für *Katzen* sehr geeignet, da sie auf Störungen und Disharmonien in ihrer Umgebung empfindlicher reagieren als z.B. ein *Hund*.
Gerade Wohnungskatzen können diesen Störungen oft nicht ausweichen und bedienen sich ihrer Körpersprache, um darauf aufmerksam zu machen. Was für den Menschen bisweilen als Verhaltensstörung, Aggressivität oder Bösartigkeit aussieht, ist nichts anderes als die *Reaktion auf Störungen* und *Disharmonien*.

> Die Bach-Blütentherapie bietet eine sehr sanfte und bei richtiger Anwendung erfolgreiche Möglichkeit, die Katze wieder ins Gleichgewicht zu bringen.

2.4.1.2 Hund

Der Hund hat inzwischen seinen ersten Platz auf der Beliebtheitsskala der Haustiere verloren. 1996 wurden in deutschen Haushalten 5,1 Millionen Hunde gehalten. Sicher hängt diese Tatsache damit zusammen, daß ein Hund – ausgenommen die Kleinhunderassen – mehr Platz, Zeit und Zuwendung braucht. Auch der Trend zu *Singlehaushalten,* die eher selten einen Hund halten, nimmt weiter zu.

Die Beziehung zwischen Mensch und Hund hat sich im Laufe der 10 000 Jahre dauernden gemeinsamen Geschichte immer wieder geändert. Es gab Phasen großer Hundeeuphorie, andere Zeiten, in denen der Hund weitgehend sich selbst überlassen wurde. *Rassen* entstanden in manchen Zeitabschnitten gehäuft, in anderen gingen sie wieder im großen Heer der namenlosen *Bastarde* unter. Es gab Perioden, in denen die *Gebrauchshunde* im Vordergrund des Interesses standen, und andere, in denen man *Gesellschaftshunde* bevorzugte (ZIMEN, 1989).
Heutzutage erleben wir erneut einen Wandel in der Beziehung zum Hund. Für Schäfer, Jäger, Zöllner, Bergretter und Blinde ist der Hund ein *unersetzlicher Helfer*. Für viele Arbeiten wurden die Hunde noch als ausgesprochene *Gebrauchshunde* gezüchtet und gehalten – z.B. für die Hütearbeit bei Schäfern, als Jagd- oder Schutzhunde, die hart arbeiten müssen. Heute werden viele dieser Hunderassen zumeist als Begleit- oder Familienhunde gehalten.

▷ Für viele Hundebesitzer gilt es auch, soziale Defizite mit Hilfe des Hundes auszugleichen. Der Hund als Partner-, Kindes-, Sexualersatz, als Ersatz für die eigene, erzwungenermaßen gehemmte Aggression oder für den verfehlten sozialen Aufstieg, für das Fehlen von Prestige, Status und Rang. Anderen dient der Hund zur Erweiterung ihrer sozialen Beziehungen.

Die Beweggründe sind wohl so vielschichtig, wie es die Hundehalter selbst sind.

▶ Wichtig ist nur, zum einen, daß andere Menschen durch den Hund nicht **belästigt** oder gar **gefährdet** werden, und zum anderen, daß der Hund unter den **Haltungsbedingungen nicht zu leiden** hat (ZIMEN, 1989).

Die positiven Effekte der Tierhaltung, die bei den Katzen bereits geschildert wurden, treten natürlich auch bei der Haltung eines Hundes auf. Die Studien von OLBRICHT (1990) belegen die *wechselseitig sozial positiven Effekte für Hunde und alte Menschen*.
Das enge Zusammenleben von Hund und Mensch ist dabei nicht immer unproblematisch.

▷ Haushunde können ausgesprochen *enge* und äußerst *individualisierte Sozialbeziehungen zu Menschen* eingehen, wodurch lernbedingt reaktive Verhaltensabweichungen in großer Vielfalt, teilweise kurios anmutend, resultieren können.

So hat man es angesichts dieser enormen Variabilität bei Haushunden im Grunde ständig mit »Verhaltensabweichungen« zu tun, die allerdings zumeist **nicht als Symptom einer Beeinträchtigung**, vielmehr überwiegend **als neue Strategien zur Umweltbewältigung** unter sich ändernden Umweltbedingungen zu werten sind, sowie Ausdruck der Anpassung an menschliche Sozialpartner sein können (FEDDERSEN-PETERSEN, 1992).
Was die durchschnittliche Lebenserwartung von Hunden angeht, so hat diese – wie bei den Katzen – ebenfalls zugenommen, wobei eine Tendenz

zu einem *jüngeren Sterbealter als bei Katzen* besteht. Für die einzelnen Rassen ergeben sich dabei große Unterschiede (KRAFT, 1998).
Genauso wie bei Katzen, werden von Hundebesitzern in den Tierarztpraxen zunehmend schonende, natürliche Behandlungsverfahren gewünscht. Zum Teil wird bereits gezielt nach einer Bach-Blütenbehandlung von »**Verhaltensstörungen**« verlangt. Wobei es sehr große Unterschiede in der Bewertung von Verhaltensabweichungen gibt.

> Nicht alles, was einen Tierbesitzer an seinem Hund stört, ist eine *Verhaltensstörung*. Doch ist es möglich – soweit die Haltungsbedingungen stimmen – mit einer Bach-Blütentherapie ausgleichend einzuwirken.

2.4.1.3 Vögel

Zahme Vögel als Hausgenossen zu halten, ist unter Kulturvölkern schon sehr alt, aber auch bei manchen Naturvölkern nicht unbekannt. Vögel wie *Tauben, Singvögel, Pfauen* und anderes *Ziergeflügel* wurden von Indern, Chinesen, Assyrern, Babyloniern und Ägyptern gehalten. Auch in den antiken Kulturen Griechenlands und Roms war die Vogelhaltung in begüterten Kreisen weit verbreitet (PINTER, 1982).
Ab 1850 wurden auch große Mengen von **Wellensittichen** nach Europa importiert. Diese konnten aber schon bald nachgezüchtet werden. Trotzdem nahm der Wellensittichfang solche Ausmaße an, daß Australien bereits 1896 ein Exportverbot verhängte. Heute stammen alle in den Handel kommenden Wellen- und auch Nymphensittiche aus Nachzuchten. Mit 5,4 Millionen gehaltenen Wellensittichen, Papageien, Kanarienvögeln und anderen Heimvögeln im Jahr 1996 haben auch Vögel den Hund zahlenmäßig überholt.
Obwohl heutzutage auch viele andere *exotische Vögel* in Deutschland nachgezüchtet werden und es strenge gesetzliche Bestimmungen (**Artenschutzabkommen**) gibt, kommen immer noch viele Wildfänge – nicht immer legal – in den Handel und Verkauf, da die Nachfrage nach exotischen Arten enorm ist.
Die *Motivation der Vogelhalter* ist sehr unterschiedlich:
▷ Für die einen sind Vögel Sozialpartner, für andere wertvolle Prestigeobjekte, wieder andere erfreuen sich über ein Stück Natur in ihrer Wohnung und bemühen sich sehr, die Tiere artgerecht zu halten.
▶ Da viele Vögel nicht artgerecht gehalten werden – sei es aus Unwissenheit oder Bequemlichkeit oder weil man sich vor der Anschaffung keine Gedanken darüber gemacht hat, gilt es **vor** einer Behandlung abzuklären, ob nicht auch **Änderungen der Haltung** vorgenommen werden müssen.
Viele Vogelhalter sind hier sehr dankbar für eine Beratung.
Auch bei den Vogelhaltern ist eine wachsende Nachfrage nach sanften, nichtinvasiven Therapieverfahren wie z.B. Bach-Blütentherapie, Farbtherapie, Kinesiologie zu verzeichnen.

> Gerade die Bach-Blüten sind bei Vögeln *sehr einfach* anzuwenden (siehe Kap. III. *Angewandte Bach-Blütentherapie*).

2.4.1.4 Heimtiere

▷ Zu den Heimtieren zählen in erster Linie *Meerschweinchen, Kaninchen, Hamster, Chincillas, Hörnchen, Mäuse* und *Ratten*.

Weitere Kleintierrassen, vor allem aus der Familie der Nager, werden inzwischen auch im Zoohandel angeboten. Das Hausmeerschweinchen als ältestes Heimtier wurde bereits 1000 v. Chr. von den Inkas domestiziert. Im 16. Jahrhundert kam es durch die Spanier nach Europa. Kaninchen wurden bis nach dem 2. Weltkrieg vorwiegend als Fleischlieferanten gehalten, erst danach entwickelten sie sich zur Liebhaberei. Hamster werden erst seit den 30er Jahren unseres Jahrhunderts als Haustiere gehalten (BERGHOFF, 1989). Im Jahr 1996 wurden in Deutschland ca. 3,8 Millionen Heimtiere gehalten.

▷ Allen Heimtieren gemeinsam ist, daß sie in der Regel in einem *Käfig*, auf relativ kleinem Raum, in der Wohnung leben und, was die Pflege und Versorgung angeht, vollständig auf ihren *Halter angewiesen* sind.

Heimtiere sind zudem relativ *einfach zu halten* und *preiswert* in der Anschaffung. Deshalb werden sie gerne für Kinder gekauft, um als Sozialpartner wichtige Aufgaben im Rahmen des sozialen Lernens zu erfüllen, wie etwa die Übernahme von Verantwortung.

▶ Allerdings sollte die **Tierhaltung von Kindern stets durch Erwachsene kontrollierend begleitet werden**, da die kindliche Einstellung zu den Tieren oft sehr schnell wechselt.

Inzwischen gibt es bei den einzelnen Spezies zahlreiche Rassen, es haben sich Interessenverbände und Züchtervereinigungen gebildet, die sich sehr mit den Tieren beschäftigen.

▷ Trotz des geringen wirtschaftlichen Wertes der Tiere stellen sie einen steigenden Anteil an Patienten in Tierarztpraxen dar, da die Halter sehr an ihren Tieren hängen und durchaus bereit sind, auch für aufwendigere Diagnose- und Therapieverfahren zu bezahlen.

▷ Auf der anderen Seite allerdings fristen viele dieser Heimtiere – einst für die Kinder angeschafft, die dann schnell das Interesse verloren haben – ein trostloses Dasein in ihrem Käfig irgendwo in einer Ecke.

Bei der Behandlung ihrer Heimtiere legen Tierbesitzer sehr großen Wert auf *schonende Therapieverfahren*, zumal bei den Heimtieren die **Nebenwirkungen vieler Medikamente** eine wichtige Rolle spielen.

> Neben Verfahren wie Homöopathie oder Phytotherapie wird die Bach-Blütentherapie von den Besitzern sehr gerne angenommen.

2.4.1.5 Fische

Unzählige Fische tummeln sich in den in Deutschland vorhandenen 3,1 Millionen Aquarien. Für viele Besitzer sind ihre Fische ein zeitintensives und ausfüllendes Hobby. Die Kosten für die Ausstattung von Aquarien bzw. den Besatz mit Fischen sind oft erheblich.
In der alltäglichen Tierarztpraxis spielen Fischpatienten bisher keine große Rolle. Sie werden noch am ehesten wegen äußerlich sichtbarer Erkrankungen wie z.b. Parasitenbefall vorgestellt.
▶ Der Fischhalter nimmt in erster Linie den *Zoohändler* als Ansprechpartner, wenn er Probleme mit seinem Aquarium hat, erst wenn dieser nicht weiter weiß, wird unter Umständen der Rat eines Tierarztes eingeholt.

> Über die Behandlung von Fischen liegen bisher nur einzelne Erfahrungsberichte vor, z.b. über den Einsatz von **Rescue Remedy**.

2.4.1.6 Sonstige

Die Haltung von **Exoten** wie **Schlangen, Echsen, Spinnen** und ähnlichem hat in den vergangenen Jahren ebenfalls stark zugenommen.
▷ Die Motive für die Haltung dieser Tiere dürften vor allem im Bereich des *Prestiges* zu suchen sein.

> Über Erfahrungen mit der Behandlung von Exoten mit Bach-Blüten liegen ebenfalls einzelne Erfahrungsberichte vor. Generell kann die Anwendung von Bach-Blüten nach den gleichen Kriterien erfolgen wie bei anderen Tierarten.

2.4.2 Großtiere und Nutztiere

Auch wenn die Anwendung der Bach-Blütentherapie an Nutztieren sicher gut möglich wäre – es liegen aus dem angloamerikanischen Sprachraum Fallberichte von Kühen und Schafen vor (VLAMIS, 1988) – so ist die **Anwendung nach der deutschen Arzneimittelgesetzgebung bei Tieren, die der Lebensmittelgewinnung dienen, verboten** (siehe Kapitel 3.4. *Rechtliche Aspekte*).

2.4.2.1 Pferde

Nach Angaben des Statistischen Bundesamtes ist die Zahl der Pferde Ende 1996 auf 652.400 angestiegen. Der Anteil an Ponys und Kleinpferden beträgt mit 170.900 über ein Viertel des Gesamtbestandes. Auch die Anzahl der Pferdehalter ist gestiegen und liegt nun bei 118.300. Grund dafür ist vor allem die verstärkte *Hobbyhaltung*.

Das bedeutet, daß auch der Stellenwert des Pferdes sich stark verändert hat. Heute ist das Pferd vor allem für Kinder und Jugendliche Spielkamerad, Freund und Familienmitglied.
▶ Nichtsdestotrotz wird das Pferd in Deutschland unter die **lebensmittelliefernden Tiere eingeordnet**, auch wenn es sich dabei um Hobby- und Sportpferde handelt.

Doch kann von den dafür gültigen Bestimmungen des Arzneimittelrechts eine **Ausnahme** gemacht werden, wenn der Tierhalter in einer sogenannten **Tierhaltererklärung** schriftlich erklärt, daß das behandelte Tier nicht der Lebensmittelgewinnung dient.

Diese vom Tierhalter abzugebende und unterschriebene Erklärung sollte mindestens folgenden Inhalt aufweisen:

> ❶ Name und Anschrift des Tierhalters,
> ❷ Genaues Signalement des Pferdes,
> ❸ Erklärung des Tierhalters, daß sein zu behandelndes Pferd nicht der Lebensmittelgewinnung dient,
> ❹ Einverständniserklärung des Tierhalters, daß das Pferd im Falle eines Therapienotstandes mit Arzneimitteln behandelt wird, die nicht für die Anwendung bei Pferden oder anderen lebensmittelliefernden Tieren zugelassen sind,
> ❺ Bestätigung des Tierhalters, daß ihm bekannt ist, daß eine Verwertung des Pferdes zur Gewinnung von Lebensmitteln ein Vergehen gegen das Lebensmittel- und Bedarfsgegenständegesetz darstellt und als Straftat geahndet werden kann.

▶ Der behandelnde Tierarzt sollte **gegenzeichnen** und den Tierhalter darauf hinweisen, daß diese **Erklärung unbefristet gilt.**

Diese Ausnahmeregelung gilt nicht für andere lebensmittelliefernde Tierarten (UNGEMACH, 1995).

Gerade in der Hobbyhaltung von Pferden wird die Therapie mit sanften Methoden häufig nachgefragt. Tierhalter fragen bereits gezielt, ob nicht für ein bestehendes Problem eine Bach-Blütenbehandlung in Frage käme.

2.4.2.2 Tiere, die der Lebensmittelgewinnung dienen

Zu den Tieren, die der Lebensmittelgewinnung dienen, zählen **Rinder, Kleine Wiederkäuer (Schaf, Ziege), Schweine, Hühnervögel, Kaninchen**, außer den Zwergkaninchen, und **Tauben**, außer den Brieftaubenrassen.
▶ Bei diesen Tieren ist die Anwendung der Bach-Blütentherapie grundsätzlich verboten (siehe auch Kapitel 3.4. *Rechtliche Aspekte*).

Für **Pferde**, die von Gesetzes wegen ebenfalls unter die Tiere eingeordnet werden, die der Lebensmittelgewinnung dienen, gibt es die unter 2.4.2.1 genannten **Ausnahmemöglichkeiten**.

2.4.3 Besonderheiten bei Zootierpatienten

Im Zoo haben wir es oft mit Tieren zu tun, die nicht in ihrer *natürlichen Umgebung* gehalten werden können. Obwohl sich die modernen Zoos heutzutage sehr bemühen, die Ergebnisse der Tierverhaltensforschung bei der Haltung ihrer Tiere und der Gestaltung der Gehege umzusetzen, ist es unter anderem aus *klimatischen* Gründen nicht immer möglich, die **Wildtiere** völlig artgerecht zu halten.

Doch haben Zoos eine unschätzbare Aufgabe in der Erhaltung der vom Aussterben bedrohten Tierarten. Es gibt Zuchtprogramme für viele Tierarten, so daß die Zoos ihre Tierbestände erhalten können, ohne auf Wildfänge angewiesen zu sein.

▷ Zum Teil gibt es sogar *Auswilderungsprogramme*, in denen im Zoo geborene Tiere an das Leben in der Wildnis gewöhnt werden.

Ein im Zoo geborenes und aufgewachsenes Wildtier kennt natürlich nur die Umwelt aus seinem Zoodasein und kommt eher mit dem begrenzten Raumangebot zurecht.

Zootiere sind – sieht man einmal von den Streichelzoos für die Stadtkinder ab – in der Regel Wildtiere mit bestimmten *Fluchtdistanzen,* die der Mensch nicht unterschreiten darf, um nicht Flucht- oder Angriffsreaktionen auszulösen.

▷ Wenn also ein Zootier erkrankt, untersucht und behandelt werden muß, ist dafür in der Regel eine Narkose mit dem Blasrohr oder dem Betäubungsgewehr nötig.

Das ist für die Tiere jedesmal eine Belastung und ein Schock.

Die Zootierpfleger beobachten ihre Schützlinge meist sehr gut und können unter Umständen schon Änderungen im Verhalten feststellen, bevor das Tier manifest erkrankt ist.

Da die **Bach-Blüten** auch über Futter oder Wasser verabreicht werden können, ohne daß man direkt an das Tier herangehen muß, ist die Bach-Blütentherapie eigentlich eine **ideale Behandlungsform für Zootiere.** Behandelt man mit den entsprechenden Blüten die *Verhaltensänderung* eines Tieres bereits, bevor es eindeutige Krankheitsanzeichen zeigt, kann man den Ausbruch einer Erkrankung unter Umständen verhindern. Bei den vielfach unvermeidlichen Narkosen zur Untersuchung und Behandlung der Tiere können Bach-Blüten sehr gut *begleitend* eingesetzt werden, damit die Narkosen besser verkraftet werden.

In Deutschland gibt es bisher nur eine Zootierärztin, die sich intensiver mit der Bach-Blütentherapie bei Zootieren beschäftigt.

2.4.4 Besonderheiten bei Tierheimpatienten

Tiere, die neu in ein Tierheim kommen, durchleben in der Regel eine *Schocksituation.* Alles ist neu, anders als bisher und für die meisten Tiere erst einmal befremdlich. Oft ist dem Tierheimpersonal nicht einmal die Vorgeschichte des Tieres bekannt, wenn es sich z.b. um **ausgesetzte Tiere** handelt. Oft haben Tiere, die ins Tierheim kommen auch lange *Leidensgeschichten* hinter sich, wurden ihren Besitzern weggenommen, weil sie *gequält* oder *vernachlässigt* worden sind. Manche Tiere sind derart in ihrem Verhalten gestört, daß sie sich in einer neuen Umgebung nicht einfügen können und mehrmals wieder ins Tierheim zurückgebracht werden.

Vor allem im Sommer in der Ferienzeit sind die meisten Tierheime chronisch überbelegt, was dann dazu führt, daß oft auch keine artgerechte Haltung der Tiere mehr möglich ist. So müssen sich Einzelgängerkatzen wohl oder übel mit anderen Katzen im Gehege arrangieren, wenn wegen der Anzahl aufgenommener Tiere kein ganzes Gehege für eine Katze freigemacht werden kann.

▷ Die Mitarbeiter der Tierheime und Tierschutzvereine bemühen sich sehr um eine *tiergemäße Haltung,* doch zu viele Tiere kommen in die wenigen Tierheime, die es gibt.

▷ Wo natürlich viele Tiere auf engem Raum zusammen kommen, herrscht ein *massiver Infektionsdruck,* so daß es sehr leicht zu Erkrankungen bei den ohnehin schon gestressten und dadurch immunsupprimierten Tieren kommt.

Es werden ja nicht nur gesunde Tiere ins Tierheim eingeliefert.

▷ Da das Tierheimpersonal schon genug gefordert ist mit der Einhaltung der nötigen Hygienemaßnahmen und oft auch nicht genug ehrenamtliche Helfer zur Verfügung stehen, bleibt meist kaum Zeit, um die Tiere *eingehend zu beobachten,* was eigentlich eine **Grundvoraussetzung für die Verordnung von Bach-Blüten** wäre.

Trotzdem ist die Anwendung der Bach-Blütentherapie bei Tierheimtieren sehr sinnvoll und nutzbringend.

Im Abschnitt III. *Angewandte Bach-Blütentherapie* wird der Einsatz von Bach-Blüten im Tierheim erläutert.

3. Anwendung der Bach-Blütentherapie

Für die Anwendung jeglicher Therapieform gibt es **Regeln**, die beachtet werden sollten. Bei der Bach-Blütentherapie ist es nicht anders, außer daß der Begründer der Bach-Blütentherapie, Dr. Edward Bach, nur Menschen behandelte und seine Hinweise zur Anwendung sich nur auf die *Anwendung am Menschen* beziehen:

- ▷ »Bei der Behandlung mit diesen Heilmitteln wird der **Art der Krankheit** keine Beachtung geschenkt. Der Mensch wird behandelt, und während er gesundet, verschwindet die Krankheit, die abgeschüttelt wird von der erstarkenden Gesundheit.
- ▷ Jedermann weiß, daß dieselbe Krankheit bei verschiedenen Menschen verschiedenartige Auswirkungen haben kann. Diese **unterschiedlichen Auswirkungen** sind es, die der Behandlung bedürfen, denn sie führen uns zur eigentlichen Ursache zurück.
- ▷ Das Gemüt ist der feinste und empfindlichste Teil des Menschen und zeigt den Beginn und Verlauf einer Krankheit viel deutlicher als der Körper, und so gilt die **Einstellung des Gemüts** als Hinweis auf das oder die Heilmittel, die notwendig sind. Bei der Krankheit **verändert sich der Gemütszustand** im Vergleich zum sonstigen Leben. Wer aufmerksam beobachtet, kann diese Veränderung häufig vor – manchmal auch lange vor – dem Auftreten der Krankheit wahrnehmen und durch eine Behandlung das Erscheinen von Beschwerden rechtzeitig verhindern. Wenn eine Krankheit schon einige Zeit besteht, wird die **Stimmung des Leidenden** uns ebenfalls zu dem richtigen Heilmittel führen.« (Bach, 1992).

Diese sehr kurzen Hinweise von Bach müssen natürlich auf die *Anwendung am Tier* übertragen werden. Grundsätzlich kann man sagen, daß auch beim Tier nicht die Krankheit ausschlaggebend für die Anwendung bestimmter Blüten ist, sondern allein die **Gemütsverfassung des erkrankten Tieres**.

Da Tiere spärlichere Möglichkeiten haben, sich mitzuteilen als wir Menschen, ist die Feststellung der Gemütsverfassung eines Tieres nicht ganz einfach. Wir als Tierärzte haben wenig Möglichkeiten, die Gemütsverfassung eines Tieres in unserer Praxis festzustellen, da sich das Tier an diesem ungewohnten Ort natürlich anders verhält als zu Hause.

- ▶ Wir sind auf einen Mittler, nämlich den **Tierbesitzer**, angewiesen, der uns mitteilt, welche Veränderungen im Verhalten er an seinem Tier beobachtet hat.

3.1 Die Ermittlung der benötigten Blüten

Während beim Menschen die Ermittlung der benötigten Blüten im *Gespräch* geschieht, indem man versucht, die derzeitigen negativen Seelenzustände herauszuarbeiten, sind wir als Tierärzte gefordert, die Probleme eines Tieres anhand der *Schilderungen seines Besitzers* festzustellen. Dabei können wir uns leider nicht auf einen objektiven Bericht des Tierhalters verlassen, meist wird eine Verhaltensänderung **nicht sachlich geschildert**, sondern bereits eine Interpretation mitgeliefert. Oft sind Patientenbesitzer auch nicht in der Lage, die Veränderungen ihres Tieres genau zu **beschreiben**. Auch die Frage nach den **Ursachen von Veränderungen** an ihrem Tier können sie oft nicht beantworten.

Was bleibt, ist die **Beobachtung des Tieres in der Praxis oder bei Großtieren im Stall**.
- Wie reagiert es auf diese Situation?
- Wie verhält es sich überhaupt in der Praxis?
- Wie verhält es sich im Beisein fremder Personen?
- Ist es neugierig oder ängstlich?

Durch genaues Beobachten bekommt der Tierarzt bereits Hinweise auf bestimmte *Charaktereigenschaften* eines Tieres. In der Verhaltenstherapie ist es durchaus auch üblich, ein Tier in seiner gewohnten Umgebung zu beobachten, das heißt Hausbesuche durchzuführen, was natürlich sehr aufwendig ist. Zumal das Tier ebenfalls in einer Ausnahmesituation ist, wenn ein fremder Mensch in sein Territorium kommt.

Die Erkenntnisse aus Befragung des Tierbesitzers und Beobachten des Tieres liefern allerdings nicht immer genügend Hinweise, welche Blüten das Tier nun benötigt, deshalb wurden eine Reihe von mehr oder weniger brauchbaren Hilfsmitteln entwickelt, um die benötigten Blüten für ein Tier zu ermitteln.

▷ Ich selbst arbeite seit Jahren mit *Fragebögen*, die die Tierbesitzer zu Hause ausfüllen.

3.1.1 Vorgehensweise

Im Vorfeld einer Behandlung sollte der Tierbesitzer zunächst einmal über die Bach-Blüten-Behandlung aufgeklärt werden.
▶ Vor allem müssen die Grenzen dieser Therapieform sehr deutlich herausgestellt werden, um überzogene Erwartungen zu bremsen.

Es empfiehlt sich, dem Patientenbesitzer das nachfolgend abgedruckte Merkblatt zur Lektüre im Wartezimmer zu geben oder bei telefonischen Anfragen zuzuschicken und ihm anschließend evtl. noch bestehende Fragen zu beantworten.

Bach-Blüten-Therapie: Merkblatt für Patientenbesitzer

Die Bach-Blüten-Therapie ist eine feinstoffliche Behandlungsweise, die der englische Arzt Dr. EDWARD BACH in den 30er Jahren unseres Jahrhunderts für den Menschen entwickelt hat. In den letzten 15 Jahren wird sie mit positiven Erfahrungen auch beim Tier eingesetzt.
Mit den heutigen Untersuchungsmethoden gibt es noch keine zufriedenstellende Erklärung für die Wirkung der Bach-Blüten.
Folgende Dinge müssen beachtet werden, damit die Bach-Blüten bei Ihrem Tier wirken können:

- **Artgerechte Haltung:** Krankheiten und psychische Störungen, die ursächlich auf Haltungsfehler zurückzuführen sind, lassen sich nur erfolgreich behandeln, wenn diese Fehler abgestellt werden können.

- **Spannungszustände im Umfeld Ihres Tieres:** Hängt die Erkrankung Ihres Tieres mit Problemen in der Familie oder in der Umgebung des Tieres zusammen, müssen erst diese gelöst werden, bevor die Bach-Blüten-Therapie einen Erfolg bringen kann.

- **Negative Einstellung des Tierbesitzers:** Lehnen Sie – bewußt oder unbewußt – die Bach-Blüten-Therapie ab, sollten Sie Ihr Tier nicht damit behandeln lassen. Die von Ihnen ausgehende Blockade kann so stark sein, daß die Blüten bei Ihrem Tier nicht wirken können.

Bei **akuten Krankheiten** oder geringfügigen Störungen, die noch nicht länger als 3-4 Wochen bestehen, dauert die Behandlung in der Regel nicht länger als 4 Wochen.

Chronische Erkrankungen oder schon länger bestehende Verhaltensstörungen benötigen eine Dauertherapie von 4 Wochen bis zu einem Jahr, in einzelnen Fällen sogar noch länger. Oft ist im Laufe der Behandlung von chronischen Zuständen eine Neubestimmung der Blütenkombination nötig, weil viele unterdrückte Symptome durch die Therapie wieder zum Vorschein kommen können und dadurch einer Heilung zugänglich werden. Deshalb sollten Sie sich im Abstand von 4-8 Wochen melden und über die Reaktion Ihres Tieres berichten.

Manchmal kann es nach der ersten Verabreichung der Blütenmischung zu **Reaktionen** kommen, mit denen man nicht rechnet wie z.B. Durchfall, verstärktes Schlafbedürfnis, intensive Träume eventuell mit Unruhe. Diese Erscheinungen gehen nach 2-3 Tagen vorüber. Sollten solche Reaktionen länger als 2-3 Tage anhalten, melden Sie sich bitte.

Grundsätzlich sollte man die Bach-Blüten-Mischung **regelmäßig** 2-4 x täglich verabreichen, denn die Regelmäßigkeit der Gabe ist ausschlaggebend für die Wirkung. Bei der Verabreichung jeden Zwang und Stress vermeiden!

Bei manchen meiner Patientenbesitzer würde ich weder Verhaltens- noch Bach-Blütentherapie vorschlagen, da sie vom Sinn solcher Maßnahmen grundsätzlich nicht zu überzeugen sind.
▷ Ich versuche auch nie, einen *ablehnenden Tierbesitzer* zu einer Bach-Blütentherapie zu *drängen*, selbst wenn ich überzeugt bin, daß ich seinem Tier damit helfen kann.

Die Compliance würde darunter leiden. Wenn ein Tierbesitzer von der Notwendigkeit einer Behandlung überzeugt ist, wird er diese gewissenhafter durchführen, als wenn ihm der Sinn und Zweck einer Behandlungsmethode fraglich erscheint.

In der Praxis haben wir es in der Regel mit **mehreren Kategorien von Tierbesitzern** zu tun, auf deren Wünsche wir Tierärzte – natürlich nur, soweit dies mit dem Tierschutz und unseren einschlägigen Berufsvorschriften vereinbar ist – als moderne Dienstleistungsunternehmen eingehen sollten:

❶ Patientenbesitzer, die mit ihrem Tier erst einen Tierarzt aufsuchen, wenn es *todkrank* ist und dann mit möglichst *wenig Aufwand* eine Heilung wollen. Je schneller eine Behandlung anschlägt, je preiswerter sie ist und je weniger sie selbst tun müssen, desto eher sind sie zufrieden. Therapiemethoden sind ihnen dabei völlig egal.

❷ Patientenbesitzer, die in der Umgebung des Praxisortes wohnen, mit ihrem Tier in die Praxis kommen, wenn es *offensichtlich krank* ist, und es behandeln lassen möchten, damit es wieder gesund wird. Sie interessieren sich wenig für medizinische Dinge. Die Therapiemethoden, die angewandt werden, sind ihnen letztendlich egal, Hauptsache, ihr Tier ist wiederhergestellt und sie selbst haben nicht allzu viel Arbeit mit der Behandlung.

❸ Patientenbesitzer, die ihr *Tier als Familienmitglied* betrachten und die schon bei geringfügigen Störungen beunruhigt sind, lieber einmal zu oft zum Tierarzt gehen, als etwas zu versäumen. Sie interessieren sich meist wenig für medizinische Dinge, sie würden aber alles tun, damit ihr Tier wieder gesund wird. Die **Compliance** ist bei diesem Typ Patientenbesitzer **optimal**.

❹ Patientenbesitzer, die selbst aus *medizinischen* oder *paramedizinischen Berufen* kommen. Diese fragen oft nach genauen Diagnosen, lassen sich Behandlungsmethoden erläutern, ziehen Vergleiche zur Humanmedizin, mischen sich aber im großen und ganzen nicht in die Auswahl der Therapiemethoden ihres Tierarztes ein.

❺ Patientenbesitzer, die nicht unbedingt im medizinischen Bereich tätig sind, aber ein *medizinisches Halbwissen* haben, vielleicht selbst bei einem naturheilkundigen Arzt oder Heilpraktiker in Behandlung sind und für ihr Tier dann bestimmte Behandlungsverfahren fordern. Ob diese Verfahren nun angezeigt sind oder nicht, können sie nicht beurteilen. Oft kommen sie aus weiterer Entfernung, weil sie gehört haben, daß in der von ihnen aufgesuchten Praxis dieses oder jenes spezielle Behandlungsverfahren durchgeführt wird.

❻ Patientenbesitzer, die bereits *bei mehreren Therapeuten waren*, ohne daß ihrem Tier ihrer Meinung nach geholfen werden konnte, oder die – aus welchen Gründen auch immer – mit der Behandlung ihres Tieres nicht zufrieden waren. Sie kommen oft mit großen Hoffnungen, daß ihrem Tier nun endlich geholfen wird.

▶ Nach meinen bisherigen Erfahrungen würde ich die Bach-Blütentherapie bei Patientenbesitzern aus **Gruppe 1** nicht einsetzen, aus **Gruppe 2** nur in wenigen Fällen, aus **Gruppe 3 und 4** immer, wenn ich es für nötig erachte.

▶ Bei **Gruppe 5** empfiehlt es sich, das vorgestellte Tier sehr gründlich zu untersuchen und wenn das vom Patientenbesitzer geforderte Therapieverfahren in diesem Fall nicht angezeigt ist, eine Behandlung abzulehnen. Diese Gruppe Patientenbesitzer wird eine Behandlung mit anderen Therapieverfahren meist ablehnen oder nur widerwillig akzeptieren, da sie zu sehr auf ein Therapieverfahren fixiert ist. Sie wissen nämlich schon im voraus, was die Behandlung bewirken wird. Wenn die gewünschte Behandlung dann nicht das erwartete Ergebnis bringt, werden Sie als Tierarzt dafür verantwortlich gemacht, nicht aber die vielleicht falsch gewählte Therapiemethode.

▶ Auch bei **Gruppe 6** ist eine genaue Untersuchung – wenn möglich unter Einbeziehung der vom Vorbehandler durchgeführten Diagnose- und Therapiemaßnahmen – angezeigt. In vielen Fällen handelt es sich um chronisch kranke Tiere, bei denen die Selbstregulationsfähigkeit des Organismus gestört oder nur noch eingeschränkt vorhanden ist, oft mit irreparablen Schäden wie z.B. Knochenzubildungen an Gelenken oder durch chronischen Schnupfen zerstörte Nasenschleimhäute.
Verhaltensstörungen bestehen schon Jahre, ohne daß bisher eine Therapie durchgeführt wurde. Vor einer Therapie sollte deshalb mit diesen Patientenbesitzern besprochen werden, was von der Behandlung für ihr Tier in bezug auf eine Restitutio ad integrum und in bezug auf eine Verbesserung seiner Lebensqualität zu erwarten ist und was eine Behandlung nicht leisten kann. Wichtig ist es in solchen Fällen, den Besitzer darüber aufzuklären, daß die Behandlung unter Umständen langwierig sein wird und daß sich eine Besserung nicht über Nacht einstellen kann, um die oft falschen Vorstellungen und Erwartungen erst einmal zu dämpfen.

3.1.2 Vereinfachte Diagnose durch den Fragebogen

Ein Hilfsmittel, um die benötigten Blüten zu ermitteln, ist ein *Fragebogen*, der dem Tierbesitzer in der Regel **vor der Konsultation** und **Untersuchung** seines Tieres zum Ausfüllen mit nach Hause gegeben oder nach telefonischem Kontakt zugeschickt wird. Der Tierbesitzer wird gebeten, diesen Fragebogen so gewissenhaft wie möglich auszufüllen. Fragen, die er nicht beantworten kann, soll er einfach auslassen. Wichtig sind nur die Dinge, die er auch sicher weiß. Darauf wird der Tierbesitzer bei der Abgabe des Fragebogens hingewiesen.

Als ich nämlich anfing, mit Fragebogen zu arbeiten, passierte es immer wieder, daß Tierbesitzer auch solche Fragen zu beantworten versuchten, die sie eigentlich nicht beantworten konnten. Das führte dann zu sich widersprechenden Angaben, die mir die Auswertung des Fragebogens erschwerten. Wenn ich dann im Gespräch nachfragte, weil mir die Aussagen nicht schlüssig erschienen, stellte es sich dann heraus, daß die Tierbesitzer manche Dinge nicht wußten, den Fragebogen aber dennoch gewissenhaft ausfüllen wollten.

▶ Die Arbeit mit einem Fragebogen hat für mich den Vorteil, daß der Patientenbesitzer sich *zu Hause in aller Ruhe* mit den Fragen auseinandersetzen kann und mir Dinge mitteilt, die er vielleicht in der Aufregung des Tierarztbesuches vergessen würde. Weiterhin kann ich den Fragebogen bereits *vorab in aller Ruhe auswerten*. Wenn man sich für die Auswertung ein Schema macht und die Blütenbilder gut kennt, ist die Vorabauswertung nicht sehr zeitaufwendig. Bei der Konsultation kann ich dann bestimmte Bereiche des Fragebogens gezielt vertiefen, was mir gegenüber einem ungerichteten Bericht des Patientenbesitzers auch einige Zeit spart.

Nachdem der vom Patientenbesitzer eingereichte Fragebogen in der Praxis ausgewertet ist, bekommt er einen Termin mit seinem Tier, um zum einen das Tier gründlich klinisch zu untersuchen, wenn dies bisher nicht geschehen ist, zum anderen, noch offengebliebene Fragen abzuklären und dann entsprechend eine Bach-Blütenmischung zu finden, die dem betreffenden Tier helfen kann.

Natürlich kann jeder Therapeut sich selbst so einen Fragebogen erarbeiten und seine persönlichen Schwerpunkte dabei berücksichtigen. Nachfolgend wird der in meiner Praxis seit mehreren Jahren verwendete und inzwischen bewährte Fragebogen abgedruckt. Dieser Bogen ist in bester Absicht so umfangreich, er gibt mir ein gutes Bild des zu behandelnden Tieres. Der ausgefüllte Fragebogen verbleibt in der Praxis und gibt mir die Möglichkeit, jederzeit wieder an diesem Fall zu arbeiten – es liegt alles aufgeschrieben vor und kann nicht vergessen werden.

Bach-Blüten-Fragebogen für Tierärzte
Nach Dr. med. vet. Heidi Kübler

Datum:..

Fragebogen zur Psyche des Tieres

Adresse des Tierhalters:

Name: ....

Straße: ....

Ort: ....

Telefon/Fax: ....

Daten zum Tier:

Name: ....

Tierart/Rasse: ....

Geschlecht:.......... Kastr.:........... Wann:................

Geburtsdatum/Alter: ....

Gewicht: ....

© Sonntag Verlag Stuttgart 1999
Bogen kann geheftet im Set (20 Stück) vom Verlag bezogen werden.
ISBN 3-87758-207-9

Fragebogen:

Fragen, die vom Tierbesitzer – am besten zu Hause – zu beantworten sind

Worin besteht das Hauptproblem Ihres Tieres?

Gibt es noch weitere Probleme?

Wie gravierend ist jedes einzelne Problem?

Wie lange besteht das Problem / bestehen die Probleme?

Wie oft / in welchen Abständen tritt das Problem / treten die Probleme auf?

In welchem Zeitraum hat sich das Problem / haben sich die Probleme entwickelt?

Die Veränderung trat plötzlich auf:
- nach einem Kampf:
- nach einem Unfall / einer Verletzung:
- nach einer Abwesenheit der Bezugsperson:
- weitere Aussage:

Die Veränderung entwickelte sich über einen längeren Zeitraum:
Schildern Sie kurz die Entwicklung der Veränderung:

Warum ist Ihr Tier verändert?

Der Grund ist bekannt: .... Nennen Sie ihn bitte:

ohne ersichtlichen Grund:

Wie äußert sich das Problem / äußern sich die Probleme?

○ Eher in Ängstlichkeit:
○ Eher in Aggressivität:
○ Eher in Unsauberkeit:
○ Eher mit körperlichen Beschwerden
 (z.B. Durchfall, Erbrechen):
○ Weitere Aussagen:

Wurde das Tier wegen oben genannter Probleme bereits untersucht?

Wenn ja, wo wurde das Tier untersucht, welche Ergebnisse brachten die Untersuchungen?

Wurde das Tier wegen oben genannter Probleme bereits behandelt?

Wenn ja, welche Behandlungen wurden durchgeführt?

Welche Ergebnisse brachten die Behandlungen?

Seit wann haben Sie das Tier?

Bereits als Welpe / Jungtier aufgenommen:
Das Tier war bereits älter: Wie alt?

Woher haben Sie das Tier?

Aus eigener Nachzucht:
direkt vom Züchter:
von Privat:
aus dem Tierheim / aus Tierschutztätigkeit:

Ist bekannt, ob Deckakt und Geburt normal waren, ob ein Kaiserschnitt durchgeführt werden mußte, ob Totgeburten auftraten?

Ist bekannt, wieviele Welpen der Wurf hatte?

Bei Mischlingen: Welche Rassen sind beteiligt?

Wie hat sich das Tier bei Ihnen eingelebt?

- ○ Sehr schnell und problemlos:
- ○ Sehr schwer:
- ○ War allem Neuen gegenüber:
  aufgeschlossen, neugierig:
  ängstlich, zurückhaltend:
- ○ Hat eine besondere Bezugsperson gewählt:
- ○ Ist eher ein Einzelgänger:
- ○ Weitere Aussagen:

Wie ist die Stellung des Tieres in der Familie?

Wer ist die Hauptbezugsperson:
Wem gehorcht das Tier:
Sind Kinder da: Wenn ja, wie alt:
Wer war zuerst da? Kind/-er oder Tier:

Wer füttert das Tier?

Wer spielt mit dem Tier?

Wieviel Erfahrung haben Sie mit Tieren?

○ Mein erstes Tier:
○ Hatte bereits ein Tier / Tiere: Welche:
○ Wie lange halten Sie bereits Tiere:

Angaben zur Haltung von Katzen:

○ reine Wohnungskatze:
○ Freigänger:
○ begrenzter Freilauf:
○ Wieviel Bewegung hat Ihre Katze:
○ Einzeltier / mehrere Tiere im Haushalt:
  wenn ja, welche:
○ Wie lange ist die Katze täglich allein:
○ Einrichtungen für die Katze:
Kratzbaum:
Katzentoilette:
Katzenkorb:
Spielzeug: was:
○ weitere Aussagen:

Angaben zur Haltung von Hunden:

○ Wohnungs-/Haushund:
○ Zwingerhaltung:
○ begrenzter Freilauf (Garten, Hof):
○ Wie lange ist Ihr Hund täglich allein:
○ Einrichtungen für den Hund:
Schlafplatz (wo und was):
Spielzeug: was:
○ Wieviel Auslauf / Bewegung hat Ihr Hund:
○ Weitere Aussagen:

Wird Hundesport betrieben? Wenn ja, in welchem Umfang?

Wie ist das Verhalten des Hundes auf dem Hundeplatz?
- ○ Ist mit Begeisterung dabei:
- ○ hat eine gute Auffassungsgabe:
- ○ muß immer angefeuert und animiert werden:
- ○ verweigert öfters den Gehorsam:
- ○ weitere Aussagen:

Wie ist die Ausdauer des Hundes?

Wird Schutzdienst durchgeführt?
Wenn ja, wie verhält sich der Hund?

Wie ist das Verhalten des Hundes bei Gehorsamsübungen?

Wird an Ausstellungen / Schauen / Leistungswettbewerben teilgenommen?

Verhalten beim Transport:

Verhalten bei der Vorführung:

Wie ist das Verhalten im häuslichen Bereich?
- ○ Bleibt ohne Probleme alleine:
- ○ Kann / will nicht alleine bleiben:
- ○ Zeigt reges Interesse:
- ○ Schläft viel:
- ○ Paßt sich schnell den Gegebenheiten an:
- ○ Kann Veränderungen schlecht verkraften:
- ○ Bellt häufig, auch ohne ersichtlichen Grund:
- ○ Ist schnell erregbar:
- ○ Oft unruhig:
- ○ Reagiert insgesamt ängstlich:
- ○ Sehr verspielt:
- ○ Spielt alleine:
- ○ Mit anderen Tieren:
- ○ Zieht sich schnell zurück:
- ○ Ist schnell beleidigt:
- ○ Weitere Aussagen:

**Leben noch weitere Tiere in der Familie?
Wenn ja, welche:**

Wie verhält sich Ihr Tier den Tieren gegenüber, die noch zur Familie gehören?

- ○ Haben ein sehr enges Verhältnis:
- ○ Kommen gut miteinander klar:
- ○ Andere Tiere werden nicht beachtet:
- ○ Ist eifersüchtig auf andere Tiere:
- ○ Reagiert aggressiv:
- ○ Hat Angst davor:
- ○ weitere Aussagen:

Wie verhält sich Ihr Tier gegenüber fremden Tieren (z.B. beim Spaziergang)?

- ○ Eher neugierig und zur Kontaktaufnahme bereit:
- ○ Eher zurückhaltend, wenn, dann zögernde Kontaktaufnahme:
- ○ Eher ängstlich:
- ○ Eher aggressiv, sträubt Nackenhaare, brummt / faucht:
- ○ Greift diese sofort an:
- ○ Weitere Aussagen:

Wie verhält sich das Tier gegenüber Kindern?

- ○ Freundlich, neugierig:
- ○ Fordert sie zum Spielen auf:
- ○ Werden nicht besonders beachtet:
- ○ Weicht zurück, brummt oder knurrt:
- ○ Ablehnend:
- ○ Verbellt Kinder:
- ○ weitere Aussagen:

Wie verhält sich das Tier in ungewohnten Situationen?

○ Wenn es an der Türglocke läutet:
○ Wenn Besuch kommt:
○ Auf der Straße:
○ Bei Autogeräuschen:
○ Bei fremden Stimmen:
○ Bei fremden Kindern:
○ Bei fremden Artgenossen:
○ Weitere Aussagen:

Wie verhält sich das Tier bei Mißstimmungen in der Familie?

○ Bezieht Partei: Für wen?:
○ Zieht sich zurück:
○ Reagiert nervös / unruhig:
○ Bemerkt bereits aufkeimende Mißstimmungen:
○ Tut so, als ob nichts sei:
○ Weitere Aussagen:

Wie ist das Verhalten bei Gewittern / Silvesterfeuerwerk?

Haben Sie bestimmtes Verhalten bei bestimmten Mondphasen (z.B. Vollmond) festgestellt? Wenn ja, welches?

Besteht Wetterempfindlichkeit? Wenn ja, in welcher Form äußert sich diese?

Wie schätzen Sie persönlich das Wesen Ihres Tieres ein?

○ Freundlich, liebenswert:
○ Läßt alles mit sich machen:
○ Macht alles gerne mit:
○ Paßt sich sehr gut an:
○ Zurückhaltend:
○ Sensibel:
○ Starrsinnig:

- ○ Läßt nichts mit sich machen:
- ○ Ängstlich:
- ○ Unruhig:
- ○ Schnell erregbar:
- ○ Schnell ablenkbar:
- ○ Weitere Aussagen:

Ist bekannt, ob bei Mutter / Vater besondere Verhaltensweisen vorlagen? Wenn ja, welche?

Sind von Eltern, Großeltern, Geschwistern oder Halbgeschwistern häufiger auftretende Erkrankungen bekannt? Wenn ja, welche?

- ○ Allergien:
- ○ Herz-, Kreislauferkrankungen:
- ○ Atemwegserkrankungen:
- ○ Knochenerkrankungen:
- ○ Andere:

Bei weiblichen Tieren:
Wann war die erste Hitze / Rolligkeit?

- ○ Wie lange dauerte sie?
- ○ Kommt sie regelmäßig?
- ○ Tritt Scheinschwangerschaft auf?
- ○ Deckakte: Normaler Deckakt oder traten Probleme auf?
- ○ Verhalten beim Deckakt?:
- ○ Hat das Tier gleich aufgenommen oder mußte nachgedeckt werden?:
- ○ Trächtigkeiten, Geburten:
  Wie viele?   In welchen Abständen?
- ○ Verlauf: Normal:
  Probleme bei der Geburt: Kaiserschnitt:
- ○ Verlief die Säugeperiode normal?:
- ○ Wie war das Verhalten den Welpen gegenüber?:
- ○ Wie verlief die Aufzuchtperiode?:
- ○ Ist das Tier kastriert? Wenn ja, wann wurde der Eingriff durchgeführt?:
- ○ Weitere Aussagen:

Für männliche Tiere:

- ○ Wann traten erste Anzeichen der Geschlechtsreife auf?:
- ○ Sexualtrieb: Normal:
  Eher desinteressiert:
  Überstark?
- ○ Ist das Tier kastriert? Wenn ja, wann wurde der Eingriff durchgeführt?:
- ○ Weitere Aussagen:

Fütterung / Appetit / Freßverhalten / Ausscheidungsverhalten

Was wird gefüttert?

- ○ Nur Fertigfutter (Dosen / trocken / was?):
- ○ Nur Frischfutter (was?):
- ○ Gemischt (was, in welchen Anteilen?):
- ○ Weitere Aussagen:

Wie oft wird am Tag gefüttert?

Wo liegt der Futterplatz? Was befindet sich in der Umgebung des Platzes?

Wie schätzen Sie den Appetit Ihres Tieres ein?

- ○ Insgesamt gut:
- ○ Frißt alles:
- ○ Frißt nur bestimmte Dinge (was?):
- ○ Sehr wechselhaft:
- ○ Insgesamt schlecht:
- ○ Weitere Aussagen:

Wie ist das Freßverhalten des Tieres?

- ○ Gierig, stürzt sich aufs Futter:
- ○ Normal:
- ○ Frißt eher langsam, aber kontinuierlich:

- ○ Frißt in Etappen:
- ○ Neigt zum Erbrechen nach dem Fressen:
- ○ Weitere Aussagen:

Wie ist der Stuhlgang Ihres Tieres?
- ○ Je nach Futter unterschiedlich:
- ○ Immer normal geformt:
- ○ Neigt insgesamt zu Durchfall:
- ○ Neigt insgesamt zu Verstopfung:
- ○ Hat bei Aufregung gerne Durchfall:
- ○ Weitere Aussagen:

Was trinkt Ihr Tier?

Wieviel trinkt Ihr Tier am Tag?

Hat Ihr Tier außer seinem Napf noch andere Trinkquellen (Zimmerbrunnen, Gartenteich, Regentonne etc.)?

Wie ist der Urinabsatz des Tieres, wie häufig setzt Ihr Tier Urin ab?
- ○ Wenige große Pfützen am Tag:
- ○ Setzt häufiger und in kleinen Mengen Urin ab:
- ○ Setzt Urin nur tröpfchenweise ab:
- ○ Weitere Aussagen:

Für Katzen: Wo befindet sich die Katzentoilette?
Was befindet sich in der Umgebung der Katzentoilette?

Leidet Ihr Tier an bestimmten Erkrankungen? Wenn ja, an welchen?

Bekommt Ihr Tier deshalb regelmäßig Medikamente? Wenn ja, welche?

Für Tiere aus dem Tierheim / aus Tierschutztätigkeit

Bei Mischlingen: Welche Rassen sind beteiligt?

Wie lange war das Tier im Tierheim / beim Tierschutz untergebracht?

Sind die Ursachen dafür bekannt?
- ○ Wurde ausgesetzt:
- ○ Wurde aus familiären Gründen abgegeben (»Scheidungswaise«):
- ○ Vorbesitzer verstorben:
- ○ Vorbesitzer kam nicht mit dem Tier zurecht:
- ○ Weitere Aussagen:

Ist über die Haltung beim Vorbesitzer etwas bekannt?
- ○ Im Zwinger:
- ○ Im Haus:
- ○ Mit anderen Tieren:
- ○ Mit Kindern, Erwachsenen:

Ist über das Verhalten beim Vorbesitzer etwas bekannt?

Ist bekannt, ob das Tier gequält, getreten oder geschlagen wurde?

Wie verhielt sich das Tier im Tierheim?
- ○ Wie andere Artgenossen auch:
- ○ Eher ängstlich:
- ○ Eher aggressiv:
- ○ Eher anhänglich:
- ○ Eher scheu:
- ○ Weitere Aussagen:

▷ Der ausgefüllte Fragebogen wird von mir durchgelesen und ausgewertet. Die Auswertung bezieht sich dabei nicht nur auf die Antworten des Tierbesitzers. Anhand der Art und Weise, wie genau oder ungenau der Fragebogen ausgefüllt ist, kann ich schon erkennen, ob der Tierbesitzer eine eher oberflächliche Beziehung zu seinem Tier hat, ob er es genau kennt, inwieweit er in der Lage ist, Veränderungen an seinem Tier zu beurteilen. Absichtlich gibt es auch eine Reihe ähnlicher Fragen bzw. Wiederholungen. Stimmen die Aussagen bei diesen ähnlichen Fragen nicht überein, bzw. ergeben sich Widersprüche, so kann ich davon ausgehen, daß der Besitzer sein Tier nicht sehr gut beobachten kann oder den Fragebogen nur oberflächlich ausgefüllt hat. Ein Beispiel für einen ausgefüllten Fragebogen finden Sie in Abschnitt III: Angewandte Bach-Blütentherapie, Fallbeispiele: 1.4.1 Feline psychogene Alopezie.

▷ Wenn ich die Fragen zunächst einzeln durchgehe, notiere ich mir am rechten Rand des Fragebogens jeweils die Blüten, auf die bestimmte Aussagen des Tierbesitzers besonders zutreffen. Voraussetzung dafür ist, daß man die Blütenbilder sehr gut kennt. Da das ganze Bach-Blüten-System aus 38 Einzelblüten und einer Kombination – der Rescue Remedy – besteht, kann man sich die Blütenbilder in kurzer Zeit aneignen.

▷ Diese Blüten schreibe ich mir dann auf ein Blatt Papier und gehe den Fragebogen nochmals für jede einzelne Blüte durch, das heißt, ich suche, wieviele der vom Tierbesitzer gemachten Aussagen auf jede der bisher gefundenen Blüten noch zutreffen würden. Danach ordne ich nach Prioritäten:

- Blüten für akute Zustände,
- Blüten, die auf die Ursache von Veränderungen einwirken,
- Blüten für die Konstitution eines Patienten.

Wobei nicht immer aus allen drei hier angegebenen Bereichen Blüten benötigt werden.

▷ Erst nach diesen Vorarbeiten bekommt der Besitzer mit seinem Tier einen Termin in der Praxis – möglichst außerhalb der Sprechstunden, damit nicht zu viel Unruhe herrscht. Das Tier wird dann zunächst vollständig klinisch untersucht. Wenn erforderlich, werden dann auch weitergehende Untersuchungen wie Röntgen, Labordiagnostik etc. durchgeführt. Vor und während der klinischen Untersuchung mache ich mir nochmals Notizen auf einem Blatt, das hinterher zum Fragebogen kommt:

Erster Eindruck des Tieres (bei der Vorstellung in der Praxis) auf den Therapeuten:

Körperbau:
zierlich / grobknochig / gedrungen / schwer

Körperhaltung:
aufrecht / unauffällig / geduckt / verkrampft / steif

Ruten-Schwanzstellung:
Schwanz oben / Schwanz eingezogen

Augenausdruck:
unauffällig / Pupillen geweitet / starr

Gesichtsausdruck (Mimik):
Ohrenstellung:
unauffällig / nach oben stehend / angelegt

Verhalten:
○ bleibt ruhig
○ kommt gleich heran
○ kommt zögernd heran
○ sucht sich eine Fluchtmöglickkeit
○ verkriecht sich
○ knurrt / brummt / faucht
○ verbellt
○ weitere Aussagen

Haarkleid:

Pflegezustand:

Ernährungszustand:
normal / mager / adipös

Körperinnentemperatur:

Atmung:

Pulsfrequenz:

Herzfrequenz:

▷ Nachdem diese Untersuchungen alle abgeschlossen sind und ich festgestellt habe, daß eine Bach-Blütentherapie für dieses Tier angezeigt ist, wähle ich die benötigten Blüten aus. Durch die umfangreiche Vorarbeit mit dem Fragebogen dauert das in der Regel nicht länger als 10 – 20 Minuten, so daß der Patientenbesitzer darauf warten kann. Er bekommt dann gleich die Blütenmischung und einen von mir ausgefüllten Bogen »Therapieplan für Patientenbesitzer« mit, der in Kopie beim ausgefüllten Fragebogen abgelegt wird, um ihn bei Rückfragen und Kontrolluntersuchungen zur Hand zu haben.

▷ In besonders schwierigen Fällen, in denen ich einen ausführlichen Behandlungsplan erarbeiten muß, bekommt der Tierbesitzer nach 2-3 Tagen einen Termin, an dem dann die zu treffenden Maßnahmen mit ihm besprochen werden und die verordnete Blütenmischung ausgehändigt wird. Meist ist es in solchen Fällen nötig, zusätzlich zu den Bach-Blüten Elemente aus der Verhaltenstherapie anzuwenden. Wichtig ist es dabei, dem Tierbesitzer genau zu erklären, warum er in einer bestimmten Art und Weise vorgehen soll und auch nachzufragen, ob er das so machen kann. Was nützt es, den Tierbesitzer darauf hinzuweisen, daß er ein Tier, das z.B. ein problematisches Verhalten zeigt, nicht dafür auch noch belohnen darf, wenn er es dann doch tut – sei es aus Unwissenheit oder Mitleid mit seinem Tier. Der Tierbesitzer muß realisieren, wie unvernünftig sein Verhalten ist und daß die Bach-Blüten alleine sein Problem dann auch nicht lösen können. Diese zusätzlichen Anweisungen werden auf jeden Fall schriftlich fixiert. Ein Exemplar bekommt der Patientenbesitzer, ein Exemplar verbleibt beim Fragebogen.

Therapieplan für Patientenbesitzer

Sehr geehrte Frau / sehr geehrter Herr ....

Ihr Tier hat folgendes Problem: ....
....

Um die Therapie Ihres Tieres durchzuführen, sind wir ganz besonders auf Ihre Mithilfe angewiesen. Deshalb erlauben wir uns, Ihnen einige schriftliche Hinweise zu geben.
Auch möchten wir Sie bitten, Ihre Beobachtungen stichpunktartig aufzuschreiben und Ihre Aufzeichnungen zum nächsten Termin mitzubringen.
Vielen Dank für Ihre Mithilfe!

1. Sie sollten folgende Maßnahmen ergreifen:
....
....

2. Wie reagiert Ihr Tier auf die getroffenen Maßnahmen?
○ Besserung   ○ Verschlechterung   ○ Keine Änderung

3. Sie sollten folgende Dinge besonders beobachten:
....
....

4. Aufzeichnung Ihrer weiteren Beobachtungen:
....
....
....

5. Ihr nächster Termin ist am
○ persönlich mit Ihrem Tier   ○ telefonisch

Bezugsquelle des Fragebogens
Sonntag Verlag
Johannes Sonntag Verlagsbuchhandlung GmbH
Steiermärker Str. 3–5, D-70469 Stuttgart
Postfach 30 05 04, D-70445 Stuttgart
Fax (07 11) 89 31-706

▷ In der Regel erfolgt nach 4 Wochen eine *Kontrolluntersuchung,* zu der der Patientenbesitzer seine Aufzeichnungen mitbringen sollte, um zu sehen, was inzwischen erreicht wurde. Gegebenfalls, das heißt, wenn bereits deutliche Veränderungen eingetreten sind, erfolgt nach diesen 4 Wochen auch eine **Neubestimmung der Blütenmischung.**

▷ Bei *chronischen Fällen* kann es durchaus nötig sein, die erste Blütenmischung über einen Zeitraum von **10 bis 12 Wochen** zu verabreichen, da bis dahin noch keine für den Besitzer deutlich sichtbaren Veränderungen des Problems festzustellen sind. Erst dann erfolgt eine Neubestimmung der benötigten Blüten. Jedoch sollten auch hier regelmäßige Kontrollen bzw. Gespräche mit dem Patientenbesitzer durchgeführt werden. Es reicht unter Umständen ein kurzes *Telefongespräch,* um darüber zu entscheiden, ob eine neue Blütenmischung bestimmt werden muß oder ob die bisherige weitergegeben werden soll. Der Inhalt dieser Telefongespräche wird von mir dann kurz notiert und beim Fragebogen abgelegt. So kann ich den Verlauf sehr gut verfolgen und bei während der Behandlung auftretenden Problemen oder Stagnationen die bereits getroffenen Maßnahmen rekapitulieren.

▷ Ist das *Problem gelöst,* weshalb ein Tier Bach-Blüten bekam, werden die Blüten abgesetzt. In vielen Fällen ist eine Behandlung damit dann auch abgeschlossen.

▷ Tritt nach kurzer Zeit ein *Rückfall* ein, können die **Blüten erneut** gegeben werden. In solchen Fällen sollte dann nochmals eine 4 – 8 Wochen dauernde Weiterbehandlung durchgeführt werden. Bevor wir die Blüten dann erneut absetzen, sollte das Tier nochmals eingehend untersucht werden.

▷ Nach meinen Erfahrungen gibt es Tiere, die in *bestimmten Situationen* immer wieder ihre Bach-Blüten brauchen, so z.B. bei Urlaub, Heimweh, Besuch im Haus, Ausstellungen, Wettkämpfen etc.. Es hat sich hervorragend bewährt, die **Blüten** in diesen Fällen bereits **prophylaktisch** einzusetzen, das heißt, der Tierbesitzer sollte bereits einige Tage vor dem zu erwartenden *belastenden* Ereignis die für sein Tier ermittelte Bach-Blütenmischung geben.

3.1.3 Weitere Methoden zur Blütenauswahl

Greiftest

In der Humanheilkunde – besonders bei *Kindern* – wird oft der Greiftest eingesetzt: Vor dem Patienten werden alle Konzentratflaschen ausgebreitet. Er greift mit der linken Hand bei geschlossenen Augen soviele Flaschen heraus wie er meint zu brauchen. Mit dieser Methode werden oft erstaunlich zutreffende Ergebnisse erzielt. Diese Methode scheidet allerdings für die direkte Blütenwahl beim Tier aus. Es wäre denkbar, dafür den *Besitzer als Surrogat* einzuschalten. Mir liegen darüber bisher keine Erfahrungen vor.

Bioenergetische Testverfahren

Dagegen können bioenergetische Testverfahren (z.B. *Biofeldtest nach Schweizer, Biotensor,* und andere) zur Auswahl der Bach-Blüten auch beim Tier eingesetzt werden. Es gibt Verfahren, die *direkt am Tier* angewandt werden und Verfahren, bei denen eine *Blutprobe oder Haare des Tieres* ausgetestet werden, ohne daß das Tier dabei anwesend sein muß. Erste erfolgversprechende Versuche liegen vor. Voraussetzung für den Einsatz derartiger Verfahren ist die Schulung und Übung des Testenden in bioenergetischen Testverfahren und das Wissen um die Grenzen dieser Verfahren.

Kinesiologischer Muskeltest

Mit einem kinesiologischen Muskeltest können ebenfalls Bach-Blüten ausgewählt werden. Um ein Tier zu testen, wird ein sogenannter *Surrogattest* durchgeführt:
Zwischen Tier und Tester wird eine Ersatzperson – in der Regel der Tierbesitzer – als Übermittler geschaltet (SONNENSCHMIDT, WAGNER, 1996). Die kinesiologische Austestung von Bach-Blüten für Tiere wird bisher nur von wenigen Therapeuten durchgeführt, die die Grundlagen der Kinesiologie beherrschen. Auch hier gilt es, sorgfältig die Möglichkeiten und Grenzen der Kinesiologie zu beachten.

RAC

Eine weitere Methode zur Austestung ist der sogenannte RAC – aurikulokardialer Reflex, heute auch als VAS – *vaskuläres autonomes Signal* bezeichnet. Der RAC, auch *Nogier-Reflex* genannt, ist eine *biologische Reflexantwort des Organismus* auf einen Reiz. Dabei handelt es sich um *tast- und meßbare hämodynamische Phänomene*, um eine Antwort eines zuständigen Teiles des ZNS auf einen peripheren Reiz. Heute stellt man sich darunter gewissermaßen ein neuro-vegetatives Verarbeitungs- bzw. Adaptationssignal vor (MASTALIER, 1997). Bei Tierpatienten ist eine *indirekte* RAC-Tastung mit einer Helferin oder dem Tierbesitzer als Surrogat der direkten Tastung am Tier vorzuziehen.
Die meisten dieser weiteren Methoden zur Blütenauswahl erfordern eine zusätzliche Ausbildung in den entsprechenden Verfahren. Deshalb wird hier nicht näher darauf eingegangen.

3.2 Herstellung, Bezug und Haltung der Arzneimittel

Noch heute werden die Bach-Blüten-Konzentrate aus den von EDWARD BACH bestimmten Pflanzenspezies hergestellt und an den von BACH aufgezeichneten Standorten um Sotwell (Großbritannien) herum gesammelt. Bei allen Pflanzen handelt es sich um *wild wachsende Spezies*, die nicht extra zum Zweck der Blütengewinnung kultiviert werden. Für die Herstellung der **»mother tincture«** werden nur sehr geringe Mengen der entsprechenden Blüten gebraucht. In manchen Jahren treten wetterbedingt beim Sammeln der Blüten einer bestimmten Pflanze Probleme auf. Das englische *Bach Centre* verfügt jedoch über Vorräte aus 5 Jahren an den »mother tinctures« aller 38 Blüten (SCHEFFER, 1993).

▷ Diese »mother tinctures« dienen als Grundlage für die Herstellung der Konzentrate – **»stock bottles«**, die man erwerben kann und aus denen man dann die Tropfen zur Anwendung mischt.

Viele Bach-Blüten-Experten sind der Ansicht, daß diese fertig zu kaufenden Blütenessenzen die stärkste Heilkraft aufweisen, da die dazu verwendeten Pflanzen aus dem Gebiet gewonnen werden, in dem EDWARD BACH sein Heilsystem entwickelte und da die Hersteller vor Ort die Erfahrung haben und die nötige Sorgfalt beim Gewinnen der Blütenessenzen anwenden.

EDWARD BACH wies in seinen Schriften jedoch darauf hin, daß *jedermann selbst Blütenessenzen herstellen* und anwenden kann. Für ihn waren Eigenverantwortung für Gesundheit und Wohlbefinden und Hilfe zur Selbsthilfe wichtige Prinzipien.

Allerdings ist es, im Hinblick auf Umwelt- und Artenschutz, nicht wünschenswert, daß Tausende von Menschen auf der Suche nach den entsprechenden Pflanzen Wiesen, Sümpfe und Wälder bevölkern. Zudem ist nicht jeder Mensch Pflanzenexperte und Chemielaborant. Um sich auf das Herstellen eigener Blütenessenzen vorzubereiten, muß man sich eingehend mit den Pflanzen beschäftigen, aus denen sie gewonnen werden. Man muß die entsprechende Art klar gegen verwandte Pflanzen abgrenzen können, was z.B. bei den vielen Weidenarten nicht immer einfach ist. Selbst EDWARD BACH ließ Pflanzen durch Botaniker bestimmen.

Schwierig erscheint es auch, zu beurteilen, ob die *Standortbedingungen* wie z.B. Klima, Niederschlagsmenge, denjenigen an den von EDWARD BACH festgelegten Orten entsprechen. Weiterhin gilt es, für jede Pflanze die *optimale Sammelzeit* zu finden. Erst, wenn die Pflanze in voller Blüte steht, ist der richtige Zeitpunkt zum Sammeln.

EDWARD BACH entwickelte für die Herstellung seiner Blütenessenzen zwei unterschiedliche Verfahren (WEEKS, BULLEN, 1991):
- die Sonnen-Methode
- die Koch-Methode.

Sonnen-Methode

Nach der Sonnen-Methode werden die Essenzen aus folgenden Pflanzen hergestellt:

- Agrimony
- Centaury
- Cerato
- Chicory
- Clematis
- Gentian
- Gorse
- Heather
- Impatiens
- Mimulus
- Oak
- Olive
- Rock Rose
- Rock Water
- Scleranthus
- Vervain
- Vine
- Water Violet
- White Chestnut
- Wild Oat

▷ Für diese Methode der Herstellung eigenen sich nur *voll erblühte Pflanzen in ihrer natürlichen Umgebung*. Wichtig ist am Herstellungstag *strahlender Sonnenschein*, der nicht durch Wolken getrübt wird. Man braucht für die Herstellung weiterhin *gutes, frisches Quellwasser*, eine *saubere Glasschüssel* (am geeignetsten ist Kristallglas) und mehrere fest verschließbare *Braunglasflaschen*.

▷ Bevor man mit dem Sammeln beginnt, stellt man die Kristallglasschüssel in die pralle Sonne und füllt sie mit Quellwasser. Die Blüten der entsprechenden Pflanze sollen vor *neun Uhr* morgens gepflückt werden. Da die Blüten nicht mit den Händen angefaßt werden sollen, benutzt man als *Pflückwerkzeug* ein *grünes Blatt der Pflanze*. Die mit dem Blatt gepflückten Blüten läßt man auf die Wasseroberfläche der Schüssel gleiten. Man pflückt so viele Blüten, daß die Oberfläche der Schüssel damit bedeckt ist.

▷ Nach etwa 3 oder 4 Stunden in der Sonne beginnen die Blüten zu welken. Sie werden wiederum mit Hilfe eines grünen Blattes oder eines Zweiges der entsprechenden Pflanze von der Wasseroberfläche abgenommen. Das *Wasser der Schüssel* wird nun in die mitgebrachten Flaschen gefüllt. Jede Flasche wird nur bis zur Hälfte gefüllt und zu Hause mit einem mindestens *40 %igen Alkohol* aufgefüllt. EDWARD BACH verwendete dafür einen guten *Brandy*. Die so hergestellte konzentrierte Essenz soll fast unbegrenzt haltbar sein. Sie sollte kühl und dunkel aufbewahrt werden.

Koch-Methode

Nach der Koch-Methode werden die Essenzen aus folgenden Pflanzen hergestellt:

- Aspen
- Beech
- Cherry Plum
- Chestnut Bud
- Elm
- Crab Apple
- Holly
- Honeysuckle
- Hornbeam

- Larch
- Mustard
- Pine
- Red Chestnut
- Star of Bethlehem
- Sweet Chestnut
- Walnut
- Wild Rose
- Willow

▷ Mit dieser Methode können Essenzen aus den Blüten hergestellt werden, die blühen, wenn die *Sonne noch nicht ausreichend Kraft hat*. Die *Sonne* sollte am Tag der Herstellung ebenfalls scheinen. Man braucht neben *Quellwasser* und *Flaschen* eine *Feuerstelle* und einen *Topf* oder eine feuerfeste *Glasschüssel*.

▷ Die Blüten werden ebenfalls vor neun Uhr morgens gepflückt. Im Unterschied zur Sonnen-Methode werden diesmal *ganze Zweige mit Blüten und Blättern* gepflückt. Sie sollten in der Länge etwa dem Durchmesser des Topfes entsprechen. Sie werden an Ort und Stelle in den Topf gelegt. Wenn sich etwa *120 g Blüten* im Topf befinden, gießt man ca. *1 Liter Quellwasser* darüber.

▷ Auf einer Feuerstelle läßt man den Topfinhalt etwa eine *halbe Stunde kochen* und danach abkühlen. Der Sud wird nach dem Abkühlen so lange *gefiltert*, bis die Flüssigkeit klar ist. Danach wird die Essenz wieder wie bei der Sonnen-Methode in Glasflaschen gefüllt und mit Alkohol konserviert.

Für die Essenz von **Rock Water** nahm Edward Bach das Wasser einer unberührten Quelle.

3.2.1 Herstellung in der Tierarztpraxis

Wie schon oben erwähnt, könnte jeder Tierarzt seine Blütenessenzen selbst herstellen. Doch die wenigsten haben in ihrer Umgebung alle nötigen Pflanzen, die dazu nötigen Kenntnisse und Zeit.

> So werden in der Tierarztpraxis vor allem **Bach-Blütenmischungen aus den Konzentraten** (stock bottles) hergestellt. Dazu schafft man sich am besten einen kompletten Bach-Blütensatz an, um alle Blüten vorrätig zu haben. Für den Einstieg kann man sich auch die von Fall zu Fall benötigten Konzentrate in einer Apotheke besorgen und sich so nach und nach eine Kollektion aufbauen.

> Daneben benötigt man noch eine Anzahl von 10-, 20-, 30-, 50- und 100-Milliliter-**Braunglasfläschchen** mit einem Pipetten- oder Tropfeinsatz. Die kleineren Fläschchen verwenden wir für Mischungen, die nur kurzzeitig angewandt werden, die größeren für Dauertherapien.

Aus arzneimittelrechtlichen Gründen ist auf den Etiketten der Konzentrate inzwischen ein Verfalldatum angegeben.
▶ Die Haltbarkeit der **Rescue Remedy-Creme** ist so wie bei anderen medizinischen Salben von der *Haltbarkeit der Salbengrundlage* abhängig. Auf der Verpackung ist ein Verfalldatum angegeben.
▶ **Bach-Blüten-Mischungen** sind so lange haltbar wie das zur Mischung verwendete *Wasser-Alkohol-Gemisch*. Ich verwende als Trägersubstanz der Blüten meistens ein Gemisch aus 2/3 Wasser und 1/3 45%igem Alkohol (Brandy, Schnaps, Wodka). Der Alkohol dient zur Konservierung. Nach meinen Erfahrungen ist eine solche Mischung bei sorgfältiger Zubereitung dann ohne weiteres *10-12 Wochen haltbar*. Patientenbesitzern rate ich, sich eine neue Mischung anfertigen zu lassen, sobald sie *Trübungen* und *Ausflockungen* bemerken. In der Regel verwende ich 30 ml-Braunglasflaschen mit Tropfeinrichtung zum Anfertigen von Mischungen. Wird eine verordnete Mischung regelmäßig gegeben, reichen sie für etwa 4 Wochen.
▶ Möchte man für die Konservierung keinen Alkohol verwenden, kann man stattdessen **1/3 Obstessig** zufügen. Jedoch verbessert das, nach meinen Erfahrungen, nicht unbedingt die Akzeptanz beim Tier.
▶ Fügt man einer Blütenmischung *keinen Alkohol* zur Konservierung zu, sollten wir sie im Kühlschrank aufbewahren. Sie sollte dann auch nicht länger als 2-3 Wochen verwendet werden. Treten bereits vorher Trübungen oder Fremdpartikel auf, sollte man die Mischung nicht mehr verwenden.

3.3 Rechtliche Aspekte

Bei der Behandlung mit Bach-Blüten gilt es, wie bei jeder anderen Behandlung eines Tieres, die *tierärztliche Sorgfaltspflicht* walten zu lassen.
Man sollte die Frage, ob es nach wissenschaftlichem Erkenntnisstand für das vorliegende Krankheitsbild, das mit Bach-Blüten behandelt werden soll, nicht eine bewährte *schulmedizinische Therapie* gibt, sehr genau prüfen und den Tierbesitzer entsprechend *aufklären*.
▷ Es hat sich in meiner Praxis bewährt, dem Tierbesitzer die Behandlungsmöglichkeiten, die es für das vorliegende Krankheitsbild gibt, in einfachen Worten zu erläutern und ihn dann in den Entscheidungsprozess für ein bestimmtes Therapieverfahren einzubinden.
Wenn der Tierbesitzer selbst sich für ein bestimmtes Therapieverfahren entschieden hat, engagiert er sich meiner Erfahrung nach mehr für diese Therapie, als wenn er in die Auswahl für die bei seinem Tier angewandte Therapie nicht gefragt wird.

Wichtiger Hinweis:
In der Humanmedizin ist es durchaus üblich, einen Patienten unterschreiben zu lassen, daß er über die Möglichkeiten und Risiken einer bestimmten Behandlungsmethode eingehend aufgeklärt wurde.
▶ Da auch bei den Tierbesitzern die Bereitschaft zunimmt, Prozesse gegen Tierärzte anzustrengen, ist es in Fällen, für die es bewährte schulmedizinische Therapien gibt, wo aber komplementäre Therapieverfahren / Naturheilverfahren angewandt werden sollen oder vom Patientenbesitzer ausdrücklich gewünscht werden, sinnvoll, sich von ihm **unterschreiben** zu lassen, daß er über die Möglichkeiten und Risiken der verschiedenen Behandlungsverfahren *aufgeklärt* wurde und daß er sich für eine naturheilkundliche Behandlung *entschieden* hat.

Sollte nämlich ein Tierbesitzer nach einer Behandlung der Meinung sein, der Tierarzt hätte sein Tier falsch behandelt – ob dies nun den Tatsachen entspricht oder nicht, und verklagt den Tierarzt, so werden von den Richtern, die ja auf diesem Gebiet nicht sachverständig sind, in der Regel Gutachten zur Beurteilung des Falles herangezogen. Die meisten Gutachter sind *Schulmediziner* und orientieren sich bei ihren Gutachten am Stand der anerkannten tiermedizinischen Wissenschaft.

▷ Die **Bach-Blütentherapie** ist ein **wissenschaftlich nicht anerkanntes Therapieverfahren.**

Ein Therapeut, der dieses Therapieverfahren unkritisch und ohne sich in der Diagnostik entsprechend abgesichert zu haben, einsetzt, wird hier rechtlich einen aussichtslosen Stand haben.

3.3.1 Arzneimittelrechtliche Aspekte

▶ Bach-Blüten-Präparate sind **Arzneimittel im Sinne des § 2 Arzneimittelgesetzes.** Darunter versteht man Stoffe und Zubereitungen aus Stoffen, die dazu bestimmt sind, durch Anwendung am oder im menschlichen oder tierischen Körper die Beschaffenheit, den Zustand oder die Funktionen des Körpers oder seelische Zustände zu beeinflussen.

In *Großbritannien* gelten Bach-Blüten-Präparate als verkehrsfähig im Sinne des Gesetzes. Sie sind aufgenommen in die Britische homöopathische Pharmakopoe (entspricht dem Deutschen Homöopathischen Arzneibuch).

◀◀ In *Deutschland* sind Bach-Blüten-Präparate, trotz laufenden Antrages, noch **nicht** zugelassen **(registriert).**

Nach dem Arzneimittelgesetz (§ 21) besteht für Fertigarzneimittel eine grundsätzliche Zulassungspflicht. Jedoch können nach § 21, Abs. 2 Bach-Blüten-Mischungen für Einzeltiere in der tierärztlichen Hausapotheke hergestellt werden, jedoch **nur für Heimtiere.**

Nach der 5. Arzneimittelgesetz-Novelle wird die in § 21, Abs. 2 genannte Ausnahme durch den § 21, Abs. 2a eingeschränkt auf Heimtierarzneimittel, wenn die Ausgangsstoffe nicht bereits für eine Lebensmitteltierart zugelassen sind.

Das bedeutet für uns **Tierärzte** konkret:

> ❶ Bach-Blüten-Mischungen können momentan, außer für Menschen, nur für **Heimtiere** abgegeben werden. Für die Behandlung von **Pferden** muß dem Tierarzt eine *Erklärung des Besitzers* vorliegen, daß das Tier nicht zur *Lebensmittelgewinnung* verwendet werden wird.

> ❷ Die Anwendung beim **Lebensmitteltier** (incl. Pferd, wenn keine entsprechende Erklärung vom Tierbesitzer vorliegt) würde eine Zulassung in Deutschland oder eine bezugnehmende Zulassung für Deutschland im Falle des Bestehens einer Zulassung in einem anderen EG-Land (z.B. Großbritannien) oder eine zentrale Zulassung über Brüssel / London und in jedem Fall die Aufnahme der Ausgangssubstanzen in die Anhänge der Verordnung 2377/90 EWG erfordern.

> ❸ **Bach-Blüten-Präparate für Heimtiere** können nach der 5. AMG-Novelle von jeder **Apotheke ohne Rezept** importiert und abgegeben werden, das heißt, der Tierbesitzer kann sich Bach-Blüten-Präparate direkt aus der Apotheke besorgen.

Da die Anwendung der Bach-Blütentherapie beim Tier noch nicht sehr verbreitet ist und wirtschaftlich nur eine untergeordnete Rolle spielt, ist mit einer Zulassung für lebensmittelliefernde Tiere nach der derzeitigen Gesetzgebung nicht zu rechnen.

▶ Die Bach-Blütentherapie wird nach dem derzeitigen Stand von arzneimittelrechtlicher Seite her eine Therapieform für Heimtiere und für nicht der Lebensmittelgewinnung dienende Tiere bleiben.

II.

Praxis der Bach-Blüten-Therapie

1. Die klassischen Blütenbilder

EDWARD BACHS Beschreibung der Pflanzenheilmittel – seine Blütenbilder – sind allesamt nur auf die *Anwendung am Menschen* bezogen. Daß EDWARD BACH selbst in gewissem Umfang auch *Tiere* behandelt hat, ist nicht überliefert. Einzig ein Fall, in dem BACH ein Pony mit seinen Blütenmitteln behandelte, findet sich in seinen nachgelassenen Originalschriften.
Um nun als Therapeut bei Tieren mit diesen Blüten arbeiten zu können, ist es unerläßlich, die Grundlagen und Ursprünge dieser Therapieform zu kennen. Deshalb werden bei den Blütenbildern auch kurz die *Anwendungsgebiete beim Menschen* beschrieben.
Bei der Übertragung der menschlichen Blütenbilder aufs Tier kann auf eine *Interpretation tierischen Verhaltens* nicht ganz verzichtet werden, wobei zunächst versucht wird, die am Tier selbst feststellbaren oder vom Besitzer erfragbaren Veränderungen darzustellen.

Die einzelnen **Blütenbilder** sind folgendermaßen aufgebaut:
- ❶ Botanischer Steckbrief
- ❷ Originaltexte von EDWARD BACH
- ❸ Charakteristik des Blütenbildes beim Menschen
- ❹ Veränderungen, die man am Tier feststellen kann
- ❺ Ähnliche Blütenbilder
- ❻ Bewährte Kombinationen mit anderen Blüten
- ❼ Wann ist eine Behandlung mit der jeweiligen Blüte angezeigt?

Bei den einzelnen Blütenbildern sind nach dem botanischen Steckbrief und der Blütezeit zunächst die Originaltexte von EDWARD BACH aus *»Die zwölf Heiler und andere Heilmittel«*, Ausgabe von 1936, vorangestellt. Sieht man, wieviel Literatur es inzwischen zur Bach-Blütentherapie gibt, erstaunt es, wie kurz gefaßt diese Originaltexte sind. Danach folgt eine kurz zusammengefaßte Charakteristik des Blütenbildes beim Menschen aus heutiger Sicht, die aus den Schriften von MECHTHILD SCHEFFER zusammengefaßt wurde. Anschließend werden neben den Veränderungen, die man am Tier feststellen kann, ähnliche Blütenbilder, Kombination mit anderen Blüten, die häufiger vorkommen, und Indikationsbereiche beim Tier, erläutert.

1.1 Übersicht nach Gruppen

Bereits EDWARD BACH teilte die Blüten anhand vorherrschender Gemütszustände in **7 verschiedene Gruppen** ein. Diese Gruppeneinteilung hat sich auch für die Anwendung am Tier als sinnvoll erwiesen und wird nachfolgend übernommen. Sie erlaubt es dem Therapeuten, sich einen schnellen Überblick über das Bach-Blütensystem zu verschaffen.

1.1.1 Für jene, die Angst haben

ANGST	
Nr.	Blüte
2	**Aspen,** Espe
20	**Mimulus,** Gefleckte Gauklerblume
6	**Cherry Plum,** Kirschpflaume
26	**Rock Rose,** Gemeines Sonnenröschen
25	**Red Chestnut,** Rote Kastanie

1.1.2 Für jene, die an Unsicherheit leiden

UNSICHERHEIT	
Nr.	Blüte
5	**Cerato,** Bleiwurz
28	**Scleranthus,** Einjähriger Knäuel
36	**Wild Oat,** Waldtrespe
12	**Gentian,** Bitterer Enzian
13	**Gorse,** Stechginster
17	**Hornbeam,** Hainbuche

1.1.3 Für jene, die nicht genügend Interesse an der Gegenwarts-Situation haben

INTERESSELOSIGKEIT AN DER GEGENWART	
Nr.	Blüte
9	**Clematis,** Gemeine Waldrebe
16	**Honeysuckle,** Geißblatt
37	**Wild Rose,** Heckenrose
23	**Olive,** Ölbaum
35	**White Chestnut,** Weiße Kastanie
21	**Mustard,** Ackersenf
7	**Chestnut Bud,** Kastanienknospen

1.1.4 Für jene, die einsam sind

EINSAMKEIT, ISOLATION	
Nr.	Blüte
34	**Water Violet,** Sumpfwasserfeder
18	**Impatiens,** Drüsentragendes Springkraut
14	**Heather,** Heidekraut

1.1.5 Für jene, die überempfindlich gegenüber Einflüssen und Ideen sind

ÜBEREMPFINDLICHKEIT GEGENÜBER EINFLÜSSEN VON AUSSEN	
Nr.	Blüte
1	**Agrimony,** Odermennig
4	**Centaury,** Tausendgüldenkraut
33	**Walnut,** Walnuß
15	**Holly,** Stechpalme

1.1.6 Für jene, die mutlos und verzweifelt sind

MUTLOSIGKEIT UND VERZWEIFLUNG	
Nr.	Blüte
19	**Larch,** Lärche
24	**Pine,** Kiefer
11	**Elm,** Ulme
30	**Sweet Chestnut,** Edelkastanie
29	**Star of Bethlehem,** Doldiger Milchstern
38	**Willow,** Weide
22	**Oak,** Eiche
10	**Crab Apple,** Holzapfel

1.1.7 Für jene, die um das Wohl anderer allzu besorgt sind

ÜBERTREIBUNGEN WILL ZUVIEL	
Nr.	Blüte
3	**Beech,** Buche
8	**Chicory,** Wegwarte
31	**Vervain,** Eisenkraut
32	**Vine,** Weinrebe
27	**Rock Water,** Quellwasser

(Die Zahlen vor den Blüten geben die numerische Reihenfolge von 1–39 an.)

1.1.8 Kombination: Rescue Remedy – Notfalltropfen

▶ Alle Blüten können einzeln miteinander kombiniert werden. Es gibt keine Blüten, die sich nicht miteinander kombinieren lassen.

Bestimmte Blüten werden natürlich häufiger verwendet als andere, einfach deshalb, weil sie bei Problemen eingesetzt werden, die bei unseren Haustieren häufiger vorkommen wie z.B. Angst- Aggressions- oder Dominanzprobleme. Andere Blüten wiederum werden beim Tier eher selten verwendet, weil die hinter dem Blütenbild stehenden Probleme und Seelenzustände beim Tier kaum vorkommen. Feststehende Kombinationen von Blüten für bestimmte Indikationen gibt es nicht, außer einem einzigen Kombinationsmittel, das EDWARD BACH bereits selbst zusammengestellt hat:

(39) RESCUE REMEDY – NOTFALLTROPFEN	
Nr.	Blüte
6	**Cherry Plum**
9	**Clematis**
18	**Impatiens**
26	**Rock Rose**
29	**Star of Bethlehem**

2. Die einzelnen Bach-Blüten

Der besseren Übersicht halber werden die in den 7 Gruppen aufgeführten Blüten nachfolgend alphabetisch vorgestellt.

2.1 Agrimony, Agrimonia eupatoria, Odermennig

Botanischer Steckbrief:
Der Odermennig ist eine unscheinbare, anspruchslose Pflanze, die an Hecken, Wegrändern, Wiesen oder auf Ödland zu finden ist. Er wird 30 – 130 cm hoch, hat einen sich verjüngenden Blattstiel, an dem sich die Knospen vom Boden aus nach oben öffnen und sich fünfblättrige, gelbe Blüten mit 5 – 8 mm Durchmesser an kurzen Stielen enthüllen. Während sich die unteren Blüten bereits zu Früchten entwickelt haben, findet man an der Spitze des Blattstiels noch geschlossene Knospen. Die Stengel sind aufrecht und rauhhaarig, die Blätter unterbrochen-unpaarig gefiedert.
▷ **Blütezeit:** Von Juni bis August.

Edward Bach:
»Für die jovialen, fröhlichen und humorvollen Menschen, die den Frieden lieben und unter Meinungsverschiedenheiten und Streitigkeiten leiden; sie sind bereit, viel aufzugeben, um solche Unannehmlichkeiten zu vermeiden. Obwohl sie im allgemeinen Schwierigkeiten haben und inner- wie äußerlich besorgt und rastlos sind, verbergen sie ihren Kummer hinter einer Maske von Humor und Witz und sind als Freunde und Gesellschafter sehr geschätzt. Häufig greifen sie zu reichlich Alkohol oder Drogen, um sich in Stimmung zu bringen und die Leichtigkeit zu gewinnen, mit der sie ihre Bürde zu tragen gedenken.«

Blütenbild beim Menschen:
Agrimony, die Blüte der Maske, die Blüte der Konfrontationsfähigkeit und Freude hilft Menschen, die ihre Sorgen, quälenden Gedanken und ihre innere Unruhe hinter einer Fassade von Fröhlichkeit und Sorglosigkeit zu verbergen suchen. Diese Menschen gehen Streit aus dem Weg, tun vieles, um Konfrontationen zu vermeiden, bagatellisieren ihre Probleme, versuchen durch Geselligkeit ihren Sorgen zu entfliehen. Sie sind beliebte Gesellschafter, gute Kumpels und die Stimmungsmacher auf jeder Party. Sie neigen jedoch zu Problemen mit Alkohol, Tabletten, Drogen und zu Eßstörungen. Die innere Ruhelosigkeit kann sich körperlich in Symptomen wie Nägelbeißen, an den Haaren zupfen, nervösen Hautirritationen oder nächtlichem Zähneknirschen zeigen.
Bei Kindern und Jugendlichen in der Pubertät wird **Agrimony** oft eingesetzt in Entwicklungsperioden, in denen Phasen innerer Einsamkeit und Traurigkeit durchgemacht werden.

Veränderungen am Tier:

- Bei Tieren kann man feststellen, daß diese auf den ersten Blick immer *fröhlich* und *gutgelaunt* wirken. Sie sind sehr *gesellig* und haben in der Regel keine Probleme beim Umgang mit Artgenossen oder anderen Tieren. Sie *lassen sich leicht* zu Aktivitäten *motivieren*, auch wenn sie krank sind. *Ruhe* und *Frieden* gehen diesen Tieren über alles, bei Disharmonien geraten sie schnell aus dem Gleichgewicht.
- Da sie die ihnen gestellten Aufgaben um alles in der Welt erfüllen wollen, neigen sie zur *Überbelastung*, ohne es sich anmerken zu lassen. Bei diesen Tieren ist man leicht geneigt, Symptome einer Erkrankung zu verharmlosen.
- Wenn man sie genau beobachtet, kann man feststellen, daß sie *innerlich ruhelos* sind – Rinder und Pferde sind innerhalb der Herde dauernd in Bewegung, bei körperlichen Erkrankungen zeigen diese Tiere eher einen erhöhten *Bewegungsdrang*.
- Der *Augenausdruck ist unruhig*.
- Wenn sich diese Tiere unbeobachtet fühlen, lassen sie den *Schwanz hängen*, der Gang wird schlaff, die ganze Körperhaltung erscheint schlapp.
- Wenn sie ruhig liegen müssen, lecken oder nagen sie gerne an den Pfoten und Beinen, reißen sich Haare aus, Vögel knabbern an ihren Federn. Im Schlaf sind sie oft unruhig.

Ähnliche Blütenbilder:		
Nr.	Blüte	Symptome im Vordergrund
4	**Centaury**	Willensschwäche
5	**Cerato**	Unsicherheit
9	**Clematis**	Interesselosigkeit
14	**Heather**	Anhänglichkeit
31	**Vervain**	Hyperaktivität

Bewährte Kombinationen:		
Agrimony	Kombinationsblüte	Indikation – Symptom
Agrimony → **Aspen** (2)		Schüchternheit. Ängstlichkeit
Agrimony → **Cherry Plum** (6)		Bei Tieren, die Emotionen und Triebe laufend unterdrücken, um unkontrollierte Ausbrüche zu vermeiden.
Agrimony → **Crab Apple** (10)		Neigung zu Hautirritationen
Agrimony → **Larch** (19)		Bei lieben, gutmütigen Tieren mit mangelndem Selbstbewußtsein, die sich nichts zutrauen.
Agrimony → **Scleranthus** (28)		Unausgeglichenheit

Wann ist eine Behandlung mit Agrimony angezeigt?

▶ Für **Goldhamster**, die eine sehr ausdrucksarme Mimik besitzen und Einzelgänger sind, ist Agrimony oft einzusetzen wie ein **Konstitutionsmittel** in der Homöopathie.

▶ **Schwarmvögel** wie z.b. Wellensittiche, versuchen fast immer, ein Unwohlsein oder eine Wunde zu verbergen aus Angst, aus der Gruppe ausgeschlossen zu werden. Daher bemerkt man bei diesen Tieren Krankheitssymptome oft erst, wenn sie schon schwer krank sind. Auch hier kann Agrimony als **Konstitutionsmittel in regelmäßigen Abständen** eingesetzt werden.

▶ **Sehr hochgezüchtete Rassetiere** wie z.b. Perserkatzen oder Pekinesen wirken in ihrer eingeschränkten Mimik oft auf den Menschen ganz anders als sie sich wirklich fühlen. Man denke an die bedächtige Ruhe, die Perserkatzen ausstrahlen können. Leidet ein solches Tier dann an Bauchschmerzen oder Verstopfung, fällt dies zunächst gar nicht weiter auf.

▶ Hat man **sehr gesellige, fröhliche Tiere**, denen Ruhe und Harmonie in ihrer Umgebung über alles geht, kann Agrimony bei folgenden Problemen helfen:
  - Ruhelosigkeit, Bewegungsdrang
  - Überbelastung, Überforderung
  - Ablenkbarkeit
  - Nervosität
  - innere Unruhe
  - übertrainierte Tiere, die nun dauernd Fehler machen

▶ Bei folgenden **Erkrankungen** ist, nach entsprechend sorgfältiger Diagnostik und Therapie, Agrimony als **Zusatztherapie** geeignet:
  - bei Neigung zu Hautirritationen, Furunkeln und Abszessen
  - Verkrampfungen
  - Gliederschmerzen
  - Verstopfungen.

2.2 Aspen, Populus tremula, Espe

Botanischer Steckbrief:
Die Espe ist ein sommergrüner, breitkroniger, 10 – 30 m hoher Baum, der in lichten Wäldern, auf Kahlschlägen, Steinhalden und in Steinbrüchen wächst. Die Blätter der Espe haben einen abgeflachten Stiel, der das Zittern bewirkt, sind wechselständig, 3 – 7 cm lang, glatt und unbehaart und haben eine runde Form mit gezackten Rändern. Die Blüten sind unscheinbare 4 – 10 cm lange Kätzchen, eingeschlechtig und zweihäusig verteilt. Die männlichen Blüten sind grau und haben rote Staubbeutel, die – wenn aufgeblüht – voll gelber Pollen sind. Die weiblichen Blüten sind kleiner und grün-grau.
▷ **Blütezeit:** Februar bis Anfang April, vor dem Laubaustrieb.

Edward Bach:
»Vage Ängste vor unbekannten Dingen, die sich nicht begründen oder erklären lassen.
Trotzdem kann der Patient Angst davor haben, daß etwas Schreckliches passiert, ohne zu wissen, was dies sein könnte.
Diese unbestimmten, unerklärlichen Ängste können ihn Tag und Nacht verfolgen.
Die so Leidenden fürchten sich oft, über ihre Nöte zu sprechen.«

Blütenbild beim Menschen:
Aspen, die Ahnungsblüte, die Blüte der Furchtlosigkeit und des Überwindens hilft Menschen, die an unerklärlichen, vagen Ängstlichkeiten und Vorahnungen leiden, die sich im Geheimen vor irgendeinem drohenden Unheil fürchten. Diese Menschen haben grundlos Angstgefühle, ob sie nun allein sind oder unter anderen Menschen. Sie fühlen sich oft unbehaglich, ohne sagen zu können warum. Sie leiden unter Verfolgungsängsten, Angst vor unsichtbaren Mächten, Alpträumen. Sie sind in ihren vagen Ängsten oft so sehr gefangen, daß sie sich nicht trauen, mit anderen Menschen darüber zu sprechen. Ein typisches Beispiel ist das Kind, das nicht alleine bleiben will und nicht im Dunkeln einschläft.

Veränderungen am Tier:

- Tiere sind *schreckhaft* und verhalten sich *ängstlich.* Wer hat nicht schon Tiere erlebt, die ganz *plötzlich zu erstarren scheinen* und *zitternd* mit den Augen etwas Unsichtbares verfolgen? Oder Katzen, die bei jedem Klingeln an der Wohnungstür selbst *aus dem tiefsten Schlaf hochschrecken* und in ihre Fluchtecke verschwinden? Es sind dies Tiere mit einer *vagen Ängstlichkeit,* für die man keinen Grund finden kann.
- Im Laufe der Zeit kann sie sich in einem Maße *steigern,* daß es für Tier und Besitzer gleichermaßen unerträglich wird.

- Müssen diese Tiere einmal *allein bleiben, zittern, heulen* und *jaulen* sie fast ständig oder *zerbeißen* Gegenstände und *zerkratzen* Türen.
- Sie *schlafen unruhig* und *wachen oft* nachts mit ängstlichem Knurren oder Winseln *auf.*
- Katzen neigen dazu, unaufhörlich in einer ganz bestimmten, kläglich klingenden Tonart zu miauen.
- Hunde laufen entweder weg und wollen sich verstecken oder gehen auf den furchteinflößenden Auslöser los *(Angstbeißer).*

Ähnliche Blütenbilder:		
Nr.	Blüte	Symptome im Vordergrund
6	**Cherry Plum**	Plötzliche Temperamentsausbrüche
20	**Mimulus**	Angst vor konkreten Dingen, in konkreten Situationen
24	**Pine**	Unterwürfigkeit
26	**Rock Rose**	Panik
33	**Walnut**	Verunsicherung
35	**White Chestnut**	Unkonzentriertheit

Bewährte Kombinationen:		
Aspen	Kombinationsblüte	Indikation – Symptom
Aspen →	**Gentian** (12) und **Larch** (19)	Hilft, das Selbstvertrauen bei ängstlichen Tieren aufzubauen
Aspen →	**Mimulus** (20)	Ängstlichkeit und konkrete Ängste
Aspen →	**Mimulus** (20) und **Rescue Remedy** (39)	Mischung für extrem starke Angstproblematik
Aspen →	**Rock Rose** (26)	Ängstlichkeit und Panik machen das Tier unberechenbar
Aspen →	**Star of Bethlehem** (29)	Wenn ein Schock Auslöser für die Ängstlichkeit war
Aspen →	**Water Violet** (34)	Für ängstliche Tiere, die dadurch Probleme beim Kontakt mit Artgenossen und Menschen haben

Wann ist eine Behandlung mit Aspen angezeigt?

▶ Aspen kann als **Konstitutionsmittel** bei Tieren eingesetzt werden, die von Geburt an ein ängstliches Naturell zeigen. Es muß sich bei diesen Tieren nicht unbedingt um Angehörige bekanntermaßen **sensibler Rassen** handeln, diese Ängstlichkeit kann auch bei **äußerlich robust erscheinenden Tieren** angeboren oder erworben sein.

▶ Bei den **Hunderassen** sind vor allem die Toy-Rassen betroffen (Chihuahua, Zwergpudel, Yorkshire-Terrier).

▶ Die Aspen-Ängstlichkeit findet man auch bei **Renn- oder Turnierpferden**, da diese ja oft gezwungen werden, Dinge zu tun, die sie nicht freiwillig tun würden (z.B. in eine Startbox gehen). So manches Scheuen und Zittern ist auf Ängstlichkeit zurückzuführen.

▶ Besitzen Tiere eine **ängstliche Grundstimmung**, kann Aspen bei folgenden Problemen helfen:
- Ängstlichkeit
- Nervosität, Unruhe
- Schreckhaftigkeit
- Sensibilität
- Lärmphobie
- Wetterfühligkeit
- Erbrechen beim Autofahren.

▶ Bei folgenden **Erkrankungen** ist, nach entsprechend sorgfältiger Diagnostik und Therapie, Aspen als **Zusatztherapie** angezeigt:
- Durchfall und Blasenschwäche bei Aufregung
- nervöse Herz- und Kreislaufbeschwerden
- chronische Darmerkrankungen.

2.3 Beech, Fagus sylvatica, Buche

Botanischer Steckbrief:

Die Buche ist ein sommergrüner, reichverzweigter, 25 – 30 m hoher Baum mit glatter grauer Rinde, der auf verschiedensten Böden in Reinbeständen oder vergesellschaftet mit Eichen, Tannen und Fichten wächst. Die Blätter sind 2-zeilig angeordnet, 10 – 15 mm lang und gestielt. Die Blattspreite ist elliptisch bis eiförmig, 5 – 10 cm lang, 3 – 7 cm breit, glatt und glänzend. Der Blattrand ist wellig buchtig bis leicht eingekerbt. Die Buche hat unscheinbare Blüten in eingeschlechtigen, hängenden Ständen an jungen Trieben. Die Pflanze ist einhäusig, die männlichen Blüten sind rundlich, bis 2 cm lang gestielt, mit 5- bis 6-teiliger Blütenhülle und 4 – 15 Staubblättern. Die weiblichen Blütenstände sind 2-blütig und sehen aus wie eine rötliche Krone auf einem stacheligen Ast. Die weiblichen Blüten reifen einige Tage vor den männlichen aus, um eine Kreuzbefruchtung von benachbarten Bäumen sicherzustellen.

▷ **Blütezeit:** April bis Mai, bald nachdem sich die Blätter geöffnet haben.

Edward Bach:
»Für jene, die das Bedürfnis haben, in allem, was sie umgibt, besonders das Gute und Schöne zu sehen. Und obwohl vieles offensichtlich falsch ist, haben sie doch die Fähigkeit, das Gute im Innern zu erkennen. So achten sie darauf, toleranter, nachsichtiger und verständnisvoller gegenüber den verschiedenen Weisen zu sein, in denen jeder einzelne und alles sich seiner jeweiligen Vollendung nähert.«

Blütenbild beim Menschen:
Beech, die Blüte des Mitgefühls und der Toleranz, hilft Menschen, die überkritisch, arrogant und intolerant sind und dabei andere ohne jedes Einfühlungsvermögen verurteilen. Die Fehler anderer Menschen fallen ihnen sofort ins Auge, sie können kein Verständnis für die Unzulänglichkeiten anderer Menschen aufbringen, sie reagieren kleinlich, pedantisch und unnachgiebig. Sie sehen immer nur die Schwächen einer Sache, können aber das Positive, das daraus entstehen könnte, nicht wahrnehmen. Das Ausmaß der Irritation steht in keinem Verhältnis zum Anlaß. Diese Menschen sind innerlich gespannt und verhärtet und isolieren sich durch ihre überkritische Haltung von ihren Mitmenschen.
Im Gegensatz zu *Vine (32)*-Typen, die sich durchsetzen wollen, um ihr Dominanzstreben zu verwirklichen und *Rock Water (27)*-Typen, die sich innerlich heraushalten, da es ihnen nur um ihre Eigenliebe geht, wehrt **Beech** innerlich ab, richtet und will unbedingt recht behalten. Dahinter steckt die negative Eigenschaft der Intoleranz.

Veränderungen am Tier:

- Bei Tieren kann man feststellen, daß sie *Artgenossen* grundsätzlich *ablehnen*. Sie gelten als Feinde und werden ohne Vorwarnung angegriffen.
- Auch Menschen gegenüber reagieren diese Tiere mit *Angriffen,* wenn etwas nicht nach ihrem Kopf geht.
- Meist handelt es sich um sehr *selbstbewußte* Tiere, die oft *aggressive Protestreaktionen* wie Beißen, Kratzen, Unsauberkeit, Fellbeißen oder Federrupfen zeigen, wenn ihnen etwas nicht paßt.
- Katzen zeigen einen typischen Gesichtsausdruck: Leicht angelegte Ohren und zusammengekniffene Augen.
- Vögel machen sofort Drohgebärden, beißen, rupfen sich selbst oder andere Vögel.

Ähnliche Blütenbilder:		
Nr.	Blüte	Symptome im Vordergrund
6	**Cherry Plum**	Aggressionen äußern sich in plötzlichen Gefühlsausbrüchen
15	**Holly**	Aggressionen richten sich gezielt gegen ein bestimmtes Tier oder einen bestimmten Menschen
18	**Impatiens**	Ungeduld kann in Aggressivität umschlagen
26	**Rock Rose**	Können vor lauter Panik aggressiv reagieren
28	**Scleranthus**	Plötzliche Stimmungsschwankungen
32	**Vine**	Aggressionen, um ihren Dominanzanspruch durchzusetzen
34	**Water Violet**	Kann aggressiv reagieren, wenn ihm ein Tier oder Mensch zu nahe kommt

Bewährte Kombinationen:		
Beech	Kombinationsblüte	Indikation – Symptom
Beech →	**Crab Apple** (10) und **Holly** (15)	Bei Allergieschüben als Zusatztherapie
Beech →	**Heather** (14)	Um egozentrisches Verhalten zu normalisieren
Beech →	**Larch** (19)	Für Tiere, die wegen mangelndem Selbstbewußtsein alles tolerieren, was Artgenossen und Menschen mit ihnen machen
Beech →	**Vine** (32)	Äußerst dominante Tiere, die grundsätzlich Artgenossen angreifen

Wann ist eine Behandlung mit Beech angezeigt?

▶ **Pferde,** die sich von ihrer Herde isolieren und die, wenn sich ein anderes Pferd zu nahe heranwagt, dieses sofort angreifen, brauchen Beech.
▶ Auch **Katzen,** die auf einmal aus Protest in der Wohnung pinkeln – meist an Stellen, die ihren Besitzern besonders unangenehm sind – wenn ihnen etwas nicht paßt, können mit Beech behandelt werden.
▶ Bei Rassen, die zuchtbedingt ein stark unausgeglichenes Wesen zeigen, wie z.B. **Dackel, Rehpinscher, Siamkatzen, Vollblutpferde,** kann Beech als **Konstitutionsmittel** eingesetzt werden.
▶ Tiere, die **Kontaktschwierigkeiten zu Artgenossen** haben, können mit Bach-Blüten behandelt werden, wenn die Ursache der Kontaktschwierigkeiten nicht bereits in einer mangelnden Sozialisation im Säuglings- und Welpenalter liegt.
▶ Lehnen Tiere ihre Artgenossen ab und haben überdies ein **starkes Selbstbewußtsein,** kann Beech bei folgenden Problemen helfen:
  • Intoleranz
  • übersteigerte Willensstärke
  • Streitsucht
  • Aggressivität gegen Artgenossen und Menschen
  • Protestpinkeln bei Katzen
  • Unsauberkeit
  • Kontaktschwierigkeiten mit Artgenossen
  • Fellbeißen
  • Federrupfen bei Vögeln.
▶ Bei folgenden **Erkrankungen** ist, nach entsprechend sorgfältiger Diagnostik und Therapie, Beech als **Zusatztherapie** angezeigt:
  • Allergien, Hautprobleme
  • Verstopfung
  • Gelenkerkrankungen, Arthrosen.

2.4 Centaury, Centaurium umbellatum, Tausendgüldenkraut

Botanischer Steckbrief:
Das Tausendgüldenkraut ist ein 8 – 50 cm hohes Enziangewächs, das sandige und trockene Böden liebt und deshalb in offenem Grasland, auf Kahlschlägen oder an Waldrändern immer an sonnigen Plätzen zu finden ist. Die Stengel verzweigen sich erst im Blütenstand und sind vierkantig. Die Grundblätter sind rosettig, die Stengelblätter länglich-oval, fünfnervig und kahl. Die fünfblättrigen zartrosa Blüten sitzen auf einer flachen Trugdolde. Jede Blüte öffnet sich in der Sonne vor Mittag einzeln und schließt sich gegen Abend wieder.
  ▷ **Blütezeit:** Juli bis Oktober.

Edward Bach:
»Für jene freundlichen, ruhigen, sanften Menschen, die überängstlich darauf bedacht sind, anderen zu dienen. Bei all ihren Anstrengungen überschätzen sie ihre Kraft.
Sie leben so in ihrem beflissenen Streben, daß sie mehr zu Sklaven als zu willigen Helfern werden. Ihre gute Art verleitet sie, mehr zu tun, als ihre Aufgabe wäre, und dabei könnte ihr eigenes Lebensziel vernachlässigt werden.«

Blütenbild beim Menschen:
Centaury, die Willensblüte, die Blüte der Selbstbestimmung und Selbstverwirklichung kann Menschen helfen, die nicht »nein« sagen können, da sie sehr willensschwach sind. Sie können sich schlecht durchsetzen, sind passiv, willig und fügsam und reagieren eher auf die Wünsche anderer als auf ihre eigenen Bedürfnisse. Sie lassen sich zu Dingen überreden, die sie eigentlich nicht wollen, haben wenig Selbstwertgefühl, wirken leicht ermüdet, blaß und überarbeitet. Sie lassen sich leicht beeinflussen und können so die willenlosen Opfer selbsternannter Sektenführer werden. Kinder sind sehr gutwillig, fügsam und gefällig, wollen immer alles recht machen und versuchen kaum, ihre Grenzen abzustecken.
Im Gegensatz zu *Cerato (5)*, das beeinflußbar ist, weil es seinem eigenen Urteil nicht traut, zu *Clematis (9)*, das beeinflußbar ist, weil es kein Interesse an der Gegenwart hat und zu *Walnut (33)*, das beeinflußbar ist, weil es sich gerade in einer Phase des Wandels befindet, hängt bei **Centaury** die Beeinflußbarkeit mit einem zu schwach ausgeprägten Eigenwillen zusammen.

Veränderungen am Tier:

- Tiere, die Centaury brauchen, sind äußerst *gutmütig, lassen sich* von Artgenossen und Menschen *alles gefallen,* ohne sich zu wehren. Sie sind *überbrav* und *lernwillig,* zeigen oft grundlos *Unterwerfungsgesten.*
- Insgesamt sind diese Tiere eher *passiv* und *schwach,* lassen sich aber von ihrer Bezugsperson bis zur Erschöpfung antreiben.
- Werden sie von anderen Tieren angegriffen, *unterwerfen* sie sich sofort. Auch vom *Futter* lassen sie sich leicht *wegdrängen.*
- Hunde und Pferde lassen sich in ihrem Sport leicht *überfordern,* Arbeitstiere lassen sich bis zur *totalen Erschöpfung antreiben,* Katzen lassen sich von *Kindern herumschleppen.*
- Ein typisches Beispiel sind auch Tiermütter, die ihre Jungen noch saugen lassen, obwohl diese bereits selbständig fressen können und sich von ihnen alles gefallen lassen, anstatt daß sie ihren Nachwuchs in seine Schranken verweisen.

Ähnliche Blütenbilder:		
Nr.	Blüte	Symptome im Vordergrund
5	**Cerato**	Unsicherheit, nicht Willensstärke
9	**Clematis**	Teilnahmslosigkeit und Abwesenheit
12	**Gentian**	Mißtrauen und übervorsichtiges Verhalten
19	**Larch**	Fehlendes Selbstvertrauen
24	**Pine**	Unterwürfigkeit
33	**Walnut**	Verunsicherung durch Veränderung

Bewährte Kombinationen:		
Centaury	Kombinationsblüte	Indikation – Symptom
Centaury →	**Cerato** (5)	Beide Blüten sind oft schwer zu trennen und werden deshalb häufig zusammen in einer Mischung gegeben
Centaury →	**Gentian** (12)	Für willensschwache und gleichzeitig leicht zu entmutigende Tiere
Centaury →	**Larch** (19)	Für willensschwache Tiere, um ein gesundes Selbstvertrauen aufzubauen
Centaury →	**Olive** (23)	Willensschwache Tiere, die sich durch Anspornen zur Arbeit völlig verausgabt haben
Centaury →	**Pine** (24)	Willensschwache, unterwürfige Tiere

Wann ist eine Behandlung mit Centaury angezeigt?

▶ Centaury-Verhalten zeigen oft **junge Tiere** in der Phase, die man beim Menschen als Pubertät bezeichnet. Sie sind überanhänglich, machen alles, was ihnen gesagt wird und versuchen erst gar nicht, Verbote des Halters zu übertreten. Sie machen den Eindruck, als könnten sie sich nicht von ihrer Welpenzeit lösen und sind froh, jemanden zu haben, der ihnen eigene Entscheidungen abnimmt.

▶ Häufig findet man das Blütenbild von Centaury bei **im Hundesport aktiven Hunden** wie z.B. Schäferhunden, Riesenschnauzern, zuweilen auch bei Rottweilern, die sich vor lauter Anhänglichkeit an ihren Herrn völlig überfordern lassen.
▶ Hat man besonders **liebe, gutmütige und duldsame Tiere**, so kann Centaury bei folgenden Zuständen helfen:
- Unterwürfigkeit
- Trennungsangst
- Fixierung auf den Tierhalter
- Unsicherheit
- Labilität
- Konzentrationsschwäche durch Überforderung
- Neigung zu Verletzungen durch Überforderung
- Neigung zu Infektionskrankheiten
- Abwehrsteigerung.
▶ Bei folgenden **Erkrankungen** ist, nach entsprechend sorgfältiger Diagnostik und Therapie, Centaury als **Zusatztherapie** geeignet:
- lang dauernde, zehrende Krankheiten
- häufiger Parasitenbefall
- Abwehrschwäche
- Erschöpfungszustände.

2.5 Cerato, Ceratostigma willmottiana, Bleiwurz

Botanischer Steckbrief:
Die Bleiwurz stammt ursprünglich aus Tibet und wächst dort auf Steingeröll und trockenen, sonnigen Hängen. 1908 wurde sie nach England gebracht und dort viel in Gärten angepflanzt. Sie kommt heute als kleiner bis zu 1 m hoher Strauch auch wild vor. Die Zweige sind kantig und rotbraun, die kleinen, ungestielten, wechselständigen, spitz zulaufenden Blätter sind voll kurzer dichter Härchen. Die hellblauen, tubenförmigen, fünfblättrigen, 10 – 15 cm großen Blüten sitzen auf braunen, stacheligen Deckblättern. Ihre kleinen weißen Staubgefäße ragen aus der Mitte des Blütenstandes hervor.
▷ **Blütezeit:** August bis Anfang Oktober.

Edward Bach:
»Für jene, die an ihrer Fähigkeit zweifeln, Entscheidungen oder Urteile zu fällen.
Sie fragen ständig andere um Rat, und sind oft schlecht beraten.«

Blütenbild beim Menschen:
Cerato, die Blüte der Intuition und inneren Gewißheit, hilft Menschen, die mangelndes Vertrauen in ihre eigene Intuition haben und deshalb immer

andere um Rat fragen müssen. Sie mißtrauen ihrer eigenen Urteilsfähigkeit, reden viel, legen übertriebenen Wert auf die Meinung anderer, haben einen übersteigerten Informationshunger, wobei sie Wissen horten, es aber nicht anwenden. Eine eben getroffene Entscheidung wird im nächsten Moment wieder angezweifelt. Man sucht die Bestätigung durch Autoritäten, neigt dazu, Verhaltensweisen anderer nachzuahmen, legt sehr viel Wert auf Dinge, die gerade »in« sind und läßt sich dadurch oft genug gegen die eigene Überzeugung fehlleiten. Auf andere können diese Menschen leichtgläubig bis einfältig wirken.

Oft tritt das Blütenbild von **Cerato** in Kombination mit den Blütenbildern von *Centaury (4)* und *Scleranthus (28)* auf, so daß eine genaue Abgrenzung nicht immer möglich ist.

Veränderungen am Tier:

- Tiere zeigen ein auffällig *unsicheres Verhalten* gegenüber Artgenossen, *ahmen* deren Verhalten *nach* oder *ordnen sich* ihnen *unter*.
- Oft ist das *Sozialverhalten* zu Artgenossen *gestört*, da die Tiere sehr stark auf den Menschen fixiert sind oder durch zu frühes Absetzen nicht das artgemäße Sozialverhalten entwickeln konnten.
- Diese Tiere können *nicht alleine* bleiben.
- Sie *gehorchen jedem*, der ihnen einen Befehl gibt und *gehen* auch mit *fremden Personen mit*.
- Sie zeigen im Verhalten *kaum Eigeninitiative*, bei Katzen ist das Jagdverhalten oft ungenügend entwickelt.
- Sie schließen sich gerne anderen Tieren an und *imitieren* deren *Verhalten*. Sind keine Artgenossen vorhanden, brauchen sie ständige Ermunterung zu Aktivitäten, sei es durch ihre Bezugsperson, sei es durch Fremde.

Ähnliche Blütenbilder:		
Nr.	Blüte	Symptome im Vordergrund
4	**Centaury**	Diese Tiere sind äußerst gutmütig, aber nicht so extrem abhängig von Gesellschaft
12	**Gentian**	Unsicherheit, weil das Vertrauen zu Artgenossen oder zur Bezugsperson fehlt, mißtrauisch
19	**Larch**	Diese Tiere wirken unsicher, ziehen sich vor Artgenossen jedoch eher zurück als daß sie sie nachahmen
28	**Scleranthus**	Die Tiere sind eher unausgeglichen und neigen zu extremen Stimmungsschwankungen

33	**Walnut**	Die Tiere reagieren unsicher auf Veränderungen in ihrer Umgebung, haben Probleme, sich neuen Gegebenheiten anzupassen

Bewährte Kombinationen:		
Cerato	Kombinationsblüte	Indikation – Symptom
Cerato →	**Centaury** (4), **Larch** (19) und **Scleranthus** (28)	Mischung für Selbstvertrauen, um fehlendes gesundes Selbstvertrauen aufzubauen
Cerato →	**Aspen** (2)	Wenn Tiere nicht allein sein können
Cerato →	**Centaury** (4)	Blütenbilder können sich so ähnlich sein, daß eine Abgrenzung, ob nun beim betreffenden Tier Willensschwäche oder Unsicherheit vorliegt, schwierig ist; im Zweifelsfall verwendet man beide Blüten
Cerato →	**Centaury** (4) und **Scleranthus** (28)	Bei unsicheren, eher willensschwachen Tieren mit plötzlichen Stimmungsschwankungen
Cerato →	**Chestnut Bud** (7)	Bei Tieren mit Ausbildungs-, Lernschwierigkeiten
Cerato →	**Honeysuckle** (16)	Bei Heimwehproblematiken
Cerato →	**Larch** (19)	Extreme Unsicherheit und Unselbständigkeit
Cerato →	**Star of Bethlehem** (29)	Unsicherheit, die unter Umständen durch ein negatives Erlebnis, Schockerlebnis ausgelöst wurde
Cerato →	**Walnut** (33)	Für unsichere Tiere, denen Orts- oder Besitzerwechsel bevorstehen

Wann ist eine Behandlung mit Cerato angezeigt?

▶ Beim **Haustier** ist Cerato eine sehr wichtige Blüte, da der *Domestikationsprozess mit einer Neotenie* – einer Beibehaltung juveniler Verhaltensmuster im Erwachsenenalter einhergeht, wie dies beim Hund beschrieben ist (ZIMEN, 1988). So bleiben die Tiere in ihrem Verhalten kindlich, da sie dadurch mehr Zuwendung bekommen. Ein natürliches Selbstvertrauen und Selbstbewußtsein wird erst gar nicht aufgebaut.

▶ Häufig findet man dieses Verhalten bei Vertretern der **Toy-Rassen** (z.B. Chihuahua, Zwergpudel, Yorkshire-Terrier, Rehpinscher).

▶ Hunde lassen sich nicht für bestimmte Aufgaben, die ein gewisses Maß an Eigeninitiative erfordern, ausbilden wie z.B. als Hütehunde, als Jagdhunde.

▶ Katzen fehlt der sonst sehr stark vorhandene Jagdtrieb oder er ist stark verkümmert.

▶ **Handaufgezogene Vögel** in Einzelhaltung, die bereits schwere Verhaltensstörungen entwickelt haben, können nicht alleine bleiben, sträuben das Gefieder, lassen die Flügel hängen und machen einen verschüchterten Eindruck, wenn keine Bezugsperson da ist. Solche Vögel mit Artgenossen zu vergesellschaften, ist enorm schwierig und es dauert sehr lange, bis sie Kontakte aufnehmen.

▶ Liegt die **Neotenie** in extremer Form vor, kann Cerato – gegebenenfalls zusammen mit einer dem Problem entsprechenden Verhaltenstherapie – bei folgenden Problemen helfen:
- Abhängigkeit vom Tierhalter
- Unsicherheit
- Unentschlossenheit
- gestörtes Sozialverhalten gegenüber Artgenossen
- Tiere können nicht alleine bleiben, reagieren darauf mit Bellen, Winseln oder Zerstören von Gegenständen
- Zerstörungswut
- Heimweh bei Urlaub des Tierbesitzers
- Entwicklungsstörungen bei der Sozialisation
- fehlende Eigeninitiative.

▶ Bei folgenden **Erkrankungen** ist, nach entsprechend sorgfältiger Diagnostik und Therapie, Cerato als **Zusatztherapie** geeignet:
- Tumoren
- Zahnwechsel
- Fettsucht, Übergewicht.

2.6 Cherry Plum, Prunus cerasifera, Kirschpflaume

Botanischer Steckbrief:
Die Kirschpflaume ist ein 6 – 8 m hoher, breitkroniger Baum mit glatten, mattbraunen, gelegentlich dornigen Zweigen und wurde ursprünglich aus dem Balkan eingeführt. Die Kirschpflaume eignet sich gut zur Heckenpflanzung als Windschutz um Obstplantagen in England. Die Blätter sind oval, 2 – 3 cm groß, gezackt und leuchtend grün. Die reinweißen, fünfblättrigen, ca. 2 cm großen Blüten haben zahlreiche hervorstehende, gelbe Staubgefäße. Sie ähneln den Blüten von Schlehe und Weißdorn.

▷ **Blütezeit:** Ende Februar bis Anfang April, vor dem Laubausbruch.

Edward Bach:
»Furcht, den Verstand zu verlieren oder daß man gefürchtete, schreckliche Dinge tun könnte, die man nicht will und als falsch erkennt, während man trotzdem den Impuls spürt, sie zu tun.«

Blütenbild beim Menschen:
Cherry Plum, die Blüte der Offenheit und Gelassenheit, ist beim Menschen bei Angst vor seelischen Kurzschlußhandlungen und unbeherrschten Temperamentsausbrüchen angezeigt. Diese Menschen fürchten, die Selbstkontrolle zu verlieren, sie sind bis zum Äußersten angespannt, stehen kurz vor einem Nervenzusammenbruch. Sie leiden unter extremen inneren Spannungen, neigen zu plötzlichen unkontrollierten Wutausbrüchen. Entgegen ihrer sonst normalen Veranlagung können bei ihnen auf einmal gewalttätige Impulse hochkommen, die sie zu unterdrücken versuchen. Sie haben das Gefühl, auf einem Pulverfaß zu sitzen. Diese Situation kann in Zwangsvorstellungen, Wahnideen und unter Umständen in Selbstmordgedanken gipfeln. Diese extreme innere Anspannung kann sich in zwanghaftem Hin- und Hergehen oder zwanghafter Selbstbeobachtung äußern. Im Gegensatz zum Angstzustand bei *Rock Rose (26),* wo extreme Angstgefühle in ganz konkreten Situationen auftreten, lassen sich Menschen, die **Cherry Plum** benötigen, äußerlich möglichst wenig anmerken.

Veränderungen am Tier:

- Tiere, die Cherry Plum brauchen, kann man an ihren *Augen* erkennen. Diese sind *weit geöffnet,* erscheinen *starr* und zeigen beim Einfall von Licht nur einen *verzögerten Pupillenreflex,* obwohl keine Augenerkrankung vorliegt.
- Diese Tiere können von der übrigen Körperhaltung und Mimik durchaus *noch ruhig wirken,* bevor sie »ausrasten«. Es sind z.B. die Katzen, die etwas geduckt auf dem Untersuchungstisch sitzen und dann ohne Vorwarnung selbst ihre Besitzer angreifen.

- Diese Tiere zeigen oft *permanent Unruhe*, Hunde *hecheln stark*.
- Beruhigendes Zureden verschlimmert den Zustand eher, bis er sich in einem *Anfall von Aggressivität entlädt*. Während dieses Anfalles sind die Tiere nicht ansprechbar und eine Gefahr auch für die Bezugsperson.

Ähnliche Blütenbilder:		
Nr.	Blüte	Symptome im Vordergrund
2	**Aspen**	Allgemeine Ängstlichkeit, die auch einmal zu aggressivem Verhalten führen kann
15	**Holly**	Aggressionen sind gegen bestimmte Dinge, Tiere oder Menschen gerichtet
18	**Impatiens**	Innere Anspannung kann sich in Aggressionen entladen
26	**Rock Rose**	Aggressionen, bedingt durch Panik in bestimmten Situationen
28	**Scleranthus**	Fehlende innere Ausgeglichenheit kann sich in Aggressionen entladen
32	**Vine**	Aggressionen, um Dominanzanspruch durchzusetzen

Bewährte Kombinationen:		
Cherry Plum	Kombinationsblüte	Indikation – Symptom
Cherry Plum →	**Clematis** (9), **Impatiens** (18), **Rock Rose** (26) und **Star of Bethlehem** (29)	Ergeben zusammen die **Rescue Remedy** (39), das einzige von Edward Bach selbst entwickelte fixe Kombinationsmittel in der Bach-Blüten-Therapie
Cherry Plum →	**Aspen** (2)	Allgemeine Ängstlichkeit zusammen mit der Neigung zu Überreaktionen, unkontrollierten Ausbrüchen
Cherry Plum →	**Beech** (3)	Starke innere Spannungen, gepaart mit Aggressionen gegen Artgenossen, Unverträglichkeit mit anderen Tieren
Cherry Plum →	**Holly** (15)	Tiere, die innerlich unter Spannungen stehen und zu Eifersucht, Aggressionen neigen

Cherry Plum → **Rock Rose** (26)	Für Tiere, die zu unkontrollierten Ausbrüchen neigen, in Paniksituationen
Cherry Plum → **Scleranthus** (28)	Unausgeglichenheit mit Neigung zu extremen Reaktionen, unkontrollierten Temperamentsausbrüchen

Wann ist eine Behandlung mit Cherry Plum angezeigt?

- In der Zucht **sehr hochstehende Rassen**, seien es Pferde, Hunde oder Katzen, neigen oft zu inneren Spannungszuständen, die durch **Cherry Plum** behandelt werden können. Denn durch Zuchtdepression ist ein Teil des instinktiven Verhaltens verloren gegangen, wie dies von ZIMEN (1988) gezeigt werden konnte.
- Besonders gefährlich kann dieses Verhalten bei **großen Hunderassen** wie z.B. Doggen, Rottweilern oder Schäferhunden werden, wo man vor einer Behandlung zusätzlich Maßnahmen ergreifen lassen sollte, daß während eines unkontrollierten Temperamentsausbruches niemand zu Schaden kommt.
- Bei **Vögeln** kann sich dieser Zustand in übergroßer Angst und Nervosität äußern, die dann durch aggressives Verhalten kompensiert wird. Die Vögel schwanken permanent zwischen Flucht und Angriff.
- **Cherry Plum** ist seltener als Einzelblüte angezeigt, häufiger wird es in der Kombination mit *Clematis (9), Impatiens (18), Rock Rose (26)* und *Star of Bethlehem (29)* in Form der **Rescue Remedy (39)** eingesetzt.
- Neigt ein Tier zu **unkontrollierten Reaktionen,** kann Cherry Plum bei folgenden Problemen helfen:
  - Angespanntheit
  - Unbeherrschtheit
  - Unruhe
  - unkontrollierte Temperamentsausbrüche, überschießende Reaktionen
  - zwanghaftes Verhalten
  - Neurosen
  - Hysterie
  - Angstbeißer.
- Bei folgenden **Erkrankungen** ist, nach entsprechend sorgfältiger Diagnostik und Therapie, Cherry Plum als **Zusatztherapie** geeignet:
  - Magenkrämpfe
  - Muskelverspannungen
  - epileptische Anfälle: Gabe während des Anfalls.

2.7 Chestnut Bud, Aesculus hippocastanum, Kastanienknospen

Botanischer Steckbrief:
Kastanienknospen stammen von Roßkastanienbäumen (siehe unter 2.35. *White Chestnut*). Verwendet werden die Knospen, die paarweise entlang den Zweigen angeordnet sind. Zehn bis sechzehn braune, ledrige Schuppen, die einander wie Dachziegel überlappen und mit Harz verklebt sind, schützen den in der Knospe verborgenen Blütentrieb und die winzigen, mit dichtem weißem Filz bedeckten Blättchen.
▷ **Blütezeit:** je nach Entwicklung der Vegetation, in der Regel Anfang April.

Edward Bach:
»Für jene, die aus ihren Erfahrungen und Beobachtungen nicht genügend zu lernen scheinen und länger als andere brauchen, um die Lektionen des täglichen Lebens zu begreifen.
Während bei manchen Menschen eine einzige Erfahrung genügt, ist es für diese notwendig, mehrere zu erleben, bis sie die notwendige Lektion gelernt haben.
So sehen sie sich zu ihrem eigenen Bedauern gezwungen, bei verschiedenen Gelegenheiten den gleichen Fehler zu wiederholen, während ein Mal genügt hätte, oder die Beobachtung anderer ihnen diesen Fehler ersparen könnte.«

Blütenbild beim Menschen:
Chestnut Bud, die Blüte des Lernens, des Sichweiterentwickelns und des Wachstums hilft Menschen, die dazu neigen, immer die gleichen Fehler zu machen, weil sie nicht in der Lage sind, ihre Erfahrungen wirklich zu verarbeiten und daraus entsprechend zu lernen. Diese Menschen geraten immer wieder in die gleichen Schwierigkeiten, scheinen im Leben nur sehr langsam etwas dazu zu lernen, stürzen sich lieber gleich in neue Erfahrungen, anstatt die gemachten entsprechend zu verarbeiten. Sie wirken auf andere Menschen sorglos bis naiv, sind langsame Lerner, bleiben unter Umständen als Kinder und Jugendliche in ihrer Entwicklung zurück und neigen zu regelmäßig und periodisch auftretenden körperlichen Krankheitserscheinungen wie z.B. Migräne-Anfälle, Akne-Schübe. Häufig ist **Chestnut Bud** bei der Behandlung von Kindern angezeigt, die in ihrer Entwicklung gegenüber Altersgenossen zurückgeblieben sind.

Veränderungen am Tier:

- Bei Tieren kann man feststellen, daß diese *ruhelos* und *unaufmerksam* wirken und eher *ungelehrig* sind.

- Sie machen immer wieder die *gleichen Fehler* und scheinen nicht in der Lage zu sein, *Konsequenzen* daraus *zu ziehen*.
- Sie neigen zu *Unsauberkeit* und zu *Unterwürfigkeit*, wenn sie etwas zum wiederholten Male falsch gemacht haben.
- Diese *Unkonzentriertheit* findet man oft bei jungen Tieren, die ja viele Dinge im Zusammenleben mit dem Menschen erst lernen müssen – so z.b. bei Welpen, die mit der Stubenreinheit Probleme haben.
- Auch bei Tieren, die im Hunde- oder Pferdesport eingesetzt werden, kann man feststellen, daß Pferde immer wieder vor dem gleichen Hindernis scheuen, Hunde immer wieder bei derselben Übung Probleme haben.

Ähnliche Blütenbilder:		
Nr.	Blüte	Symptome im Vordergrund
5	**Cerato**	Unkonzentriert, weil unsicher und unschlüssig
9	**Clematis**	Unkonzentriert, weil teilnahmslos und abwesend
11	**Elm**	Unkonzentriert, weil erschöpft und überfordert
16	**Honeysuckle**	Unkonzentriert, weil mit den Gedanken in der Vergangenheit
23	**Olive**	Unkonzentriert, weil körperlich und seelisch vollkommen ausgelaugt
28	**Scleranthus**	Unkonzentriert durch fehlende innere Ausgeglichenheit
35	**White Chestnut**	Unkonzentriert, weil unausgeglichen und innerlich angespannt
36	**Wild Oat**	Unkonzentriert, weil unzufrieden, gelangweilt und unterfordert

Bewährte Kombinationen:

Chestnut Bud	Kombinationsblüte	Indikation – Symptom
Chestnut Bud → **Aspen** (2)		Bei Schreckhaftigkeit, wenn ein Tier z.B. vor harmlosen Geräuschen, die es inzwischen kennt, immer wieder erschrickt
Chestnut Bud → **Clematis** (9)		Bei »vergeßlichen« Tieren, die angelernte Lektionen immer wieder zeitweise nicht mehr können
Chestnut Bud → **Gentian** (12)		Tiere lassen sich entmutigen, weil sie immer wieder die gleichen Dinge falsch machen in Erziehung oder Ausbildung
Chestnut Bud → **Honeysuckle** (16)		Lernprobleme bei Welpen aufgrund von Heimweh nach der Mutter
Chestnut Bud → **White Chestnut** (35)		Um zwanghafte Verhaltensweisen zu beeinflussen

Wann ist eine Behandlung mit Chestnut Bud angezeigt?

▶ Bei **weiblichen Zuchttieren**, die immer wieder die gleichen Probleme beim *Deckakt* haben, kann Chestnut Bud prophylaktisch gegeben werden. Sowohl weibliche wie auch männliche Tiere stellen sich beim Deckakt ungeschickt an – oft aus mangelnder Erfahrung. Ihnen kann mit Chestnut Bud geholfen werden.
▶ **Tiermütter**, die bei jeder Geburt die gleichen Schwierigkeiten haben, ihre Jungtiere nicht annahmen oder erdrückt haben, können prophylaktisch mit Chestnut Bud behandelt werden.
▶ **Katzen**, die als sehr reinliche Tiere bekannt sind, »vergessen« immer wieder, daß sie für ihre Ausscheidungen das Katzenklo benutzen sollen.
▶ Bei sonst sehr lernbereiten Vögeln wie **Papageien** oder **Starenvögeln**, fällt auf, daß sie schlecht fliegen und landen, leicht die Orientierung verlieren und sich laufend an die Gitter ihres Käfigs klammern.
▶ Neigen Tiere dazu, immer wieder die **gleichen Fehler zu machen**, so kann Chestnut Bud bei folgenden Problemen helfen:
  • Unkonzentriertheit
  • Unaufmerksamkeit

- Ungelehrigkeit
- Lernschwierigkeiten
- Unsauberkeit
- Stupidität.

▶ Bei folgenden **Erkrankungen** ist, nach entsprechend sorgfältiger Diagnostik und Therapie, Chestnut Bud als **Zusatztherapie** geeignet:
- periodisch auftretende körperliche Krankheiten wie z.B. Conjunctivitiden, Muskelkrämpfe, Koliken und Atemwegserkrankungen bei Pferden
- Neigung zu chronischen Erkrankungen
- Epilepsie
- Fruchtbarkeitsprobleme.

2.8 Chicory, Cichorium intybus, Wegwarte

Botanischer Steckbrief:
Die Gemeine Wegwarte oder Wilde Zichorie ist ein ca. 30-130 cm hoher, in Deutschland sehr häufig vorkommender Korbblütler, den man an Wegrändern, auf Schuttplätzen, auf Bahnschotter, seltener auf oder an Äckern und Wiesen findet. Die stark ästigen, behaarten Stengel wachsen aus einer Pfahlwurzel geknickt und sparrig in die Höhe. Die unteren Blätter sind schrotsägeförmig, die oberen länglich und stengelumfassend und ebenfalls behaart. Die zusammengesetzten, 2,5 - 4 cm großen, tiefblauen Blüten sind in großen Körbchen angeordnet. Auf sauren Böden oder nach einem Regen können die Blüten blaßblau bis rosa erscheinen – abhängig vom Säuregehalt des Bodens oder des Regens. Die Blüten, von denen sich nie alle auf einmal entfalten, öffnen sich frühmorgens und schließen sich um die Mittagszeit wieder.
▷ **Blütezeit:** Juli bis September.

Edward Bach:
»Für jene, die sich sehr um das Wohl und die Bedürfnisse anderer Menschen bekümmern und dazu neigen, sich zu sehr um Kinder, Angehörige, Freunde etc. zu sorgen, bei denen sie immer etwas finden, das sie in Ordnung zu bringen hätten. Sie sind ständig dabei, besser zu machen, was sie meinen, korrigieren zu müssen, und fühlen sich dabei wohl. Sie haben den innigen Wunsch, daß jene, um die sie sich kümmern, in ihrer Nähe sind.«

Blütenbild beim Menschen:
Chicory, die Taktikblüte, die Blüte der selbstlosen Liebe und Mütterlichkeit, hilft Menschen mit einer besitzergreifenden Persönlichkeitshaltung, die sich übermäßig einmischen und immer manipulieren möchten. Sie erwarten von ihrer Umgebung volle Zuwendung und brechen in Selbstmitleid aus, wenn sie ihren Willen nicht bekommen. Sie sind selbst- und herrsch-

süchtig, dabei aber überfürsorglich. Sie manipulieren und taktieren, um ihren Willen durchzusetzen oder Einfluß geltend zu machen. Stehen diese Menschen einmal nicht im Mittelpunkt, so fühlen sie sich leicht zurückgesetzt, sind beleidigt und ergehen sich in Selbstmitleid.

Häufig findet man dieses Blütenbild bei Kindern und Müttern. Die Kinder wollen immer im Mittelpunkt stehen und setzen dafür ihr ganzes Repertoire an Tricks ein, das sie beherrschen. Die Mütter haben eine starke Erwartungshaltung, sie drängen ihrer Familie ihre Hilfe auf und erwarten dafür dann auch die entsprechende Dankbarkeit.

Veränderungen am Tier:

- Auch bei Tieren kann man feststellen, daß diese ständig *im Mittelpunkt stehen* wollen und *sehr selbstbewußt* sind.
- Sie verhalten sich *übertrieben fordernd* und *aufdringlich*, *erwarten* von ihrer Umgebung immer *volle Zuwendung* und *Aufmerksamkeit* und reagieren mit allen möglichen Untugenden, wenn sie diese nicht bekommen.
- Sie versuchen mit *Lauten* – viele sogenannte »Kläffer« tun dies nur, um beachtet zu werden – oder durch ständiges *Kratzen* und *Lecken* auf sich aufmerksam zu machen.
- Bei Krankheiten sind sie extrem *wehleidig* und neigen zur *Übertreibung ihrer Beschwerden*.

Ähnliche Blütenbilder:

Nr.	Blüte	Symptome im Vordergrund
4	**Centaury**	Extrem gutmütige Tiere ohne eigenen Willen
5	**Cerato**	Anhänglich, weil unsicher, abhängig vom Tierhalter
14	**Heather**	Selbstbezogen, überanhänglich eher aus Unsicherheit, oft von **Chicory** nicht zu trennen
15	**Holly**	Drängt sich aus Eifersucht in den Vordergrund
25	**Red Chestnut**	Übertriebene Anhänglichkeit an eine Person oder ein anderes Tier, überfürsorglich
31	**Vervain**	Überaktivität
32	**Vine**	Anhänglichkeit, um Dominanzanspruch durchzusetzen

Bewährte Kombinationen:		
Chicory	Kombinationsblüte	Indikation – Symptom
Chicory →	Heather (14)	Beide Blüten sind oft nicht gegeneinander abzugrenzen; Tiere wollen immer im Mittelpunkt stehen, Tiere, die **Heather** brauchen, haben wenig Selbstbewußtsein, Tiere, die **Chicory** brauchen, sind sehr selbstbewußt
Chicory →	Holly (15)	Bei Muttertieren, die ihre Jungtiere übermäßig bewachen und zu aggressiven Reaktionen neigen
Chicory →	Mimulus (20)	Tiere drängen sich aus Angst vor bestimmten Situationen und Dingen in den Mittelpunkt
Chicory →	Oak (22)	Zwanghaft und hartnäckig aufdringliche Tiere
Chicory →	Red Chestnut (25)	Überanhängliche, selbstbewußte und gleichzeitig überfürsorgliche Tiere

Wann ist eine Behandlung mit Chicory angezeigt?

▶ Das Blütenbild von Chicory – meist zusammen mit **Heather** – findet man oft bei den sogenannten **Schoßhunden** wie Pekinesen, Pudel, Yorkshire Terrier. Diese besitzen oft ein erstaunliches Selbstbewußtsein, können es aber nicht aushalten, wenn sie nicht im Mittelpunkt des Geschehens sind. Mit allen Tricks versuchen sie dann, sich »in Szene« zu setzen.

▶ Der bei vielen **Hunderüden** völlig *übersteigerte Schutztrieb*, der gerade bei großen Hunderassen eine Gefahr für die Umwelt darstellen kann, läßt sich durch eine langfristig und konsequent durchgeführte Therapie mit Chicory normalisieren.

▶ **Vögel,** die Chicory brauchen, zeigen Zerstörungswut, sind extrem futterneidisch und können gegenüber anderen Vögeln aggressiv reagieren.

▶ Auch bei **Jungtieren,** die ständig Aufmerksamkeit fordern, ist Chicory angezeigt, ebenso bei **Tiermüttern,** die ihre Jungen überfürsorglich bewachen.

▶ Haben Tiere das Bedürfnis nach **ständiger Beachtung**, so kann Chicory bei folgenden Problemen helfen:
- übertriebene Fürsorge
- übersteigerter Schutztrieb
- Protestreaktionen
- dauerndes Gekläffe, Gewinsel, Miauen, Schreien bei Vögeln
- Zerstörungswut
- Aufdringlichkeit
- Untugenden wie Kratzen an Möbeln, Tapeten
- Wehleidigkeit.

▶ Bei folgenden **Erkrankungen** ist, nach entsprechend sorgfältiger Diagnostik und Therapie, Chicory als **Zusatztherapie** geeignet:
- Stoffwechselstörungen
- chronische Magen- und Darmerkrankungen
- degenerative Gelenkerkrankungen
- Herzerkrankungen
- chronische Lungenerkrankungen, chronisch obstruktive Bronchitis.

2.9 Clematis, Clematis vitalba, Gemeine Waldrebe

Botanischer Steckbrief:
Die Gemeine Waldrebe ist eine einjährige Pflanze und wächst in Auwäldern, an Waldrändern, Gebüschen, Trockenwäldern. Sie bildet bis zu 30 m lange Stiele, die sich wie Kletterpflanzen um Bäume schlingen, obwohl sie keine Ranken haben. Die Blätter sind gegenständig und gefiedert, 15 – 20 cm lang und spitz zulaufend. Die Blüten sitzen in blattachsel- und endständigen Trugdolden, bestehend aus 4-5 Kelchblättern und zahlreichen stark hervorstehenden Staubgefäßen. Sie sind innen weiß und außen bis auf einen weißen Randstreifen grünlich-gelb.
▷ **Blütezeit:** Juni bis September.

Edward Bach:
»Für jene, die verträumt, schläfrig, nicht ganz wach sind und kein großes Interesse am Leben haben. Ruhige Menschen, die nicht ganz froh mit den gegenwärtigen Umständen sind und mehr in der Zukunft als im Jetzt leben; sie leben ihre Hoffnungen auf glücklichere Zeiten, in denen ihre Ideale wahr werden könnten. Im Krankheitsfalle machen manche von ihnen sich kaum oder gar keine Mühe, wieder gesund zu werden, und einige Fälle scheinen sich sogar auf den Tod zu freuen, in Erwartung besserer Zeiten – oder vielleicht in der Hoffnung, jemandem wiederzubegegnen, den sie durch den Tod verloren hatten.«

Blütenbild beim Menschen:
Clematis, die Tagträumer- und Idealismusblüte, hilft Menschen, die versuchen, der Realität zu entkommen und sich dafür in eigene phantasievolle Vorstellungswelten zurückziehen. Es sind die Tagträumer, die mit ihren Gedanken immer abwesend sind und wenig Aufmerksamkeit für die Dinge zeigen, die um sie herum vorgehen. Phantasie und Realität können oft nicht mehr unterschieden werden. Diese Menschen haben einen typischen Blick, der aus der Ferne zu kommen scheint. Sie wirken verträumt, verschlafen, zeigen kaum Emotionen, brauchen viel Schlaf, so daß sie jederzeit einnicken können, leiden unter Umständen unter Seh- und Hörstörungen und zeigen eine Neigung zur Ohnmacht. Sie haben einen schwachen Selbsterhaltungstrieb, so daß sie im Krankheitsfall wenig Antrieb haben, wieder gesund zu werden.

Veränderungen am Tier:

- Bei Tieren, die Clematis brauchen, kann man ebenfalls eine gewisse *Interesselosigkeit* an ihrer Umgebung feststellen, die bis zur *Apathie* gehen kann. Diese Tiere bewegen sich *langsam,* sind *träge, schlafen viel,* sie *verhalten* sich so *unauffällig,* daß man sie glatt vergessen könnte.
- Weckt man sie, so scheinen sie aus einer anderen Welt zu kommen.
- Wenn man diese Tiere *ruft, kommen* sie *nicht,* sind kaum zu Aktivitäten zu motivieren; sie wollen in Ruhe gelassen werden.
- Dieses Verhalten kann aber auch als *Fluchtreaktion* des Tieres vor unzureichenden Haltungsbedingungen auftreten wie z.B. bei Pferden in Einzelboxen, die keinen Kontakt zu Artgenossen haben, oder Hunden, die zweimal am Tag kurz Gassi geführt werden, obwohl sie zwei Stunden Auslauf und Kontakt zu Artgenossen bräuchten.
- Auch viele Vogelarten, die in der Natur in Schwärmen leben, werden oft einzeln gehalten und sitzen den ganzen Tag ohne Kontakte in ihrem Käfig.

Ähnliche Blütenbilder:		
Nr.	Blüte	Symptome im Vordergrund
4	**Centaury**	Wirken teilnahmslos, weil willensschwach und passiv
5	**Cerato**	Interesselos, weil unsicher und abhängig
11	**Elm**	Momentane Ermüdung durch Überforderung
13	**Gorse**	Apathie und Inappetenz
16	**Honeysuckle**	Apathie nach Umgebungs- oder Besitzerwechsel

17	**Hornbeam**	Momentane Antriebsschwäche
21	**Mustard**	Periodisch auftretende Antriebsschwäche, die von alleine nach einer gewissen Zeit wieder verschwindet
23	**Olive**	Totale körperliche Erschöpfung
30	**Sweet Chestnut**	Erschöpfung und Inappetenz
37	**Wild Rose**	Völlige Apathie und Teilnahmslosigkeit

Bewährte Kombinationen:		
Clematis	Kombinationsblüte	Indikation – Symptom
Clematis ➜	**Cerato** (5)	Bei Interesselosigkeit und Unentschlossenheit
Clematis ➜	**Chestnud Bud** (7)	Interesselose Tiere, die sich bei Erziehungs- und Lernaufgaben schwer tun, immer wieder die gleichen Fehler machen
Clematis ➜	**Honeysuckle** (16)	Tiere sind völlig abwesend und kaum ansprechbar, meist nach Umzug, Besitzerwechsel
Clematis ➜	**Olive** (23)	Interesselosigkeit zusammen mit völliger körperlicher und seelischer Erschöpfung
Clematis ➜	**Wild Rose** (37)	Für Tiere, die sich vollkommen aufgegeben haben

Wann ist eine Behandlung mit Clematis angezeigt?

▶ Stellt man bei einem Tier dieses Blütenbild fest, so sollte man auf jeden Fall die Haltungsbedingungen und die Umgebung eingehend überprüfen, ob das Tier nicht auf *unzureichende Haltungsbedingungen* reagiert.

▶ Tiere, die Clematis brauchen, haben oft *kalte Ohren* und *Füße*, zeigen insgesamt einen schwachen Selbsterhaltungstrieb und wirken auch bei leichteren Erkrankungen wie einer *Erkältung* völlig *apathisch.*

▶ Häufig sind es die **großen, schweren Hunderassen,** die zu einer gewissen Antriebslosigkeit neigen.

▶ **Vögel** lassen die Flügel hängen, sitzen in einer Ecke, schlafen viel und rupfen sich zuweilen.

- Clematis ist ebenfalls ein Bestandteil der Notfalltropfen – **Rescue Remedy (39)**.
- Haben wir ein **teilnahmslos wirkendes Tier,** bei dem *diagnostisch ernsthafte Erkrankungen ausgeschlossen* wurden, kann Clematis bei folgenden Problemen eingesetzt werden:
  - Teilnahmslosigkeit
  - Antriebslosigkeit
  - Interesselosigkeit
  - Gleichgültigkeit
  - Absencen
  - herabgesetzte Motivationsfähigkeit
  - Lernschwächen
  - Konzentrationsschwäche
  - Senilität
  - Revitalisierung früh gealterter Tiere.
- Bei folgenden **Erkrankungen** ist, nach entsprechend sorgfältiger Diagnostik und Therapie, Clematis als **Zusatztherapie** angezeigt:
  - Apathie
  - leichte Erkrankungen, die einfach nicht ausheilen wollen
  - Abwehrsteigerung bei Neigung zu Infektionskrankheiten
  - Bewußtlosigkeit.

2.10 Crab Apple, Malus pumila, Holzapfel

Botanischer Steckbrief:
Der Holzapfel ist die Wildform, aus dem unsere Kulturapfelsorten gezüchtet wurden. Es ist ein bis 10 m hoher, sommergrüner Baum, der auf nährstoffreichen Böden in Auenwäldern, Laubmischwäldern, Hecken und Lichtungen wächst. Die jungen Zweige sind anfangs hellfilzig, später graubraun und enden an jungen Bäumen oft in Dornen. Die dunkelgrünen Blätter sind wechselständig, 2-5 cm lang und gestielt. Die Blattspreite ist eiförmig, zugespitzt, 6-9 cm lang, die Oberseite ist glänzend grün. Der Blattrand ist einfach oder doppelt gesägt. Die Knospen sind rosa gefärbt, die Blüten weiß, fünfblättrig, ca. 2,5 cm groß, in endständigen, wenigblütigen Doldentrauben. Die Blüten sind zwittrig mit ca. 20 – 50 Staubblättern.
▷ **Blütezeit:** April bis Mai.

Edward Bach:
»Dies ist ein Heilmittel zur Reinigung.
Für jene, die das Gefühl haben, etwas nicht ganz Reines an sich zu haben. Oft ist dies etwas offensichtlich Unbedeutendes. Andere mögen eine weitaus ernstere Krankheit haben. Diese bleibt fast unbeachtet im Vergleich mit der einen Kleinigkeit, auf die sie ihre Aufmerksamkeit konzentrieren.

In beiden Fällen sind sie jedoch ängstlich darauf bedacht, frei zu sein von jener einen bestimmten Angelegenheit, die ihr ganzes Denken mit Beschlag belegt und ihnen so wesentlich erscheint, daß sie davon geheilt werden wollen.
Sie werden verzagt, wenn die Behandlung fehlschlägt.
Als reinigendes Hautmittel kann diese Medizin auch Wunden säubern, wenn der Patient Grund zu der Annahme hat, daß Giftstoffe eingedrungen sind, die entfernt werden müssen.«

Blütenbild beim Menschen:
Crab Apple, die Blüte der Reinheit und Ordnung, hilft Menschen, die sich innerlich oder äußerlich beschmutzt, unrein oder infiziert fühlen und dadurch ein überstarkes Reinheits- und Ordnungsbedürfnis haben. Diese Menschen sind überdurchschnittlich sensitiv und haben ein überbetontes Reinheitsbedürfnis sowohl auf körperlicher wie auch auf seelischer Ebene. Sie ekeln sich vor sich selbst bei Hautausschlägen, Pickeln oder Warzen, sind innerlich allergisch gegen Schmutz, Insekten und Bakterien und fürchten sich vor verdorbenen Speisen, unsauberen Toiletten, sind empfindlich gegen Unordnung in der Öffentlichkeit und im privaten Lebensbereich. Sie haben ein starkes Reinigungsbedürfnis, das bis hin zum Waschzwang gehen kann. Einzelheiten werden überbewertet, man bleibt im Detail stecken und läßt sich von Kleinigkeiten irritieren.

Veränderungen am Tier:

- Tiere zeigen ein übersteigertes *Putz-* und *Reinlichkeitsverhalten.* Sie *putzen, lecken, kratzen* und *scheuern* oft ununterbrochen. Oft haben sie davon *kahle Stellen,* ohne daß man Veränderungen an der Haut finden kann.
- Sie wirken dadurch insgesamt *unruhig.*
- *Abgestandenes Futter* wird nicht mehr gefressen, das Trinkwasser muß immer frisch sein. Manche Tiere trinken nur am *laufenden Wasserhahn.*
- Katzen benutzen die Katzentoilette *nur einmal,* wird sie dann nicht frisch gemacht, setzen sie Kot und Urin direkt vor oder neben der Katzentoilette ab.
- Pferde nutzen jede Gelegenheit, sich an Bäumen oder Zäunen zu *scheuern.*

Ähnliche Blütenbilder:		
Nr.	Blüte	Symptome im Vordergrund
2	**Aspen**	Putzverhalten kann bei ängstlichen Tieren als Übersprungshandlung auftreten
6	**Cherry Plum**	Anfallsartige Ausbrüche von Putzverhalten, Fellbeißen
8	**Chicory**	Putzverhalten wird dazu benutzt, Aufmerksamkeit zu erregen
14	**Heather**	Putzverhalten bis hin zur Selbstverstümmelung, um Aufmerksamkeit zu erregen
18	**Impatiens**	Putzverhalten als Übersprungshandlung
35	**Wild Chestnut**	Putzverhalten, um innere Anspannung abzureagieren
36	**Wild Oat**	Putzverhalten aus Langeweile

Bewährte Kombinationen:		
Crab Apple	Kombinationsblüte	Indikation – Symptom
Crab Apple →	**Aspen** (2)	Bei ängstlichen Tieren, die permanent lecken und kratzen
Crab Apple →	**Centaury** (4)	Bei Neigung zu Parasitenbefall
Crab Apple →	**Centaury** (4), **Clematis** (9), **Larch** (19), **Olive** (23) und **Wild Rose** (37)	Bewährte Mischung zur Abwehrsteigerung

Wann ist eine Behandlung mit Crab Apple angezeigt?

▶ Crab Apple nimmt bei den Bach-Blüten eine Sonderstellung ein und wird überall dort angewandt, wo es gilt, den Körper darin zu unterstützen, **Giftstoffe** oder **Krankheitserreger** auszuscheiden.

▶ Tiere, die Crab Apple brauchen, neigen sehr stark zu **Parasitenbefall**. Man kennt aus der Praxis Hunde und Katzen, die jeden *Floh*, der sich in der Umgebung aufhält, magisch anzuziehen scheinen, die man trotz aller Behandlungsmöglichkeiten kaum parasitenfrei bekommt.

▶ Auch bestimmte Marotten, wie daß eine **Katze** aus einer geöffneten Futterdose nur einmal frißt und der Rest dann weggeworfen werden muß oder daß **Hunde** bei jedem Spaziergang in einen Bach springen, um dort fließendes Wasser zu trinken, können ein Hinweis auf Crab Apple sein.

▶ Zeigen Tiere ein **übertriebenes Putzverhalten**, kann Crab Apple bei folgenden Problemen helfen:
- Stereotypien, die mit Putzverhalten zusammenhängen
- Unsauberkeit
- Nervosität
- heikle Fresser
- Stoffwechselumstimmung.

▶ Bei folgenden **Erkrankungen** ist, nach entsprechend sorgfältiger Diagnostik und Therapie, Crab apple als **Zusatztherapie** geeignet:
- Juckreiz sine materia
- Hauterkrankungen
- Allergien
- Parasitenbefall
- Hautpilzerkrankungen
- Infektionskrankheiten
- Wunden und Verletzungen.

2.11 Elm, Ulmus procera, Ulme

Botanischer Steckbrief:
Die Englische Ulme ist ein 20 – 30 m hoher, sommergrüner Laubbaum in Hecken, Feldgehölzen und Wäldern. Durch die Ulmenkrankheit ist er eher selten geworden und kann leicht mit anderen Ulmenarten verwechselt werden. Die Ulme bildet Ausläufer und Wurzelschößlinge. Die Blätter können in der Form sehr unterschiedlich, rundlich-oval sein, auf der Oberseite sind sie dunkelgrün und grau, auf der Unterseite blaßfeinhaarig entlang der Mittelrippe mit sehr kurzem Blattstiel. Die zahlreichen kleinen, rotbraunen, traubenförmigen Blüten erscheinen noch vor dem Laubaustrieb. Die Ulmen blühen nicht jedes Jahr gleich üppig.
▷ **Blütezeit:** Ende Februar bis März.

Edward Bach:
»Für jene, die gute Arbeit leisten, der Berufung ihres Lebens folgen und hoffen, etwas Wichtiges zu vollbringen, das möglichst zum Wohle der Menschheit sei. Es gibt Zeiten, wenn sie niedergeschlagen sind und das Gefühl haben, die Aufgabe, die sie sich aufbürdeten, sei zu schwer, und ihre Erfüllung übersteige die menschliche Kraft.«

Blütenbild beim Menschen:
Elm, die Blüte der Verantwortung, hilft starken Menschen, die das *vorübergehende* Gefühl haben, ihrer Aufgabe oder Verantwortung nicht mehr gewachsen zu sein. Diese Menschen wissen oft nicht mehr, wo sie anfangen sollen, fühlen sich von ihren Aufgaben überrollt, meinen, nicht mehr die Kraft zu haben, um alles zu bewältigen. Die derzeitigen Lebensumstände dieser Menschen sind objektiv überfordernd, so daß ihnen ihr sonst gutes Selbstvertrauen vorübergehend abhanden gekommen ist. Sie zweifeln vorübergehend an ihren Fähigkeiten und der Eignung für eine bestimmte Aufgabe.

Im Gegensatz zu *Olive (23),* wo ein andauernder völliger körperlicher und geistiger Erschöpfungszustand vorherrscht, ist die totale Überforderung bei **Elm** immer ein *vorübergehender* Zustand.

Veränderungen am Tier:

- Tiere, die ein kräftiges und robustes Naturell haben, zeigen *zunehmende Erschöpfung*. Bei ihren gewohnten Tätigkeiten *ermüden* sie *rasch,* sind *lustlos* und lassen sich nur *bedingt motivieren*.
- Speziell Tiere, die im *Sport* eingesetzt werden, scheinen ihrer *Tätigkeit nicht mehr gewachsen*.
- Pferde verweigern plötzlich auch leichte Hindernisse.
- Hunde scheinen ihre Lektionen nicht mehr zu kennen.
- Sonst lebhafte Katzen sitzen lustlos herum.

Ähnliche Blütenbilder:		
Nr.	Blüte	Symptome im Vordergrund
7	**Chestnut Bud**	Macht immer wieder die gleichen Fehler
9	**Clematis**	Zeigen wenig Interesse an ihrer Umgebung, wirken abwesend
13	**Gorse**	Tiere wirken resigniert, haben sich aufgegeben
17	**Hornbeam**	Fehlende Energie und Spannkraft, Müdigkeit
22	**Oak**	Trotz Erschöpfung bemühen diese Tiere sich, ihren Aufgaben nachzukommen
23	**Olive**	Erschöpfung nach dauernder Überforderung, erhöhtes Schlafbedürfnis
30	**Sweet Chestnut**	Extreme innere Belastung und Resignation
37	**Wild Rose**	Völlige Resignation, Apathie, Inappetenz

Bewährte Kombinationen:		
Elm	Kombinationsblüte	Indikation – Symptom
Elm →	**Hornbeam** (17) und **Olive** (23)	Das »Kraftblütenpaket«, als Mischung für Tiere vor extrem belastenden Situationen
Elm →	**Gorse** (13)	Tiere machen nach momentaner Überforderung einen völlig hoffnungslosen Eindruck, sind aber organisch nicht krank
Elm →	**Walnut** (33)	Für weibliche Tiere während der Trächtigkeit

Wann ist eine Behandlung mit Elm angezeigt?

▶ Tiere, die ein aktives Leben führen und bestimmten Aufgaben nachkommen oder einen sehr starken Beschäftigungsdrang haben, wie die **nachtaktiven Hamster**, brauchen Elm, wenn sie plötzlich krank werden, apathisch sind und erschöpft wirken.

▶ Auch **nach einem Besitzerwechsel**, wenn Tiere ein viel aktiveres Leben führen sollen als vorher und dies nicht zu verkraften scheinen, wie z.B. Hunde, die bis zum Alter von ca. 9 Monaten zumeist im Zwinger saßen und nun innerhalb kürzester Zeit ausgebildet werden sollen, kann Elm helfen, die nötige Kondition in kurzer Zeit aufzubauen. Bei **Hunden** sind es vor allem **die sportlich aktiven Tiere**, die zu solchen Erschöpfungszuständen neigen.

▶ Bei **Kätzinnen** findet man solche Zustände oft in der *Säugeperiode*, vor allem, wenn die Tiere bereits mit 6-8 Monaten bedeckt werden und einen großen Wurf zu versorgen haben.

▶ **Vögel** verkraften momentane Änderungen in ihrem Lebensrhythmus – sei es die Mauser, mangelnde Brutmöglichkeit, Legenot, Fehlen des Partners – schlecht. Auch nach dem Tretakt oder dem Schlupf von Jungvögeln kann es zu Erschöpfung kommen.

▶ Zeigen *sonst kräftige* und *leistungsstarke* Tiere **Anzeichen von Überforderung** kann Elm bei folgenden Problemen helfen:
  • Erschöpfungszustände
  • rasche Ermüdung
  • mangelnde Kondition
  • Lustlosigkeit
  • Überforderung
  • Niedergeschlagenheit
  • Mattigkeit
  • Vorbereitung auf Turniere und Schauen.

▶ Bei folgenden **Erkrankungen** ist, nach entsprechend sorgfältiger Diagnostik und Therapie, Elm als **Zusatztherapie** geeignet:
- Apathie
- Geburtsvorbereitung
- Herzrhythmusstörungen
- Infektionskrankheiten.

2.12 Gentian, Gentiana amarella, Bitterer Enzian

Botanischer Steckbrief:
Der Bittere Enzian oder Herbstenzian ist eine zweijährige Pflanze, deren Wurzeln tief ins Erdreich ragen, so daß sie auf Kalkböden, trockenen, hügeligen Wiesen und Ödland wachsen kann. Die Blätter sind lanzenartig und umschließen den Stiel. Im ersten Jahr hat er nur eine Blattrosette, erst im zweiten Jahr erscheint dann ein 10 – 20 cm langer blühender Stiel mit kleinen, purpurvioletten, trompetenartigen, fünfblättrigen Blüten, deren Kelch weiß umrandet ist. Die Blüten wachsen mit einem kurzen Stiel aus den Blattachseln heraus.
▷ **Blütezeit:** August bis Anfang Oktober.

Edward Bach:
»Für jene, die sich leicht entmutigen lassen. Sie machten vielleicht schon gute Fortschritte in ihrer Krankheit oder den Angelegenheiten ihres täglichen Lebens, aber bereits die geringste Verzögerung oder das kleinste Hindernis läßt sie zweifeln und macht sie mutlos.«

Blütenbild beim Menschen:
Gentian, die Blüte der Skepsis und des Glaubens, hilft Menschen, die grundsätzlich skeptisch, zweifelnd, pessimistisch und leicht entmutigt sind. Man ist deprimiert, der Grund dafür ist bekannt, sei es der Tod eines Angehörigen, sei es dauernde Arbeitslosigkeit. In jeder Situation werden Zweifel angemeldet, man ist unsicher und bei unvorhergesehenen Schwierigkeiten leicht entmutigt und enttäuscht. Manche Menschen scheinen ihren Pessimismus regelrecht zu genießen.
Bei Kindern, die durch kleinere schulische Mißerfolge ängstlich und entmutigt sind, kann diese Blüte helfen.
Im Gegensatz zu *Mustard (21)* ist bei **Gentian** der Grund für die Depression bekannt.

Veränderungen am Tier:

- Tiere sind sehr *mißtrauisch, sensibel* und *nachtragend,* bei Berührung oder Füttern aus der Hand *weichen* sie *aus.*

- Neuen Dingen oder ungewohnten Situationen begegnen diese Tiere mit großer *Vorsicht* und *ziehen* sich oft sofort *zurück.*
- Das *Vertrauen* zu Artgenossen und zum Menschen *fehlt.*
- Auf *Tadel* reagieren sie sehr *empfindlich, ziehen* sich *zurück* und sind *beleidigt.*
- Oft *verkraften* diese Tiere *negative Erfahrungen* – seien es Zwangsmaßnahmen, ein Besuch beim Tierarzt, im Hundesalon, Wechsel der Bezugsperson, Verlust des Partners, Umzug – *schlecht* und reagieren übertrieben *mißtrauisch* und *ablehnend* auf ähnliche Situationen.
- Es *fehlt* ihnen auch an *körperlicher Ausdauer.*

Ähnliche Blütenbilder:		
Nr.	Blüte	Symptome im Vordergrund
5	**Cerato**	Unsicher im Umgang mit Artgenossen, Tiere sind sehr stark auf die Bezugsperson fixiert
19	**Larch**	Fehlendes Selbstvertrauen, ohne daß ein Grund dafür bekannt ist
24	**Pine**	Mutlos und unterwürfig, reagieren empfindlich auf Tadel
34	**Water Violet**	Stolze, selbstbewußte Tiere, die Einzelgänger sind
38	**Willow**	Tiere wirken immer schlecht gelaunt

Bewährte Kombinationen:		
Gentian	Kombinationsblüte	Indikation – Symptom
Gentian →	**Honeysuckle** (16) und **Star of Bethlehem** (29)	Um vergangene einschneidende Ereignisse zu verkraften
Gentian →	**Larch** (19)	Steigerung des Selbstvertrauens
Gentian →	**Honeysuckle** (16)	Um Besitzerwechsel oder Verlust eines Partners besser zu verkraften
Gentian →	**Star of Bethlehem** (29)	Nach einschneidenden Ereignissen, wenn das Tier sehr mißtrauisch reagiert
Gentian →	**Walnut** (33)	Für Tiere, die auf Änderungen in ihrem Leben sehr mißtrauisch reagieren, kein Zutrauen z.B. zu neuen Besitzern fassen können

Wann ist eine Behandlung mit Gentian angezeigt?

- Sehr **intelligente** und **sensible Tiere**, die sich von einer negativen Erfahrung so beeindrucken lassen, daß sie auf ähnliche Situationen übertrieben reagieren, brauchen Gentian.
- Bevor bei diesen Tieren für kleinere Manipulationen wie z.B. Krallenpflege oder Scheren Zwangsmaßnahmen getroffen werden, sollte man einen Versuch mit Gentian machen, da sie sowieso ein eher empfindliches, nachtragendes Naturell haben.
- Da **Vögel** in der Regel sehr sensibel sind, reagieren sie viel früher und viel schneller auf Veränderungen als andere Tiere und verkraften diese oft nicht. Mit Gentian verhelfen wir den Tieren zu einer ausgeglichenen Gemütslage und zu mehr Gelassenheit.
- Bei sehr sensiblen Tieren, die nicht in der Lage sind, für sie **negative Erfahrungen zu verarbeiten** und darauf mit Rückzug und Abwehr reagieren, kann Gentian bei folgenden Problemen helfen:
  - Besitzerwechsel
  - Verlust des Tierpartners
  - Umzug
  - Mißtrauen
  - negative Erfahrungen verkraften
  - Tierheimaufenthalt
  - Steigerung des Selbstvertrauens
  - Steigerung der körperlichen Ausdauer vor zu erwartenden Belastungen wie lange Autofahrten, Turniere, Ausstellungen.
- Bei folgenden **Erkrankungen** ist, nach entsprechend sorgfältiger Diagnostik und Therapie, Gentian als **Zusatztherapie** geeignet:
  - Rückfälle bei Erkrankungen
  - Verletzungen
  - Geburtsvorbereitung
  - schlechte Wundheilung.

2.13 Gorse, Ulex europaeus, Stechginster

Botanischer Steckbrief:
Der Stechginster ist ein bis zu 2 m hoher Schmetterlingsblütler, der überall auf steinigen, trockenen und kargen Hängen wachsen kann. Die unzähligen 1 – 2 cm langen, kräftigen, spitzen Dornen sind verhärtete, versteifte Blätter und Kurztriebe. Die 2 – 2,5 cm großen, zahlreichen Blüten sind goldgelb und blattachselständig. Der Stechginster kann das ganze Jahr hindurch einzelne Blüten haben.
▷ **Blütezeit:** Ende März bis Anfang Juni.

Edward Bach:
»Tiefe Hoffnungslosigkeit; diese Menschen haben den Glauben aufgegeben, daß ihnen noch geholfen werden kann.

Auf Zureden und um anderen einen Gefallen zu tun, probieren sie vielleicht verschiedene Behandlungsformen aus, versichern aber dabei ihrer Umgebung, daß die Hoffnung auf Linderung nur ganz gering sei.«

Blütenbild beim Menschen:
Gorse, die Blüte der Hoffnung, hilft Menschen, die völlig verzweifelt und ohne Hoffnung sind. Sie sind deprimiert, resigniert, innerlich ermüdet, so daß sie keine Kraft mehr haben, sich für eine Änderung ihrer Situation einzusetzen. Sie ergeben sich dem Gefühl, daß alles doch keinen Zweck mehr hat, lassen sich aber gegen ihre Überzeugung von Angehörigen zu weiteren Therapieversuchen überreden. Es handelt sich dabei oft um Menschen mit chronischen Krankheiten, denen die Ärzte keine Hoffnung auf Heilung machen konnten, und die auch innerlich davon überzeugt sind, daß ihnen nicht mehr geholfen werden kann.
Das Blütenbild von **Gorse** ist manchmal nicht leicht von dem von *Wild Rose (37)* zu unterscheiden. Im Gegensatz zu **Gorse** ist der Mensch bei *Wild Rose (37)* noch passiver und apathischer und nicht mehr bereit, noch etwas Neues zu versuchen.

Veränderungen am Tier:

- Diese Tiere sind oft *chronisch krank,* machen einen *apathischen Eindruck, verweigern* die *Futteraufnahme.*
- Katzen *putzen* sich *nicht* mehr, werden *unsauber,* Hunde wollen *nicht* mehr *Gassi gehen,* interessieren sich nicht mehr für Spielsachen und Artgenossen, Pferde reagieren mit *Weben* oder *Koppen.*
- Sie haben einen *müden, stumpfen Augenausdruck,* sind oft *abgemagert,* haben ein *stumpfes Haarkleid,* haben *keine Antriebskraft* mehr.
- Oft genug sind es Tiere, die eine lange Leidensgeschichte hinter sich haben, die nicht artgerecht gehalten wurden, die Quälereien ausgesetzt waren, die durch mehrere Hände gegangen sind, um doch immer wieder im Tierheim zu landen.

Ähnliche Blütenbilder:		
Nr.	Blüte	Symptome im Vordergrund
17	**Hornbeam**	Tiere wirken müde und schlaff
23	**Olive**	Völlige Erschöpfung nach Belastung
30	**Sweet Chestnut**	Apathie, nicht unbedingt mit chronischer Krankheit verbunden
37	**Wild Rose**	Die Tiere sind noch apathischer und völlig teilnahmslos

Bewährte Kombinationen:		
Gorse	Kombinationsblüte	Indikation – Symptom
Gorse →	**Hornbeam** (17), **Olive** (23) und **Wild Rose** (37)	Mischung für todkranke Tiere, die völlig apathisch sind
Gorse →	**Olive** (23)	Für körperlich und seelisch völlig erschöpfte Tiere, die nicht mehr am Leben teilnehmen wollen
Gorse →	**Star of Bethlehem** (29)	Für Tiere, die nach einem einschneidenden Ereignis völlig apathisch wurden
Gorse →	**Wild Rose** (37)	Apathische, resignierte, todkrank erscheinende Tiere

Wann ist eine Behandlung mit Gorse angezeigt?

▶ Wenn ein **krankes Tier** so apathisch und teilnahmslos ist, daß man den Eindruck hat, es hat sich selbst aufgegeben und will nicht mehr weiterleben, kann durch die Anwendung von Gorse versucht werden, eventuell noch vorhandene Kräfte zu mobilisieren.

▶ Genausogut kann durch die Anwendung von Gorse das **Sterben** erleichtert werden.

▶ Seltener wird Gorse als Einzelblüte angewendet, häufig **kombiniert mit Hornbeam, Olive oder Wild Rose**.

▶ Liegen **chronische Erkrankungen** vor, bei denen die Tiere den Eindruck machen als wollten sie nicht mehr, kann Gorse bei folgenden Problemen helfen:
- Apathie
- Inappetenz
- fehlende Antriebskraft
- Unsauberkeit bei chronischer Krankheit
- nach langer Leidensgeschichte
- Sterbehilfe.

▶ Bei folgenden **Erkrankungen** ist, nach entsprechend sorgfältiger Diagnostik und Therapie, Gorse als **Zusatztherapie** geeignet:
- Chronische Krankheiten
- Rekonvaleszenz
- Appetitlosigkeit.

2.14 Heather, Calluna vulgaris, Heidekraut

Botanischer Steckbrief:
Das Gemeine Heidekraut ist ein 20 – 30 cm hoher, holziger, immergrüner Busch und gedeiht auf vielen eher unfruchtbaren, sauren Böden, auf Heiden, in Laub- und Mischwäldern, an Wegrainen und auf Bergwiesen. Die Blätter sind nadelförmig, 1 – 3 mm lang, gegenständig in 4 Zeilen angeordnet. Die zahlreichen purpurnen, blaßrosa-rosa Blüten sind klein und vierblättrig und bedecken oft große Flächen.
▷ **Blütezeit:** Juni bis September.

Edward Bach:
»Für jene, die ständig Gesellschaft brauchen und suchen, weil sie es für notwendig halten, ihre eigenen Angelegenheiten mit anderen zu besprechen, ganz gleich, mit wem es auch sei. Sie sind sehr unglücklich, wenn sie einmal längere oder kürzere Zeit allein sein müssen.«

Blütenbild beim Menschen:
Heather, die Blüte der Selbstbezogenheit und des Einfühlungsvermögens, hilft Menschen, die äußerst selbstbezogen, wenig selbstbewußt und völlig mit sich selbst beschäftigt sind. Wie ein bedürftiges Kleinkind brauchen sie ständig Publikum, das ihnen zuhört. Die Gedanken kreisen nur um die eigene Persönlichkeit, die Probleme anderer werden nicht wahrgenommen. Dabei können diese Menschen nicht allein sein, sie brauchen immer jemanden, dem sie erzählen können, was in ihnen vorgeht. Für ihre Mitmenschen sind sie anstrengend, da sie jeden mit ihrem Wortschwall erschlagen, aber einem anderen nicht zuhören können. Sie reißen in Gesellschaft unwillkürlich das Gespräch an sich, neigen auch dazu, gefühlsmäßig zu übertreiben, aus einer Mücke einen Elefanten zu machen.
Im Gegensatz zu *Chicory (8)*, wo die Beziehung zur Umwelt festgehalten wird, versucht **Heather,** die Umwelt festzuhalten, um sein Ich in ihr zu spiegeln. *Chicory (8)* gibt anderen, um wieder etwas zu bekommen und flüchtet in Selbstmitleid, wenn es nicht klappt, **Heather** gibt anderen nichts, ist nur selbstbezogen, zeigt aber kein Selbstmitleid wie *Chicory (8)*.

Veränderungen am Tier:

- Tiere sind *überanhänglich,* suchen unaufhörlich die *Nähe anderer Tiere,* ihrer *Bezugsperson* oder *fremder Menschen* und haben *wenig Selbstbewußtsein.*
- Durch Laute, Anstoßen, Kratzen usw. versuchen sie sich *Aufmerksamkeit* zu *verschaffen.*
- Sie können sehr *aufdringlich* werden und lassen sich auch *durch Strafen nicht* von ihrem Verhalten *abbringen.* Lieber lassen sie sich strafen, als daß sie nicht beachtet werden.

- Werden diese Tiere *allein* gelassen, reagieren sie häufig mit *Protestreaktionen* wie lautes *Gekläffe, Unsauberkeit, Zerstörungswut, Selbstverstümmelung.*
- Da diese Tiere meist überdurchschnittlich *intelligent* sind, finden sie schnell heraus, welche Methoden am wirksamsten sind, um sich in den Mittelpunkt zu stellen.
- Wenn diese Tiere *krank* sind, sind sie *übertrieben wehleidig.*

Ähnliche Blütenbilder:

Nr.	Blüte	Symptome im Vordergrund
5	**Cerato**	Anhänglichkeit aus Unsicherheit
8	**Chicory**	Oft schwer von Heather zu trennen, im Vordergrund steht das übertrieben fordernde Verhalten der Tiere
25	**Red Chestnut**	Übertriebene Anhänglichkeit an ein bestimmtes Tier oder an eine bestimmte Person
31	**Vervain**	Überaktivität
32	**Vine**	Dominanzstreben

Bewährte Kombinationen:

Heather	Kombinationsblüte	Indikation – Symptom
Heather →	**Chicory** (8)	Bei übertriebener Anhänglichkeit mit aufmerksamkeitsfordernden Komponenten
Heather →	**Holly** (15)	Bei Protestreaktionen, wenn das Tier allein gelassen wird
Heather →	**Larch** (19)	Unsichere Tiere mit fehlendem Selbstbewußtsein, die sich immer in den Mittelpunkt drängen wollen
Heather →	**Vine** (32)	Wenn neben Anhänglichkeit noch Dominanzverhalten vorliegt
Heather →	**Mimulus** (20)	Wenn Tiere in bestimmten Situationen, vor denen sie Angst haben, aufdringlich reagieren

Wann ist eine Behandlung mit Heather angezeigt?

- Typische Heather-Charaktere findet man bei vielen **Klein-** und **Schoßhunden**. Es sind die Hündchen, die wenig Selbstbewußtsein haben, die durch ihr Aufmerksamkeit heischendes Verhalten immer wieder die Aufmerksamkeit ihrer Umgebung brauchen.
- Angezeigt ist oft eine **Kombination von Heather mit** *Chicory (8)*, da die Symptome, die die Tiere bei beiden Blüten zeigen, oft schlecht zu trennen sind und ineinander übergehen.
- Wer kennt nicht die **»Simulanten«** unter den Tieren, die, wenn ihnen der Spaziergang zu lang dauert, anfangen zu hinken. Geht es dann aber zurück nach Hause, können sie auf einmal wieder normal laufen. **Pferde** zeigen unter Umständen unter dem Reiter Lahmheit, sonst aber nicht.
- **Katzen** suchen auffallend viel Körperkontakt, den sie durch häufiges Miauen und »Köpfchengeben« einfordern. Katzen mit diesen Charakterzügen sollten nicht als Einzeltiere gehalten werden.
- **Vögel** können sich schlecht in eine Gemeinschaft integrieren, zeigen ständig Imponiergehabe, vertreiben andere Vögel von ihren Futternäpfen, beißen oder hacken, um damit im Mittelpunkt zu stehen. Da dieses Verhalten auch bei einengenden Haltungsbedingungen auftritt, sollten diese auch dahingehend überprüft werden.
- Fordern Tiere übertrieben **viel Zuwendung**, so kann Heather bei folgenden Problemen helfen:
  - Bellen, Winseln und Jaulen
  - Aufdringlichkeit
  - Anhänglichkeit
  - Tiere können nicht alleine sein
  - Abhängigkeit vom Tierhalter
  - Wehleidigkeit
  - Protestreaktionen
  - Unsauberkeit
  - Zerstörungswut
  - Selbstverstümmelung.
- Bei folgenden **Erkrankungen** ist, nach entsprechend sorgfältiger Diagnostik und Therapie, Heather als **Zusatztherapie** geeignet:
  - Verdauungsstörungen
  - vorzeitiges Altern
  - Herzbeschwerden
  - Atemwegserkrankungen.

2.15 Holly, Ilex aquifolium, Stechpalme

Botanischer Steckbrief:
Die Stechpalme wird bis zu 20 m hoch und ist ein verbreiteter, immergrüner Baum oder Busch mit glatter, grauer Rinde. Sie liebt feuchte, etwas saure Böden und ist frostempfindlich. Die Blätter sind lederartig, glänzend und dornig gezähnt. Die gelblich bis grünlich-weißen, kleinen, vierblättrigen, stark duftenden Blüten sitzen in blattachselständigen Büscheln. Die männlichen Blüten sind etwas größer als die weiblichen mit herausstehenden Staubgefäßen, während die weiblichen nur rudimentäre Staubgefäße und einen großen Stempel haben. Die Stechpalme ist zweihäusig, so daß an einem Baum entweder nur weibliche oder nur männliche Blüten sitzen.
▷ **Blütezeit:** Mai bis Juni.

Edward Bach:
»Für jene, die manchmal von Gedanken wie Eifersucht, Neid, Rachsucht oder Argwohn befallen werden.
Für die verschiedenen Formen von ärgerlicher Unruhe.
Im Innern leiden diese Menschen häufig sehr, und dies oft, wenn es für ihr Unglücklichsein keinen echten Grund gibt.«

Blütenbild beim Menschen:
Holly, die Blüte der allumfassenden Liebe, hilft Menschen, die unter Eifersucht, Mißtrauen, Neid- und Haßgefühlen auf allen Ebenen leiden. Diese Menschen sind unzufrieden, unglücklich und frustriert, wissen aber selbst nicht so recht warum. Sie kompensieren ihre eigene Unzufriedenheit mit Neid- und Haßgefühlen gegenüber anderen, sind übermäßig eifersüchtig, mißtrauisch und hegen Rachegefühle gegen andere Menschen. Sie fürchten sich davor, hintergangen zu werden, fühlen sich häufig gekränkt und verletzt und wittern hinter vielen Dingen erst einmal Negatives. Kinder, die zu Wut, Ärger, Jähzorn, Eifersucht und plötzlichen heftigen Anfällen von schlechter Laune neigen, kann **Holly** helfen.

Veränderungen am Tier:

- Bei **Tieren** ist Holly eine sehr **wichtige Blüte**.
- Tiere, die Holly brauchen, reagieren oft mit *unkontrollierter Aggression, Angriff* oder *Bosheit*, unter Umständen ohne ersichtlichen Grund.
- Diese Tiere haben eine sehr *niedrige Reizschwelle* und zeigen schnell *Drohgebärden*. Es sind eher die kräftigen und selbstbewußten Tiere, die so reagieren.
- Kommt ein neues Mitglied in die Familie, tritt bei diesen Tieren eine gefühlsmäßige Irritation auf, die von der normalen *Eifersucht* zu sichtbar *kritischen Situationen* wie z.B. plötzlichem Zuschnappen eskalieren kann.

- *Wut* und *Aggressionen* sind meist auf ein bestimmtes Tier oder einen bestimmten Menschen gerichtet.

Ähnliche Blütenbilder:		
Nr.	Blüte	Symptome im Vordergrund
3	**Beech**	Ungezielte Aggressionen gegen Artgenossen
6	**Cherry Plum**	Anfälle von Aggressivität, in denen das Tier nicht mehr ansprechbar ist
18	**Impatiens**	Neigung zu überschießenden Reaktionen, Ungeduld schlägt in Aggressionen um
28	**Scleranthus**	Aggressionen durch Unausgeglichenheit, Stimmungsschwankungen
32	**Vine**	Aggressionen, um Dominanzanspruch durchzusetzen
34	**Water Violet**	Tiere neigen zu Aggressionen, wenn sie berührt oder gestreichelt werden
38	**Willow**	Tiere neigen zu Drohgebärden ohne anzugreifen

Bewährte Kombinationen:		
Holly	Kombinationsblüte	Indikation – Symptom
Holly	→ **Aspen** (2)	Bei Ängstlichkeit und Neigung zu Aggressionen
Holly	→ **Beech** (3)	Wenn Aggressionen gegen Artgenossen und gegen Menschen vorliegen, die sich ungezielt entladen
Holly	→ **Impatiens** (18)	Für unruhige, ungeduldige und aggressive Tiere
Holly	→ **Water Violet** (34)	Für Tiere, die auf jede Berührung aggressiv reagieren

Wann ist eine Behandlung mit Holly angezeigt?

▶ Neigen **Katzen** zu Eifersucht und Aggressivität, ist es sinnvoll, diese als Einzeltiere zu halten. Es kann durchaus vorkommen, daß eine Katze anfängt, ihre/-n Besitzer/-in zu attackieren, wenn diese/-r einen neuen Partner mit nach Hause bringt. **Holly – in Verbindung mit Walnut** zur Gewöhnung an die neue Situation – kann hier helfen.

▶ Bei angeborener oder erworbener *Bösartigkeit* bei **Hunden** ist ein Behandlungsversuch mit Holly nur dann angezeigt, wenn die Besitzer bereit sind, die Therapie lange und sorgfältig durchzuführen, die entsprechenden Sicherheitsmaßnahmen zu treffen, daß niemand durch das Tier zu Schaden kommt und keine Wunder zu erwarten.

▶ Die meisten psychisch gestörten **Papageien**, die Aggressionen ohne ersichtlichen Grund zeigen und die schon mehrere Besitzerwechsel durchgemacht haben, brauchen Holly.

▶ Weiterhin besitzt Holly auch eine **klärende Funktion**: Wenn *keine* der bisher gewählten Bach-Blüten und auch andere Therapien, die bereits durchgeführt wurden, *Erfolg brachte*, kann Holly bei **aktiven, kraftvollen Tieren** helfen, sie wieder für eine Behandlung ansprechbar zu machen.

▶ Haben Tiere eine Tendenz zu **unkontrollierten Reaktionen**, wenn ihnen etwas nicht paßt, kann Holly bei folgenden Problemen helfen:
- Eifersucht
- Feindseligkeit
- Aggressivität
- Trotzreaktionen
- Zerstörungswut
- Protestpinkeln bei Katzen
- Unsauberkeit.

▶ Bei folgenden **Erkrankungen** ist, nach entsprechend sorgfältiger Diagnostik und Therapie, Holly als **Zusatztherapie** geeignet:
- bei plötzlich auftretenden, akuten, schweren Erkrankungen
- Allergieschübe
- Asthmaanfälle
- plötzlich hohes Fieber
- starke Schmerzen.

2.16 Honeysuckle, Lonicera caprifolium, Geißblatt

Botanischer Steckbrief:
Das Geißblatt ist eine kriechende Kletterpflanze, die in Wäldern und Gärten über Hecken und kleine Bäume wächst und bis zu 6 m lang wird. Die Blätter sind oval bis verkehrt-eiförmig, kurzgestielt, in gegenüberliegenden Paaren angeordnet und an den oberen Stielen zusammengewachsen. Die

Stengel sind rechtswindend. Die elfenbeinfarbenen bis blaßgelb, oft rötlich gefärbten Blüten befinden sich am Ende des Stiels und bilden längliche Röhren, die aufplatzen, um die Staubgefäße und den Griffel freizugeben. Das Innere der Röhren ist weiß, wird jedoch gelb, wenn die Blüte Pollen angesetzt hat.
▷ **Blütezeit:** Juni bis August.

Edward Bach:
»Für jene, die in Gedanken viel in der Vergangenheit weilen, einer sehr glücklichen Zeit, oder die den Erinnerungen an einen verlorenen Freund nachhängen oder alten Wunschträumen, die sich nicht erfüllt haben. Sie können nicht glauben, außer dem Vergangenen noch einmal Glück zu erleben.«

Blütenbild beim Menschen:
Honeysuckle, die Vergangenheitsblüte, hilft Menschen, die sich aus der Realität in die Vergangenheit flüchten. Die Vergangenheit wird glorifiziert. Oft sind es Menschen, die mit einem Verlust – sei es Partner, Eltern oder Kind – nicht fertigwerden oder die entgangenen Chancen und unerfüllt gebliebenen Wunschträumen nachhängen. Diese Menschen weigern sich unbewußt, neue Entwicklungen in ihrem Leben zu akzeptieren. Oft brauchen alte Menschen, die dabei sind, innerlich Bilanz zu ziehen und sich lieber in die Vergangenheit zurückziehen, da ihrer Meinung nach damals alles besser war, diese Blüte. Aber auch bei Menschen, die an Heimweh leiden, kann **Honeysuckle** helfen.
Im Gegensatz zum Bild von *Clematis (9)*, wo die Flucht aus der Gegenwart in Phantasien erfolgt mit der Hoffnung auf eine bessere Zukunft, wird beim Bild von **Honeysuckle** die Flucht in die Vergangenheit angetreten, da man von Gegenwart und Zukunft nichts Positives mehr erwartet.

Veränderungen am Tier:

- Tiere, die Honeysuckle brauchen, zeigen *kein Interesse* am *gegenwärtigen Geschehen*, wirken oft *apathisch*.
- Solche Tiere können bereits bei *kleinsten Veränderungen* in ihrem Leben *aus dem Gleichgewicht geraten*, ein Umstellen der Möbel in der Wohnung kann eine *Apathie* hervorrufen.
- Ein *Besitzer-* oder *Ortswechsel* macht ihnen *schwer zu schaffen*, sie können den *Verlust* vertrauter Menschen oder Tierkameraden *nicht verkraften*, sitzen oder liegen *traurig* da und starren unter Umständen unentwegt auf einen Punkt.
- Ihrer *neuen Umgebung* schenken sie *keine Beachtung*, oft *verweigern* sie das *Futter*.
- Oder sie kommen nicht zur Ruhe, weil sie unentwegt *nach ihrem verstorbenen Herrn* oder *Spielkameraden suchen*.

Ähnliche Blütenbilder:		
Nr.	Blüte	Symptome im Vordergrund
9	**Clematis**	Teilnahmslos wirkende Tiere, die desinteressiert und antriebsarm sind, scheinen in einer anderen Welt zu leben
13	**Gorse**	Tiere wirken kraftlos, müde, resigniert
17	**Hornbeam**	Ermüdung, eventuell nach vorhergehender Beanspruchung
21	**Mustard**	Periodisch auftretende und wieder verschwindende Antriebsschwäche
23	**Olive**	Völlige körperliche Erschöpfung, teilnahmslos vor Ermüdung
30	**Sweet Chestnut**	Innere Auswegslosigkeit in belastender Situation
37	**Wild Rose**	Völlige Apathie und Teilnahmslosigkeit, Inappetenz, will nicht mehr

Bewährte Kombinationen:		
Honeysuckle	Kombinationsblüte	Indikation – Symptom
Honeysuckle →	**Red Chestnut** (25)	Bei Tieren mit starken Bindungen, wenn Partner oder Bezugsperson verstorben sind
Honeysuckle →	**Walnut** (33)	Bei Verlust des Partners, der Bezugsperson, um sich besser an die neue Situation zu gewöhnen

Wann ist eine Behandlung mit Honeysuckle angezeigt?

▶ **Tiermütter,** die nach dem Absetzen des Nachwuchses nicht aufhören, nach den Jungen zu suchen, kann man mit Honeysuckle behandeln.
▶ Hat man bei **älteren Tieren** den Eindruck, sie wollen nicht mehr so recht, ohne daß schwere körperliche Erkrankungen vorliegen, kann man deren *Lebensfreude* mit Honeysuckle wieder etwas aktivieren.
▶ Häufig ist diese Blüte auch bei **Heimtieren** und **Tieren, die in Urlaubspflege** sind, angezeigt oder **nach traumatischen Ereignissen in Kombination mit** *Star of Bethlehem (29).*

- ▶ **Hunde** heulen viel, winseln leise vor sich hin, schenken ihrer Umgebung keine Aufmerksamkeit.
- ▶ **Katzen** verkriechen sich in dunkle Ecken, zeigen ein eigenartig jammerndes Miauen, lehnen zunächst Futter und Wasser ab. Dies kann bei einer **Wohnungskatze** sogar bereits nach dem Umstellen von Möbeln in der Wohnung passieren.
- ▶ Bei Tieren, die den Eindruck machen, daß sie der **Vergangenheit nachtrauern**, kann Honeysuckle bei folgenden Problemen helfen:
  - Heimweh bei Urlaub des Besitzers
  - Besitzerwechsel
  - Ortswechsel (z.b. auch bei Abgabe von Tieren aus Tierschutztätigkeit, damit sie sich problemlos in der neuen Umgebung einleben können)
  - Umzug
  - Verlust von Bezugspersonen oder Artgenossen, zu denen eine enge Bindung bestand
  - Futterverweigerung.
- ▶ Bei folgenden **Erkrankungen** ist, nach entsprechend sorgfältiger Diagnostik und Therapie, Honeysuckle als **Zusatztherapie** geeignet:
  - Revitalisierung alter Tiere
  - in der Rekonvaleszenz nach schweren Erkrankungen, um Rückfälle zu vermeiden.

2.17 Hornbeam, Carpinus betulus, Hainbuche

Botanischer Steckbrief:
Die Hainbuche oder Weißbuche ist ein sommergrüner, reichverzweigter, bis 25 m hoher Laubbaum, der auf mäßig nährstoffreichen Böden in Reinbeständen oder in Laubmischwäldern vorkommt und vom mittleren und südlichen Europa bis nach Kleinasien heimisch ist. Ihre Rinde ist glatt und hat charakteristische graue Streifen. Ihre Blätter sind 2-zeilig angeordnet, gezahnt, gestielt mit 5-10 cm langer, eiförmig bis elliptischer und spitz zulaufender Blattspreite, die auf der Oberseite dunkelgrün, auf der Unterseite heller mit behaarten Adern und Aderachseln ist. Die Blüten sind unscheinbar, ohne Blütenhülle, in eingeschlechtigen Kätzchen, d.h. männliche und weibliche Kätzchen sind getrennt. Die Hainbuche ist einhäusig, männliche Kätzchen sind 4-7 cm lang, gelbgrün, ihre Blüten haben 7-11 Staubblätter. Die weiblichen Kätzchen sind kleiner, sitzen an den Spitzen junger Triebe und haben gebogene, blaßgrüne Deckblätter, die sich bei der Fruchtentwicklung zu einem Flügel mit drei Spitzen ausbilden, um die reifen Samen mit dem Wind zu verbreiten. Hainbuchen blühen nicht jedes Jahr gleich üppig.

▷ **Blütezeit:** April bis Juni.

Edward Bach:
»Für jene, die das Gefühl haben, nicht genügend seelische oder körperliche Kraft zu besitzen, die Bürde des Lebens zu tragen. Die Angelegenheiten des Alltags erscheinen ihnen zu schwer, auch wenn sie ihre Aufgaben in der Regel erfüllen können.
Für jene, die glauben, daß sie körperlich oder seelisch einer Stärkung bedürfen, um ihr Tagewerk leicht vollbringen zu können.«

Blütenbild beim Menschen:
Hornbeam, die Blüte der Müdigkeit, der inneren Lebendigkeit und geistigen Frische, hilft Menschen, die sich müde und geistig erschöpft fühlen. Dieser Zustand kann vorübergehend oder länger anhaltend sein. Man fühlt sich morgens zu schwach, die täglichen Pflichten zu bewältigen, doch im Laufe des Tages bessert sich dieser Zustand. Der Kopf brummt nach zuviel Fernsehen, zuviel Lesen oder Lernen, man steht morgens müder auf, als man sich abends hingelegt hat. Diese Menschen haben keinen Schwung, fühlen sich kopflastig, sind durch jahrelange Routine seelisch ermüdet. Die Müdigkeit ist jedoch wie weggeblasen, wenn Ereignisse eintreten, die diese Menschen aus ihrer Routine herausreißen.
Im Gegensatz zu *Olive (23)*, wo eine echte Erschöpfung durch totale körperliche und seelische Verausgabung vorhanden ist, tritt bei **Hornbeam** die Ermüdung durch die einseitige Lebensweise ein.

Veränderungen am Tier:

- Die Tiere wirken *müde* und *erschlafft*. Nur mit Mühe lassen sie sich zu Aktivitäten bewegen, sie haben eine ausgesprochene *Antriebsschwäche*, die sich bis zur *Apathie* steigern kann, ohne daß das Tier körperliche Krankheitserscheinungen zeigen muß.
- Bei Deckrüden und -hengsten kann so ein Zustand nach einer *intensiven Deckperiode* eintreten.
- Hunde werden mit *hängenden Ohren* und *eingezogenem Schwanz* auf dem Spaziergang mitgezogen, obwohl sie keine offensichtlichen Krankheitserscheinungen zeigen.
- Jungtiere *entwickeln* sich *langsamer* als ihre Artgenossen und fallen dadurch auf, daß sie *viel schlafen,* wenig zu Aktivitäten zu bewegen sind und *schnell ermüden.*
- Körperlich gesunde Vögel lassen die *Flügel hängen* und wirken leicht *apathisch.*
- Bei den ersten Anzeichen einer *leichten Erkrankung* wirken diese Tiere schon *völlig erschöpft.*

Ähnliche Blütenbilder:		
Nr.	Blüte	Symptome im Vordergrund
9	Clematis	Teilnahmslos und verträumt wirkende Tiere
11	Elm	Erschöpfung nach konkreter momentaner Überforderung
13	Gorse	Chronisch kranke, apathische Tiere
17	Honeysuckle	Apathie nach Veränderungen, wie z.b. Umzug, Besitzerwechsel
21	Mustard	Periodisch auftretende Antriebsschwäche
23	Olive	Tiere sind völlig erschöpft nach dauernder Überforderung
30	Sweet Chestnur	Apathie als Reaktion auf belastende Situation
37	Wild Rose	Völlige Apathie, kein Interesse mehr am Leben

Bewährte Kombinationen:		
Hornbeam	Kombinationsblüte	Indikation – Symptom
Hornbeam ➔	**Elm** (11) und **Olive** (23)	Das »Kraftblütenpaket«, zur Stärkung bei erschöpften Tieren, vor anstrengenden Aktivitäten
Hornbeam ➔	**Larch** (19)	Tiere mit fehlendem Selbstvertrauen, die sich ständig überfordert fühlen
Hornbeam ➔	**Mustard** (21)	Phasen der Überforderung gehen mit Apathie und Teilnahmslosigkeit einher

Wann ist eine Behandlung mit Hornbeam angezeigt?

▶ Da Tiere oft dann **Antriebsschwäche** zeigen, wenn sie unter *eintönigen Umweltbedingungen* gehalten werden, oder wenn sie tatsächlich *überlastet* sind, sollten diese Dinge vor einer Therapie mit Bach-Blüten abgeklärt werden. Häufig langweilen sich diese Tiere einfach, weil sie nicht ihren Ansprüchen entsprechend leben können.

- Bei **Vögeln** fehlt oft ein Tierpartner, bei **Zwingerhunden** der Kontakt zum »Rudel«, bei **Hunden**, die viel allein sein müssen, ein Spielpartner.
- Vor einer Behandlung solcher Tiere sollte auf jeden Fall geprüft werden, ob die Antriebsschwäche nicht durch eine Veränderung der Haltungsbedingungen beeinflußt werden kann.
- Häufig brauchen **gelehrige Hunde**, die im **Hundesport** eingesetzt werden, diese Blüte, da es ihnen mit der Zeit langweilig wird, immer die gleichen Übungen zu wiederholen.
- Bei **Katzen** sind es eher die **schwereren, grobknochigeren Rassen** wie Perser, Exotic shorthair, Kartäuser, die Hornbeam brauchen.
- Bei folgenden Problemen kann Hornbeam helfen:
  - Antriebsschwäche
  - Müdigkeit
  - Erschöpfung
  - Energielosigkeit
  - mangelnde Motivation
  - reduzierte Vitalität.
- Bei folgenden **Erkrankungen** ist, nach entsprechend sorgfältiger Diagnostik und Therapie, Hornbeam als **Zusatztherapie** geeignet:
  - Neigung zu geröteten Augen
  - Bindegewebsschwäche
  - Steigerung der körpereigenen Abwehr
  - Krankheiten, die morgens schlimmer sind (z.B. rheumatische Beschwerden).

2.18 Impatiens, Impatiens glandulifera, Drüsentragendes Springkraut

Botanischer Steckbrief:
Das zur Familie der Balsaminengewächse gehörende Drüsentragende Springkraut ist eine schnellwachsende, bis zu 2 m hohe, einjährige Pflanze, die nur bei hoher Luftfeuchtigkeit auf lehmigen Böden wie nassen Wäldern, Flußtälern und Auwiesen wächst. Ursprünglich stammt die Pflanze aus dem Himalaya und kam Anfang dieses Jahrhunderts als Gartenpflanze nach England, wo sie dann verwilderte und sich vor allem in tieferen Lagen ausbreiten konnte. Die Blätter sind 10-25 cm lang, scharf gesägt, spitz zulaufend, dunkelgrün mit purpurfarbenem Rand an aufrechten, nicht verzweigten Stengeln. Die 2,5 – 4 cm langen malvenfarbigen Blüten stehen in aufrechten, blattachselständigen Trauben, sind zweiseitig symmetrisch, ihre fünf Blütenblätter sind zusammengewachsen und ähneln einer Art Helm. Typisch ist der abwärts gekrümmte Sporn der Blüte.
▷ **Blütezeit:** Juni bis Oktober, oft bis zum ersten Frost.

Edward Bach:
»Für jene, die rasch sind im Denken und Handeln und alles schnell und ohne Zögern tun wollen. Im Falle einer Erkrankung sind sie darauf bedacht, rasch wieder zu genesen.
Es fällt ihnen sehr schwer, mit langsamen Menschen Geduld zu zeigen, da sie es für falsch und eine Zeitverschwendung halten, und sie setzen alles daran, um solche Menschen in ihrem Tun zu beschleunigen.
Oft ziehen sie es vor, allein zu arbeiten und zu denken, so daß sie alles in ihrem eigenen, gewohnten Tempo erledigen können.«

Blütenbild beim Menschen:
Impatiens, die Blüte der Geduld und Sanftmut, hilft Menschen die ungeduldig und leicht gereizt sind und zu überschießenden Reaktionen neigen. Es handelt sich dabei um aktive energische Persönlichkeiten, die keine Geduld mit Menschen aufbringen, die langsamer sind als sie. Sie lieben ihre Unabhängigkeit und arbeiten am liebsten allein in ihrem eigenen schnellen Tempo. Sie neigen zu Unruhe und Nervosität, da ihnen alles nicht schnell genug geht. Vor lauter Ungeduld treiben sie andere zur Eile an, werden schnell zornig und wütend, doch genauso schnell ist dieser Zorn wieder verraucht. Kinder können nicht stillsitzen, sind richtig hyperaktiv. Da diese Menschen ein hohes inneres Tempo vorlegen, neigen sie zu kurzfristigen Erschöpfungszuständen.
Im Gegensatz zu *Vervain (31)*, wo die innere Spannung durch einen Übereinsatz von Willenskraft kommt, entsteht bei **Impatiens** die innere Spannung durch eine nervöse Frustration, da alles zu langsam geht. Während *Vervain (31)* versucht, aktiv andere Menschen zu beeinflußen und zu überzeugen, beeinflußt **Impatiens** andere nicht, wenn man ihn ungestört arbeiten läßt und er sich dabei nicht mit anderen Menschen auseinandersetzen muß.

Veränderungen am Tier:

- Tiere wirken *hektisch, nervös*, sind *schnell gereizt* und neigen dann zu *überschießenden Reaktionen*. Ihnen fällt es *schwer*, auf etwas *zu warten*, nichts kann *schnell genug* gehen.
- Beim Spaziergang oder im Spiel sind sie *ungestüm* und kaum zu *bändigen*.
- Sie können sich *schlecht* auf eine Sache *konzentrieren*, wirken *ruhelos* und *überaktiv*.
- Das Futter wird hastig *verschlungen*, Leckerbissen werden aus der Hand gerissen.
- Meist handelt es sich um sehr *schlanke* und *flinke* Tiere, die eine *rasche Auffassungsgabe* haben, die gerne *rennen, springen* und *toben*.
- Werden diese Tiere in ihrem Bewegungsdrang eingeschränkt, reagieren sie mit *Unruhe* und *Nervosität*.

Ähnliche Blütenbilder:		
Nr.	Blüte	Symptome im Vordergrund
6	Cherry Plum	Zeigt überschießende Reaktionen und ist dann nicht mehr ansprechbar und kontrollierbar
28	Scleranthus	Neigung zu extremen Stimmungsschwankungen, zu Launenhaftigkeit
31	Vervain	Neigt zu Überaktivität und dazu, sich zu überfordern
35	White Chestnut	Mangelnde Konzentrationsfähigkeit und Unaufmerksamkeit

Bewährte Kombinationen:		
Impatiens	Kombinationsblüte	Indikation – Symptom
Impatiens →	**Mimulus** (20)	Bei Tieren, die in Angstsituationen sehr unruhig, hektisch und nervös werden
Impatiens →	**Scleranthus** (28)	Bei völlig unausgeglichenen Tieren, die sowohl nervös, als auch aggressiv reagieren können
Impatiens →	**Water Violet** (34)	Bei hektischen, ungeduldigen Tieren, die zudem noch Einzelgänger sind

Wann ist eine Behandlung mit Impatiens angezeigt?

- ▶ Oft zeigen Tiere, die **nicht artgerecht gehalten werden**, die in ihrer **Aktivität eingeschränkt** sind, das Bild von Impatiens.
- ▶ Dies können **Pferde** sein, die den ganzen Tag im Stall stehen ohne Kontakt zu Artgenossen oder **Schwarmvögel**, die allein, in einem dazu noch zu kleinen Käfig, gehalten werden.
- ▶ Da sie nicht so können, wie sie eigentlich wollen, reagieren sie frustriert, sind angespannt und fressen hastig, so daß sie öfters nach der Futteraufnahme erbrechen.
- ▶ Deshalb empfiehlt es sich bei Tieren, die das Blütenbild von Impatiens zeigen, die *Haltungsbedingungen* gründlich zu überprüfen. Weiterhin sollte auf jeden Fall die *Schilddrüsenfunktion* überprüft werden, ob diesem Verhalten nicht eine *Hyperthyreose* zugrunde liegt.

- Bei **Katzen** sind es die Vertreter der **schlanken Kurzhaarrassen** wie z.b. Orientalisch Kurzhaar, Siam, Abessinier oder Burmakatzen, die zu diesen Zuständen neigen. In ihrer Ungeduld werden sie oft auch aggressiv gegen ihre Besitzer.
- **Hunde** haben eine schnelle Auffassungsgabe, sind aber überaktiv und ermüden dadurch schnell. Ihre Hyperaktivität kann schnell in aggressives Verhalten umschlagen.
- **Sportpferde** drängen auf den Reitplatz, **Arbeitspferde** gehen los, ohne Kommandos abzuwarten. Es geht eben alles nicht schnell genug.
- **Vögel** reagieren gereizt, neigen zu Verspannungen, flattern ständig herum, rupfen sich ihre Federn und hacken, wenn man sich ihnen nähert.
- Wirken Tiere immer **ungeduldig** und **angespannt**, kann Impatiens bei folgenden Problemen helfen:
  - innere Anspannung
  - Gereiztheit
  - Ungeduld
  - Unruhe, Ruhelosigkeit
  - Nervosität
  - Hyperaktivität
  - Neigung zu überschießenden Reaktionen
  - Aggressivität
  - rasche Ermüdung.
- Bei folgenden **Erkrankungen** ist, nach entsprechend sorgfältiger Diagnostik und Therapie, Impatiens als **Zusatztherapie** geeignet:
  - Gastritis
  - Diarrhoe
  - Lebererkrankungen
  - Juckreiz
  - Futtermittelunverträglichkeit
  - Koliken.

2.19 Larch, Larix decidua, Lärche

Botanischer Steckbrief:
Die Lärche gehört zur Familie der Piniengewächse und ist ein 30 – 50 m hoher sommergrüner Nadelbaum, der im nördlichen Europa in allen Höhenlagen bis zur Baumgrenze vorkommt und der gerne an hellen und sonnigen Waldrändern zu finden ist. Ihre weichen Nadeln sind in grünen Büscheln angeordnet und werden im Herbst vor dem Abwerfen goldgelb. Die Rinde des Baumes ist grau oder rötlich-grau bis rotbraun, feinrissig und gerbstoffreich. Die Lärche ist einhäusig, weibliche und männliche Blüten sitzen getrennt an Kurztrieben. Die ca. 3 cm großen weiblichen Blüten sind rosa bis rot, die kugeligen männlichen Blüten sind schwefelgelb. Die eiförmigen Zapfen bleiben oft noch jahrelang am Baum hängen.
▷ **Blütezeit:** März bis April.

Edward Bach:
»Für jene, die sich selbst nicht als so gut oder fähig halten, wie die Menschen ihrer Umgebung. Sie rechnen damit zu scheitern, haben das Gefühl, nie Erfolg zu erleben, und so wagen sie nicht einmal eine Anstrengung, die groß genug wäre, ihnen Erfolg zu bringen.«

Blütenbild beim Menschen:
Larch, die Blüte des Selbstvertrauens, hilft Menschen, die an unterschiedlichsten Minderwertigkeitskomplexen leiden und durch ihren Mangel an Selbstvertrauen immer gleich Fehlschläge erwarten. Sie fühlen sich anderen Menschen von vorneherein unterlegen, trauen sich nichts zu, da sie immer fest davon überzeugt sind, daß sie es doch nicht schaffen werden. Sie sind eher empfindsam, ihnen fehlt Kraft und Entschlossenheit; oft wird eine Krankheit vorgeschoben, um bestimmte Dinge nicht in Angriff nehmen zu müssen, da es an Selbstvertrauen mangelt. Kinder fühlen sich in der Schule häufig als Versager.

Veränderungen am Tier:

- Tiere sind *schüchtern* und *zurückhaltend,* neuen Dingen gegenüber verhalten sie sich *passiv* oder *ziehen sich* zuerst einmal *zurück.*
- Auffällig ist eine eher *geduckte Körperhaltung, gesenkter Kopf* und ein *hängender Schwanz.*
- Von Artgenossen lassen sie sich schnell *einschüchtern,* dem Kontakt mit fremden Tieren gehen sie aus dem Weg. Werden mehrere Tiere gehalten, so sind die Tiere, die Larch brauchen, ihren *Artgenossen unterlegen,* werden sie angegriffen, ziehen sie sich *ohne Gegenwehr* sofort zurück.
- Auch an der Futterschüssel sind sie die letzten, die sich mit den *Resten* begnügen, die die anderen übriggelassen haben.
- Geringfügige Änderungen im gewohnten Tagesablauf können diese Tiere *irritieren* und *verunsichern.*

Ähnliche Blütenbilder:

Nr.	Blüte	Symptome im Vordergrund
2	**Aspen**	Ängstlichkeit und Schreckhaftigkeit
4	**Centaury**	Tiere sind sehr gehorsam, lernwillig und lassen sich gut führen
5	**Cerato**	Unsicherheit
9	**Clematis**	Tiere sind teilnahmslos, zeigen wenig Aufmerksamkeit an ihrer Umgebung

12	**Gentian**	Mißtrauische, übervorsichtige Tiere, die Körperkontakt meiden
24	**Pine**	Mutloses, unterwürfiges Verhalten
29	**Star of Bethlehem**	Tiere wirken nach einem Schockerlebnis apathisch
33	**Walnut**	Unsicherheit nach Veränderungen in der Umgebung der Tiere
34	**Water Violet**	Einzelgänger, die sich insgesamt nicht gerne anfassen lassen

Bewährte Kombinationen:		
Larch	Kombinationsblüte	Indikation – Symptom
Larch →	**Centaury** (4)	Zur Entwicklung eines gesunden Selbstwertgefühles, Steigerung des Selbstvertrauens
Larch →	**Star of Bethlehem** (29)	Bei Verlust des Selbstvertrauens nach einem einschneidenden Erlebnis
Larch →	**Walnut** (33)	Bei Umzug, Besitzerwechsel, geändertem Tagesablauf

Wann ist eine Behandlung mit Larch angezeigt?

▶ Bei Tieren, die sich gerne *unterordnen* und *keine Eigeninitiative* zeigen, die nur darauf warten, daß man ihnen sagt, was sie tun sollen, die auf Veränderungen im Tagesablauf verunsichert reagieren, kann Larch helfen. Genauso bei Tieren, die sich von ihren Artgenossen *alles ohne Gegenwehr gefallen lassen* und die in einer Tiergruppe dadurch natürlich zum »Prügelknaben« werden.

▶ Bei **Katzen** kann diese Verunsicherung so weit gehen, daß sie jedes andere als das gewohnte Futter verweigern. Sie trauen sich einfach nicht, etwas Neues auszuprobieren. Es handelt sich dabei oft um **kleine, gedrungene Tiere**.

▶ **Pferde** sondern sich von der Herde ab und lassen den Kopf hängen.

▶ Auch **Vögel** können Veränderungen schlecht ertragen und reagieren unter Umständen mit Federrupfen darauf.

▶ Zeigen Tiere ein sehr **zurückhaltendes Wesen**, kann Larch bei folgenden Problemen helfen:
  • mangelndes Selbstvertrauen

- mangelnde Eigeninitiative
- Verunsicherung
- Unterwürfigkeit
- Skepsis
- Minderwertigkeitskomplexe
- Federrupfen.

▶ Bei folgenden **Erkrankungen** ist, nach entsprechend sorgfältiger Diagnostik und Therapie, Larch als **Zusatztherapie** geeignet:
- Anfälligkeit für Erkrankungen
- langdauernde Erkrankungen.

2.20 Mimulus, Mimulus guttatus, Gefleckte Gauklerblume

Botanischer Steckbrief:
Die Gefleckte Gauklerblume ist ein aus Nordamerika stammender, bis zu 50 cm hoher Rachenblütler, der auf feuchten Böden und an Wasserläufen vorkommt. Sie hat fleischige, grüne Stiele mit gegenüber angeordneten und den Stiel umschließenden Blättern. Die fünfblättrigen, leuchtendgelben Blütenblätter sind zusammengewachsen und bilden die Form eines geöffneten Mundes mit einem Durchmesser von 2,5 - 3 cm. Auf der Unterlippe haben die Blüten nach innen gehend kleine, rötliche Flecken.
▷ **Blütezeit:** Juni bis August.

Edward Bach:
»Furcht vor weltlichen, konkreten Dingen, vor Krankheit, Schmerz, Unfällen, Armut, Dunkelheit, Alleinsein, Unglück. Die Ängste des täglichen Lebens. Diese Menschen ertragen ihre Ängste, ohne zu klagen und sprechen nur selten frei darüber zu anderen.«

Blütenbild beim Menschen:
Mimulus, die Blüte des Vertrauens und der Tapferkeit wird beim Menschen dann eingesetzt, wenn konkrete Ängste vorliegen, die man benennen kann. Diese Menschen sind oft schüchtern und zurückhaltend, ängstigen sich vor bestimmten Situationen, behalten aber ihre Befürchtungen für sich. Diese Ängste können sich zu regelrechten Phobien steigern. Zukunftsangst, Angst vor Dunkelheit, vor Krankheiten, vor Unfällen, vor Spinnen, vor Mäusen, vor Hunden, Platzangst in Fahrstühlen sind nur einige Beispiele. Oft besteht zusätzlich eine Überempfindlichkeit gegen Kälte, Lärm, grelles Licht, laute Geräusche. In vielen Lebensbereichen sind diese Menschen übervorsichtig. Obwohl man unter Umständen Angst vor dem Alleinsein hat, ist man in Gesellschaft schüchtern und nervös.

Veränderungen am Tier:

- Auch Tiere können vor ganz *konkreten Dingen* oder *Situationen Angst* haben. Es können irgendwelche x-beliebigen Gegenstände, aber auch Personen oder Artgenossen sein, mit denen das Tier vielleicht einmal schlechte Erfahrungen machte, ohne daß der Besitzer dies bemerkte, vor denen das Tier *Angst* hat.
- Weitverbreitet ist die *Angst vor Silvesterfeuerwerk* oder anderen plötzlich auftretenden lauten Geräuschen wie *Schüssen* oder *Gewitterdonner*.
- Solche konkreten Ängste können sich im Laufe von Jahren dermaßen steigern, daß sie für Tier und Halter unerträglich werden, da das Tier versucht, der Angstsituation aus dem Weg zu gehen, bzw. davor flieht.
- Ein Hund, der *Angst vor lauten Geräuschen* hat, wird unter Umständen nur noch zu bestimmten Zeiten bereit sein, das Haus zu verlassen, um seine Notdurft zu verrichten.
- Oft besteht dazu noch eine *Überempfindlichkeit* gegen *helles Licht* oder *laute Geräusche*.

Ähnliche Blütenbilder:

Nr.	Blüte	Symptome im Vordergrund
2	**Aspen**	Vage Ängstlichkeit, Schreckhaftigkeit, nicht auf bestimmte Dinge bezogen, neigt zu Angstaggressionen
6	**Cherry Plum**	Heftige, aggressive, anfallsartige Ausbrüche, in denen das Tier unkontrollierbar ist
19	**Larch**	Zurückhaltung und Schüchternheit
26	**Rock Rose**	Panik, schwere akute Angstzustände

Bewährte Kombinationen:

Mimulus	Kombinationsblüte	Indikation – Symptom
Mimulus →	**Aspen** (2) und **Rescue Remedy** (39)	Angstmischung
Mimulus →	**Centaury** (4)	Bei gutmütigen, willensschwachen Tieren, die vor konkreten Dingen Angst haben
Mimulus →	**Holly** (15)	Eifersucht zusammen mit konkreten Ängsten

Mimulus → Larch (19)	Wenn neben konkreten Ängsten noch mangelndes Selbstvertrauen vorhanden ist
Mimulus → Star of Bethlehem (29)	Wenn Ängste mit einem einmaligen Schockerlebnis verbunden sind
Mimulus → Walnut (33)	Bei Tieren mit konkreten Ängsten, denen z.B. ein Orts- oder Besitzerwechsel bevorsteht

Wann ist eine Behandlung mit Mimulus angezeigt?

▶ Tiere, die Mimulus brauchen, haben oft einen für ihre Rasse **zarten Körperbau** und wirken insgesamt scheu und zurückhaltend. Sie neigen zu *wiederkehrenden Bagatellerkrankungen* wie Erkältungen und erscheinen im Wesen etwas *nervös*. Während der Genesung sind solche Tiere übervorsichtig. Man kann unter Umständen beobachten, daß das Tier sein Bein nach einer Frakturbehandlung immer noch schont, obwohl es schon längst wieder belasten könnte.

▶ **Hunde** fliehen vor dem, was ihnen Angst macht, oft schon bevor die konkrete Situation eingetreten ist. So sind sie bereits vor Gewittern unter der Couch oder in ihrer Fluchtecke zu finden.

▶ **Katzen** verkriechen sich häufig unter Möbeln oder suchen Schutz unter der Kleidung ihrer Bezugsperson. Solchen Katzen sollten deshalb in der Wohnung Möglichkeiten zum Rückzug geboten werden, wie z.B. Kuschelhöhlen.

▶ **Vögel** sind verschüchtert, versuchen sich zu verstecken, **brütende Hennen** verlassen ihr Gelege, wenn Situationen auftreten, die dem Vogel Angst machen.

▶ Zeigt ein Tier solche **konkret zu benennenden Ängste**, so kann Mimulus bei folgenden Problemen helfen:
  • Angstzustände in konkreten Situationen:
    Angst vor dem Alleinsein, Angst vor Männern, vor Artgenossen, vor Autos, im Dunkeln usw.
  • Gewitterangst, Angst vor Feuerwerk
  • Angst in geschlossenen Räumen (Claustrophobie)
  • Unruhe
  • Nervosität
  • Scheue
  • bei Pferden:
  • Angst vor dem Verladen, vor dem Hufbeschlag.

▶ Bei folgenden **Erkrankungen** ist, nach entsprechend sorgfältiger Diagnostik und Therapie, Mimulus als **Zusatztherapie** geeignet:
- Nachbehandlung von Verletzungen, Operationen
- Herzerkrankungen.

2.21 Mustard, Sinapis arvensis, Ackersenf

Botanischer Steckbrief:
Der in Nordwesteuropa einheimische Ackersenf ist eine häufig vorkommende, 50-70 cm hohe, einjährige Pflanze aus der Familie der Kreuzblütler, die als Unkraut weitverbreitet auf Feldern, an Wege- und Straßenrändern vorkommt und kalkhaltige, nährstoffreiche Lehmböden bevorzugt. Die ungeteilten Blätter sind dunkelgrün, unregelmäßig gelappt und gezähnt. Stiel und Blätter sind rauh behaart. Die leuchtendgelben Blüten wachsen aus den Blattachseln der Blätter heraus, besitzen als typische Kreuzblütler vier Kelchblätter, vier Blütenblätter, zwei kürzere und vier längere Staubblätter, die alle kreuzweise ausgerichtet sind. Der oberständige zweiblättrige Fruchtknoten sitzt in der Mitte. Die Samen des Ackersenfs können ihre Keimfähigkeit über Jahre behalten, so daß trotz intensiver Bekämpfung jedesmal, wenn der Boden umgegraben wird und die Samen optimale Bedingungen finden, wieder Ackersenf wächst.
▷ **Blütezeit:** Mai bis September.

Edward Bach:
»Für jene, die zuweilen schwermütig oder gar verzweifelt sind, als ob eine kalte, dunkle Wolke sie überschattete und Licht und Lebensfreude vor ihnen verberge. Vielleicht ist es gar nicht möglich, solche Phasen zu begründen oder erklären. Unter diesen Umständen ist es fast ausgeschlossen, glücklich oder fröhlich zu erscheinen.«

Blütenbild beim Menschen:
Mustard, die Weltschmerzblüte, die Blüte der Heiterkeit und Klarheit, hilft Menschen, bei denen Perioden tiefer Melancholie und Traurigkeit plötzlich und ohne erkennbaren Grund auftreten und auch wieder verschwinden. Wie aus heiterem Himmel kommen diese Gefühle von Traurigkeit und Depression, denen man sich nicht entziehen kann. Man findet keinen logischen Zusammenhang zwischen diesem Zustand und seinem sonstigen Leben.
Im Gegensatz zu *Gentian (12),* wo der Grund der Trauer bekannt ist, kommt und geht diese Trauer bei **Mustard** scheinbar ohne inneren Zusammenhang.

Veränderungen am Tier:

- Tiere, die Mustard brauchen, wirken *plötzlich traurig* und *niedergeschlagen*, *verkriechen* sich, zeigen völlige *Bewegungsunlust* oder *reagieren* überhaupt *nicht auf Ansprache*.
- Sie gehen nur zögernd in *schleichendem Tempo*, um ihre dringendsten Bedürfnisse zu befriedigen.
- So wie dieser Zustand kommt, vergeht er nach einiger Zeit wieder, kann aber in mehr oder weniger regelmäßigen Abständen erneut auftreten.

Ähnliche Blütenbilder:		
Nr.	Blüte	Symptome im Vordergrund
9	**Clematis**	Anhaltende Interessenlosigkeit
13	**Gorse**	Tiere wirken kraftlos, müde, resigniert, meist nach langer Leidensgeschichte
16	**Honeysuckle**	Apathie nach Umgebungs- oder Besitzerwechsel
23	**Olive**	Totale körperliche Erschöpfung
30	**Sweet Chestnut**	Zustand innerer Auswegslosigkeit und extremer Belastung
37	**Wild Rose**	Völlige Selbstaufgabe, Apathie und Teilnahmslosigkeit

Bewährte Kombinationen:		
Mustard	Kombinationsblüte	Indikation – Symptom
Mustard →	**Scleranthus** (28)	Bei extremen Stimmungsschwankungen mit Phasen von Traurigkeit
Mustard →	**Star of Bethlehem** (29)	Bei Phasen von Teilnahmslosigkeit nach einem Schockerlebnis

Wann ist eine Behandlung mit Mustard angezeigt?

▶ Viele Tiere, die *nicht artgerecht* gehalten werden, verfallen leicht in so einen Zustand und leben ihre Frustrationen in Depression aus.

- Man denke an **Pferde**, die den ganzen Tag im Stall stehen und dauernd gegen die Boxenwand treten, an **Wohnungskatzen**, die dauernd allein gelassen werden, **Vögel** in zu kleinen Käfigen.
- Deshalb sollten bei Tieren, die das Blütenbild von Mustard zeigen, die *Haltungsbedingungen* nochmals eingehend überprüft werden.
- Doch auch bei vielen *degenerativen Organerkrankungen* im Anfangsstadium werden vor allem **ältere Tiere** zunächst durch entsprechend verändertes Verhalten auffällig. Deshalb sollten vor einer Behandlung mit Mustard entsprechende Untersuchungen durchgeführt werden.
- **Hunde** zeigen einen labilen Gemütszustand. Dinge, die ihnen heute Freude machen, werden morgen nicht beachtet, mal läuft der Hund gerne auf dem Spaziergang, mal geht er nur schleppend hinterher, ohne daß man einen Grund dafür finden könnte.
- Bei **Katzen** sind es eher die sonst aktiven, munteren Tiere, die plötzlich ein erhöhtes Schlafbedürfnis haben und wenig Interesse an ihrer Umwelt zeigen.
- **Vögel** sind depressiv, sitzen in einer Ecke, zeigen Bewegungsunlust und rupfen sich die Federn aus.
- **Meerschweinchen** werden oft in der Praxis vorgestellt, da sie das Fressen eingestellt haben und sich kaum noch bewegen. Organisch ist keine Erkrankung festzustellen, doch werden sie nicht zwangsernährt, hungern sie sich zu Tode.
- Zeigen Tiere diese **depressiven Züge** ohne daß Haltungsfehler oder -mängel vorliegen und durch entsprechende Untersuchungen Erkrankungen ausgeschlossen wurden, so kann Mustard bei folgenden Problemen helfen:
  - periodisch auftretende Antriebschwäche
  - Traurigkeit
  - Niedergeschlagenheit
  - Stimmungsschwankungen
  - labiler Gemütszustand
  - erhöhtes Schlafbedürfnis
  - fehlende Motivation
  - Federrupfen bei Vögeln
  - Stereotypien wie das Benagen bestimmter Körperstellen bis zum Bluten
  - Unarten bei Pferden wie z.B. dauernd gegen die Boxenwände zu treten.
- Bei folgenden **Erkrankungen** ist, nach entsprechend sorgfältiger Diagnostik und Therapie, Mustard als **Zusatztherapie** geeignet:
  - akute Erkrankungen, die mit Antriebsschwäche einhergehen
  - Allergien
  - Inappetenz.

2.22 Oak, Quercus robur, Eiche

Botanischer Steckbrief:
Die Eiche ist ein in fast ganz Europa vorkommender, sommergrüner, 30–40 m hoher, kurzstämmiger, einhäusiger Laubbaum mit weit ausladender Krone. Die Blätter haben nur einen kurzen oder überhaupt keinen Stiel, sind wechselständig, 10-15 cm lang, 5-8 cm breit, mit 5-6 rundlichen Buchten und ganzrandigen Lappen. Die Oberseite ist tiefgrün, glänzend, die Unterseite ist heller und auf den Adern behaart. Die Blüten sind unscheinbar, in eingeschlechtigen Ständen. Die 2-4 cm langen, hängenden, gelbgrünen, männlichen Kätzchen sitzen büschelig gehäuft am Grund von Jungtrieben. Die unscheinbaren, leicht rötlichen weiblichen Blüten befinden sich an der Spitze von Jungtrieben in lang gestielten 1- bis 3-blütigen Ähren. Sie bestehen aus einem Stempel mit einer dreilappigen Narbe, der Fruchtknoten ist von einem Kranz winziger Blätter umgeben, die nach der Befruchtung den Fruchtbecher bilden. Nur die weiblichen Blüten werden verwendet.
▷ **Blütezeit:** April bis Mai.

Edward Bach:
»Für jene, die sich anstrengen und Mühe geben, um wieder gesund zu werden, und auch in ihrem täglichen Leben hart kämpfen. Sie werden weiterhin eines nach dem anderen ausprobieren, auch wenn ihr Fall hoffnungslos erscheint.
Sie kämpfen weiter. Sie sind nicht zufrieden mit sich selbst, wenn Krankheit ihnen die Erfüllung ihrer Pflichten oder ihrer Hilfe für andere durchkreuzt.
Sie sind tapfere Menschen, die gegen große Schwierigkeiten ankämpfen, ohne daß ihre Anstrengungen oder ihre Hoffnung dabei nachlassen.«

Blütenbild beim Menschen:
Oak, die Blüte der Kraft und Ausdauer, hilft Menschen, die sich als niedergeschlagene, erschöpfte Kämpfer fühlen, die aber trotzdem weitermachen und nie aufgeben. Sie sind pflichttreu, zuverlässig und zäh, neigen dazu, sich zu überarbeiten, sind dann innerlich niedergeschlagen und verzagt. Sie zeigen eine fast übermenschliche Ausdauer und Geduld, kämpfen tapfer gegen alle Schwierigkeiten, sind völlig ausgelaugt und abgerackert, klagen aber nie darüber und verlieren auch nicht die Hoffnung. Oft arbeiten diese Menschen nur noch aus Pflichtgefühl und ignorieren ihr Ruhebedürfnis. Sie sind bemüht, ihre Müdigkeit und Schwäche nicht nach außen sichtbar werden zu lassen. Von anderen Menschen werden sie bewundert, da sie sich nie unterkriegen lassen.
Im Gegensatz zu *Elm (11),* wo man seine Tätigkeit als Berufung betrachtet und nur an einem *vorübergehenden* Erschöpfungszustand leidet, betrachtet man bei **Oak** seine Arbeit als eine Verpflichtung; der Erschöpfungszustand kann bereits *chronisch* sein.

Veränderungen am Tier:

- Tiere überwinden sich *trotz Erschöpfung* immer wieder dazu, ihre *Aufgaben zu erfüllen*.
- Diese Tiere sind sehr *ausdauernd*, wirken *erschöpft*, lassen sich aber trotzdem zu *weiteren Leistungen motivieren*.
- Diese Tiere haben einen starken *Beschäftigungsdrang* und leiden darunter, wenn sie diesem nicht nachgehen können. Sie suchen sich dann oft eine *Ersatzbeschäftigung*, der sie wie besessen nachgehen.

Ähnliche Blütenbilder:		
Nr.	Blüte	Symptome im Vordergrund
11	**Elm**	Normalerweise kräftige Tiere wirken erschöpft und niedergeschlagen
13	**Gorse**	Apathie durch fehlende Antriebskraft
18	**Impatiens**	Hektische Tiere, die zu überschießenden Reaktionen neigen
27	**Rock Water**	Starr wirkende Tiere, die dazu neigen, ihre natürlichen Bedürfnisse zu unterdrücken
31	**Vervain**	Hyperaktive Tiere, die sich selbst überfordern

Bewährte Kombinationen:		
Oak	Kombinationsblüte	Indikation – Symptom
Oak →	**Agrimony** (1)	Schwerkranke Tiere, die sich nichts anmerken lassen
Oak →	**Centaury** (4)	Willensschwache Tiere, die sich leicht überfordern lassen
Oak →	**Olive** (23)	Total erschöpfte Tiere, die trotzdem noch leistungsbereit sind

Wann ist eine Behandlung mit Oak angezeigt?

▶ Bei Tieren, die vorübergehend keine Möglichkeit haben, ihrem angeborenen Beschäftigungsdrang nachzugehen, die z.B. **aus dem Leistungssport in die Zucht genommen** werden und sich nun langweilen, können wir Oak geben. Diese Tiere zeigen dann oft Stereotypien in Form von Lautäußerungen oder übermäßigem Bewegungsdrang.

- Bei **durch ihre Aktivität vorzeitig gealterten Tieren** kann Oak als **Dauertherapie** gegeben werden, um ihnen ihre Starrheit und Verbissenheit, mit der sie ihren Beschäftigungen nachgehen, zu nehmen und sie wieder beweglicher zu machen.
- Bei Hunden sind es überwiegend **Sport-** oder **Diensthunde** (Polizeihunde, Suchhunde, Blindenhunde), die dazu neigen, sich zu überarbeiten und die sich trotz Erschöpfung immer noch auf die ihnen gestellten Aufgaben konzentrieren.
- **Unkastrierte Kater**, die sich immer wieder in neue Kämpfe stürzen, auch wenn ihnen ihre Gegner überlegen sind, brauchen Oak, genauso wie **magere, ausgezehrte Katzenmütter**, die trotz geringem Nahrungsangebot noch genügend Milch für ihre Welpen produzieren.
- Auch **Katzen**, die trotz ungünstiger Umstände große Entfernungen zurücklegen, um z.b. nach einem Umzug wieder an ihr altes Zuhause zu kommen, können mit Oak behandelt werden.
- **Papageien** nagen den lieben langen Tag dicke Äste durch, **Hamster** laufen die ganze Nacht in ihrem Laufrad.
- Hat man Tiere, die **trotz Erschöpfung nicht ausruhen**, sondern in ihren Tätigkeiten weitermachen, kann Oak bei folgenden Problemen helfen:
  - Überforderung
  - Erschöpfung
  - Starrheit
  - Verbissenheit
  - Frustration
  - übertriebene Ausdauer
  - übermäßige Aktivität
  - Besessenheit
  - innere Anspannung
  - Stereotypien
  - Ersatzhandlungen.
- Bei folgenden **Erkrankungen** ist, nach entsprechend sorgfältiger Diagnostik und Therapie, Oak als **Zusatztherapie** geeignet:
  - schwere Erkrankungen, die mit Erschöpfungszuständen einhergehen
  - Muskelverspannungen
  - Geriatrie: Steifheit und Arthrosen.

2.23 Olive, Olea europaea, Ölbaum

Botanischer Steckbrief:
Der Oliven- oder Ölbaum ist ein immergrüner, 2-15 m hoher Baum mit kräftigem, knorrigem Stamm, der am besten auf trockenen, steinigen Böden in mediterranem Klima gedeiht. Die Blätter sind graugrün, auf der Unterseite silbern und ledrig 4,5-6 cm lang und in entgegengesetzten Paaren an den Ästen angeordnet. Die kleinen, weiß-gelblichen Blüten wachsen in

traubigen Rispen mit 20 oder mehr Einzelblüten, die aus einer Blattachse entspringen. Sie sind sehr klein und besitzen vier cremigweiße Blütenblätter. Der Ölbaum kommt in England nicht vor, BACH erhielt diese Blüten aus Italien.
▷ **Blütezeit:** April bis Juni.

Edward Bach:
»Für jene, die seelisch oder körperlich so gelitten haben, so erschöpft und müde sind, daß sie das Gefühl haben, keine Kraft mehr zu besitzen, um sich von neuem anzustrengen. Das tägliche Leben ist für sie Schwerarbeit, freudlose Mühe.«

Blütenbild beim Menschen:
Olive, die Erschöpfungsblüte, die Blüte der Regeneration und Wiederherstellung wird beim Menschen bei totaler körperlicher und psychischer Erschöpfung nach langanhaltender Überforderung oder langer körperlicher Krankheit eingesetzt. Diese Menschen fühlen sich völlig ausgelaugt, brauchen viel Schlaf, können sich zu keinerlei Aktivität aufraffen. Die kleinsten Aufgaben werden zur unüberwindlichen Schwierigkeit.
Im Gegensatz zu *Hornbeam (17),* wo sich die Erschöpfung mehr im Kopf abspielt, wo man aber im Laufe des Tages »in die Gänge« kommt, herrscht bei **Olive** eine totale Erschöpfung von Körper, Geist und Seele.

Veränderungen am Tier:

- Tiere, die Olive brauchen, wirken *völlig erschöpft* und *energielos,* sei es durch permanente körperliche Überanstrengung oder durch schon lange bestehende, kräftezehrende Erkrankungen. Diese Tiere wirken *müde* und sind zu *keinerlei Aktivitäten zu bewegen,* alle Kraftreserven sind aufgebraucht.
- Sie *schlafen* sehr viel.
- Häufig sind es *alte Tiere,* die *erschöpft* und *verbraucht* erscheinen.

Ähnliche Blütenbilder:

Nr.	Blüte	Symptome im Vordergrund
11	**Elm**	Vorübergehende Erschöpfung bei normalerweise kräftigen Tieren
17	**Hornbeam**	Müdigkeit, fehlende Energie und Spannkraft
22	**Oak**	Trotz Erschöpfung wollen diese Tiere ihre Aufgaben erfüllen

30	**Sweet Chestnut**	Zustand innerer Auswegslosigkeit und extremer Belastung
37	**Wild Rose**	Völlige Resignation und Apathie

Bewährte Kombinationen:		
Olive	Kombinationsblüte	Indikation – Symptom
Olive	→ **Elm** (119) und **Hornbeam** (17)	Die Kraftblütenmischung
Olive	→ **Gorse** (13)	Tiere, die eine lange Leidensgeschichte hinter sich haben, die schon durch mehrere Hände gegangen sind und erschöpft wirken
Olive	→ **Oak** (22)	Extrem pflichtbewußte Tiere, die zu Überanstrengung neigen
Olive	→ **Wild Rose** (37)	Völlig apathische, teilnahmslose Tiere

Wann ist eine Behandlung mit Olive angezeigt?

- ▶ Bei Tieren, die **von Geburt an eher zart** sind, die Belastungen schlecht verkraften können, da es ihnen an Robustheit mangelt, kann Olive als **Basistherapie** angewandt werden.
- ▶ Auch **alten Tieren** gibt Olive Kraft und Energie.
- ▶ Immer, wenn Tieren erhöhte Belastungen wie z.b. **Wettkämpfe** oder **Ausstellungen** bevorstehen und wenn schon die Vorbereitungen dazu einen enormen Stress bedeuten, kann Olive gegeben werden.
- ▶ Bei **Hunden** findet man das Blütenbild von Olive häufig nach längeren schweren Erkrankungen, nach Operationen oder Schwergeburten oder bei sehr alten Tieren.
- ▶ Vernachlässigten, verwahrlosten und ausgezehrten **Katzen** hilft Olive, neue Kräfte zu sammeln.
- ▶ Machen Tiere einen **erschöpften Eindruck**, ohne daß entsprechende körperliche Erkrankungen vorliegen, kann Olive bei folgenden Problemen helfen:
  - Erschöpfung
  - Müdigkeit
  - Überanstrengung
  - Überbelastung
  - Energielosigkeit

- mangelnde Robustheit
- erhöhtes Schlafbedürfnis.

▶ Bei folgenden **Erkrankungen** ist, nach entsprechend sorgfältiger Diagnostik und Therapie, Olive als **Zusatztherapie** angezeigt:
- Nachbehandlung von Frakturen, Verstauchungen, Prellungen
- chronische, kräftezehrende Erkrankungen
- Rekonvaleszenz
- Herzinsuffizienz
- Leber- oder Nierenerkrankungen
- Mangelerscheinungen durch Mangelernährung.

2.24 Pine, Pinus sylvestris, Kiefer

Botanischer Steckbrief:
Die Kiefer ist ein immergrüner, 20-35 m hoher, überall in Europa vorkommender Nadelbaum, der in Mischwäldern oder in Reinbeständen auch auf kargen Böden wächst. Die 5-7,5 cm langen, blau- oder graugrünen Nadeln befinden sich an 2-nadeligen Kurztrieben, die am Grund von einer 6-10 mm langen, grauen Nadelscheide umhüllt sind. Die Kiefer ist einhäusig, die Blüten sind eingeschlechtig. Die männlichen Blüten finden sich zahlreich am Grund von jungen Langtrieben als Traube von kleinen gelben Kugeln. Die weiblichen Blüten an den Außenseiten der Krone sind kleine, aufrecht stehende, rötliche Zäpfchen. In den Achseln der Schuppen liegen die Samenanlagen.
▷ **Blütezeit:** Mai bis Juni.

Edward Bach:
»Für jene, die sich selbst Vorwürfe machen. Selbst, wenn sie erfolgreich sind, denken sie, sie hätten es noch besser machen können, und sind nie zufrieden mit ihren Bemühungen oder deren Resultaten. Sie arbeiten schwer und leiden sehr unter den Fehlern, die sie sich selbst einreden.
Manchmal, wenn es einen Fehler gibt, den andere verschuldet haben, nehmen sie diesen sogar auf sich und fühlen sich verantwortlich.«

Blütenbild beim Menschen:
Pine, die Blüte des Verzeihens und der Reue, hilft Menschen, die sich Selbstvorwürfe machen, die sich selbst gegenüber Schuldgefühle haben und dadurch ein bedrücktes Lebensgefühl entwickeln. Sie nehmen die Schuld anderer auf sich, fühlen sich für die Fehler anderer verantwortlich, stellen an sich selbst höchste Anforderungen und fühlen sich innerlich schuldig, wenn sie sie nicht erfüllen können. Sie fühlen sich wertlos und minderwertig, gönnen sich wenig, stecken sofort zurück, wenn die Nachfrage größer ist als das Angebot. Selbst bei Erfolgen werfen sie sich innerlich noch vor, daß sie dieses und jenes hätten besser machen können. Es

fällt ihnen schwer, von anderen etwas anzunehmen, da sie unbewußt glauben, sie hätten es nicht verdient. Oft haben diese Menschen eine kindlich-ängstliche Grundhaltung und sind unterbewußt stark von religiös gefärbten Konzepten geprägt.

Veränderungen am Tier:

- Tiere zeigen eine *ängstlich-geduckte* bis *unterwürfige Körperhaltung*.
- Sie kommen oft auf dem *Bauch angekrochen,* als erwarteten sie, jederzeit *bestraft* zu werden.
- Wenn sie etwas angestellt haben, *verkriechen* sie *sich schuldbewußt*.
- Auf *Schimpfen* reagieren sie äußerst sensibel mit *Rückzug*. Meist reicht schon ein strafender Blick des Tierbesitzers, damit diese Tiere ihr *unterwürfiges Verhalten* zeigen.
- Gegenüber Artgenossen wirken sie *unterlegen* und werden deshalb oft *angegriffen*. Sie *wehren* sich *nicht*, sondern machen sofort *Unterlegenheitsgesten*.
- Oft *zucken* diese Tiere grundlos *zusammen*.

Ähnliche Blütenbilder:

Nr.	Blüte	Symptome im Vordergrund
4	**Centaury**	Willensschwache, gutmütige Tiere
5	**Cerato**	Auffällig unsichere Tiere
12	**Gentian**	Mißtrauische, vorsichtige Tiere
19	**Larch**	Fehlendes Selbstvertrauen, fühlen sich unterlegen

Bewährte Kombinationen:

Pine	Kombinationsblüte	Indikation – Symptom
Pine →	**Cerato** (5)	Bei überanhänglichen, unterwürfigen Tieren
Pine →	**Larch** (19)	Tiere mit wenig Selbstvertrauen, die extrem empfindlich auf Tadel reagieren

Wann ist eine Behandlung mit Pine angezeigt?

▶ Oft entsteht die für das Blütenbild von Pine **typische Unterwürfigkeit** durch ungerechte Behandlung eines Tieres durch den Tierhalter, so daß

das Tier aus Furcht vor Tadel ängstlich und geduckt herumläuft und sich verkriecht, sobald der Halter oder derjenige, der das Tier so eingeschüchtert hat, sich nähert.
▶ **Hunde** zeigen eine geduckte Haltung, der Schwanz ist eingezogen, oft verkriechen sie sich in einer Ecke. Auf jede Art von Tadel reagieren sie überempfindlich und sind oft lange beleidigt. Sie können Probleme mit der Stubenreinheit haben. Für Artgenossen sind sie ein beliebtes Angriffsziel, da ihr mutloses und unterwürfiges Verhalten diese nur noch herausfordert.
▶ In einer Gemeinschaft von **Katzen** sind Tiere, die Pine brauchen, diejenigen, die immer zuerst angegriffen werden. Sie scheinen auf solche Angriffe schon zu warten. Auch ihrer Bezugsperson gegenüber zeigen sie sich ängstlich und unterwürfig. Stubenunreinheit und andere Untugenden kommen vor, treten aber nicht als Protestverhalten auf.
▶ Tieren, die ein **unterwürfiges Naturell** haben und **auf Tadel besonders empfindlich reagieren**, kann Pine bei folgenden Problemen helfen:
- Mutlosigkeit
- Unterwürfigkeit
- Verkriechen
- Sensibilität
- Schüchternheit
- Stubenunreinheit
- Untugenden.
▶ Bei folgenden **Erkrankungen** ist, nach entsprechend sorgfältiger Diagnostik und Therapie, Pine als **Zusatztherapie** angezeigt:
- Abwehrschwäche
- Gelenk- und Knochenerkrankungen
- rheumatische Erkrankungen.

2.25 Red Chestnut, Aesculus carnea, Rote Kastanie

Botanischer Steckbrief:
Die Rote Kastanie ist eine Kreuzung aus einer nordamerikanischen Art und der Gewöhnlichen Roßkastanie, die seit Anfang des 19. Jahrhunderts als eigene Art existiert. Sie ist ein sommergrüner, 10-15 m hoher Laubbaum mit furchiger Rinde, der in Mitteleuropa oft in Alleen oder Baumgruppen gepflanzt wird, aber selten verwildert zu finden ist. Die dunkelgrünen Blätter sind gegenständig, fingerförmig gefiedert mit 5 – 7 Fiedern, doppelt gesägtem Blattrand und langem, dickem Stiel. Die rosaroten bis roten Blüten sind in endständigen, aufrechten, kegelförmigen, 20-30 cm langen Scheinrispen zwittrig oder männlich angeordnet. Die einzelne Blüte hat einen Durchmesser von 1-2 cm.
▷ **Blütezeit:** Mai bis Juni.

Edward Bach:
»Für jene, denen es schwerfällt, sich nicht um andere zu ängstigen. Oft haben sie es schon aufgegeben, sich über sich selbst Sorgen zu machen, können aber um jene, die sie lieben, viel bangen und leiden und haben häufig Angst, daß ihnen etwas Schlimmes zustoßen könnte.«

Blütenbild beim Menschen:
Red Chestnut, die Blüte der Fürsorge und Nächstenliebe wird bei Menschen eingesetzt, die sich mehr um das Wohlergehen anderer Menschen sorgen als um ihr eigenes. Diese Menschen sind überbesorgt um die Sicherheit ihrer Angehörigen, haben immer Angst, daß ihnen etwas Schlimmes passieren könnte oder daß hinter harmlosen Beschwerden eine schwere Krankheit steckt. Sie haben eine zu starke innere Verbundenheit mit nahestehenden Personen, wobei ihnen nicht bewußt ist, daß sie sich und den anderen damit schaden könnten. Es handelt sich dabei oft um Mütter, die ihre Kinder nicht loslassen können oder Kinder, die Schwierigkeiten haben, sich auch nur kurze Zeit von Mutter oder Vater zu trennen. Diese zu enge Bindung entspringt einer tiefsitzenden eigenen Unsicherheit.

Veränderungen am Tier:

- Red Chestnut ist ein Blütenbild, das *bei Tieren eher seltener vorkommt*.
- Es wird bei solchen Tieren eingesetzt, die sich einer bestimmten Person oder einem bestimmten Tier besonders *eng verbunden fühlen* und ein *übertriebenes Beschützerverhalten* zeigen.
- Man denke zunächst einmal an die Tiermütter, die ihre *Jungen nicht aus den Augen lassen,* dauernd in ein neues Versteck bringen und keinen Menschen, manchmal nicht einmal ihre Besitzer, an den Nachwuchs heranlassen.

Ähnliche Blütenbilder:

Nr.	Blüte	Symptome im Vordergrund
5	**Cerato**	Anhänglichkeit aus Unsicherheit
8	**Chicory**	Wollen ständig im Mittelpunkt stehen
14	**Heather**	Überanhängliche Tiere mit wenig Selbstbewußtsein, die immer im Mittelpunkt stehen wollen
31	**Vervain**	Anhänglichkeit zusammen mit Hyperaktivität
32	**Vine**	Anhänglichkeit, um Dominanzanspruch durchzusetzen
33	**Walnut**	Anhänglich, weil unsicher und irritiert durch Veränderungen in der Umgebung

Bewährte Kombinationen:		
Red Chestnut	Kombinationsblüte	Indikation – Symptom
Red Chestnut →	**Cherry Plum** (6)	Bei überfürsorglichen Tieren mit Neigung zu Ausbrüchen von Aggressivität
Red Chestnut →	**Holly** (15)	Bei Tieren, die ihre Bezugsperson nicht aus den Augen lassen und auf Annäherung Fremder eifersüchtig reagieren

Wann ist eine Behandlung mit Red Chestnut angezeigt?

▶ Bei **Hunden**, die aus Anhänglichkeit einen übersteigerten Schutztrieb zeigen und unter Umständen selbst den Partner ihrer Bezugsperson anknurren, wenn er zu nahe kommt, ist Red Chestnut angezeigt.

▶ Zeigen Tiere **übergroße Fürsorge gegenüber anderen Tieren oder Menschen**, kann eine Behandlung mit Red Chestnut bei folgenden Problemen helfen:
  - Nervosität
  - übersteigerter Schutztrieb
  - Überfürsorglichkeit
  - Tiere können nicht allein sein
  - Unruhezustände
  - Scheinträchtigkeit
  - Schlaflosigkeit bei Tiermüttern, die nach dem Absetzen der Jungtiere mager und nervös sind.

▶ Bei folgenden **Erkrankungen** ist, nach entsprechend sorgfältiger Diagnostik und Therapie, Red Chestnut als **Zusatztherapie** angezeigt:
  - Scheinträchtigkeit.

2.26 Rock Rose, Helianthemum nummularium, Gemeines Sonnenröschen

Botanischer Steckbrief:
Das Gemeine Sonnenröschen ist eine 15-30 cm hohe, häufig vorkommende winterharte Pflanze, die auf flachgründigen, oft steinigen und kalkhaltigen Böden zu finden ist. Sie besitzt rankende Zweige, aus denen kurze, aufrechte Stiele herauswachsen, an deren Ende sich herabhängende Blütenknospen befinden. Ihre Blätter sind paarweise gegenständig angeordnet, lanzenförmig und behaart. Die Blüten öffnen sich immer nur einzeln oder paar-

weise mit fünf strahlend gelben Blütenblättern von 2-2,5 cm Durchmesser, zahlreichen Staubblättern und oft rötlich gestreiften Kelchblättern. Sie welken sehr schnell wieder.

▷ **Blütezeit:** Mai bis September.

Edward Bach:
»Das Heilmittel in Notfällen, ja, in allen Fällen, in denen es scheinbar keine Hoffnung mehr gibt. Bei Unfällen oder plötzlicher Erkrankung, oder wenn der Patient sehr erschreckt ist oder große Angst hat, oder wenn die Lage ernst genug ist, um den Anwesenden ebenfalls große Angst einzujagen. Wenn der Patient nicht bei Bewußtsein ist, kann man ihm die Lippen mit dem Mittel benetzen. Zusätzlich kann man auch noch andere Heilmittel anwenden, wie zum Beispiel *Gemeine Waldrebe* (engl. Clematis), wenn die Bewußtlosigkeit wie ein tiefer Schlaf scheint, oder *Odermennig* (engl. Agrimony) bei qualvollen Schmerzen, usw..«

Blütenbild beim Menschen:
Rock Rose, die Panikblüte, ist beim Menschen verbunden mit den Seelenqualitäten des Mutes und der Standhaftigkeit. Sie wird bei akuten körperlichen und seelischen Panikzuständen eingesetzt. Den **Rock Rose-Zustand** könnte man als Steigerung des *Cherry Plum-Zustandes* interpretieren mit dem Unterschied, daß bei *Cherry Plum* unterdrückte Ängste der Auslöser von Panikreaktionen sind, während bei **Rock Rose** extreme Angstgefühle in konkreten Situationen auftreten. Bei **Rock Rose** handelt es sich immer um einen akuten und meistens vorübergehenden Zustand, bei dem sofort etwas unternommen werden muß. Eskalierende Angstgefühle in körperlichen oder seelischen Ausnahmezuständen, Panikattacken, Angstzustände bei Unfällen, Naturkatastrophen, nach lebensbedrohlichen Ereignissen, Alpträumen, bei denen der Mensch schreiend erwacht, ist **Rock Rose** angezeigt. **Rock Rose** ist ein Bestandteil der **Notfalltropfen – Rescue Remedy –** und wird in dieser Form weit häufiger eingesetzt wie als Einzelblüte.

Veränderungen am Tier:

- In akut bedrohlichen Situationen *reagieren* diese Tiere zunächst *wie gelähmt*, werden dann *völlig kopflos*, *beißen* oder *treten vor lauter Panik* nur noch um sich, sind *nicht beeinflußbar* und *nicht in der Lage*, der Situation entsprechend *angemessen* zu reagieren.
- Man denke an scheuende Pferde oder Hunde, die *nach einem Unfall davonlaufen* und nicht einmal auf Signale ihrer Bezugspersonen reagieren, da sie ihre Umwelt kaum wahrnehmen.
- Die *Augen* dieser Tiere haben einen *starren, ängstlichen Ausdruck*, die *Pupillen* sind *maximal geweitet*.

Ähnliche Blütenbilder:		
Nr.	Blüte	Symptome im Vordergrund
2	Aspen	Schreckhafte, ängstliche Tiere, deren Ängstlichkeit sich nicht auf konkrete Situationen beschränkt
6	Cherry Plum	Heftige, anfallsartige, zum Teil aggressive Ausbrüche
15	Holly	Aggressionen gegen bestimmte Tiere, Menschen aus Eifersucht
18	Impatiens	Ungeduldige, hektische Tiere, die zu überschießenden Reaktionen neigen
20	Mimulus	Konkrete Ängste vor bestimmten Dingen, Artgenossen, Menschen
28	Scleranthus	Extreme Stimmungsschwankungen, nicht auf eine konkrete Situation bezogen

Bewährte Kombinationen:		
Rock Rose	Kombinationsblüte	Indikation – Symptom
Rock Rose →	**Cherry Plum** (6), **Clematis** (9), **Impatiens** (18) und **Star of Bethlehem** (29)	Einziges festes Kombinationsmittel der Bach-Blüten-Therapie = **Rescue Remedy** (**39**), Notfalltropfen
Rock Rose →	**Star of Bethlehem** (29)	Wenn Tiere nach einem Negativerlebnis in ähnlichen Situationen immer wieder panisch reagieren

Wann ist eine Behandlung mit Rock Rose angezeigt?

▶ Solche *akut bedrohlichen Situationen*, bei denen Rock Rose eingesetzt wird, können für ein Tier Machtkämpfe mit überlegenen Artgenossen, Unfälle, plötzliche laute Geräusche wie z.B. Gewitterdonner sein.

▶ Treten bei einem Tier **wiederholt panikartige Zustände auf**, ohne daß dafür ein Grund ersichtlich ist, sollte unbedingt eine eingehende neurologische Untersuchung durchgeführt werden, um eine beginnende neurologische Erkrankung auszuschließen.

- Bei **Vögeln** ist die Behandlung mit Rock Rose angezeigt bei Wildfängen, nach langen Transporten in engen Käfigen.
- Auch durch das *Herausfangen aus einem Käfig* können **Vögel** in extreme Paniksituationen geraten, die bis hin zum akuten Kreislaufversagen gehen. Hier hat sich die Anwendung von Rock Rose in Form der ***Rescue Remedy (39)*** *vor dem Fangen* bewährt.
- Neigen Tiere zu **unkontrollierten Reaktionen in bestimmten Situationen** kann Rock Rose bei folgenden Problemen helfen:
  - Panikattacken
  - Gewitterangst
  - Schußangst
  - Unruhezustände
  - Angst vor dem Festgehaltenwerden.
- Bei folgenden **Erkrankungen** kann man dem Tierhalter den Einsatz von Rock Rose – am besten in Form der Notfalltropfen – ***Rescue Remedy*** – bis zum oder während des *Transports zum Tierarzt* empfehlen:
  - Schwerer Schock mit Bewußtlosigkeit
  - Unterkühlung
  - Blutungen
  - allergische Schockreaktionen
  - Sonnenstich
  - Hitzschlag
  - Zusammenbruch nach körperlicher Überanstrengung
  - heftige Magen- Darmstörungen.
- In solchen Situationen muß unbedingt zunächst beim Tierarzt abgeklärt werden, welche *intensivmedizinische Behandlung* nötig ist. Eine starke Blutung kann natürlich nur durch *chirurgische Intervention* zum Stehen gebracht werden und nicht durch Bach-Blüten.

2.27 Rock Water – Quellwasser

Botanischer Steckbrief:
Quellwasser ist das einzige Präparat der Bach-Blütentherapie, das nicht aus einer Pflanze, sondern aus einer heilkräftigen Quelle in unberührter Natur präpariert wird.

Edward Bach:
»Für jene, die in ihrer Lebenseinstellung sehr strikt sind. Sie versagen sich selbst viel von der Freude und den Vergnügungen des Lebens, weil sie meinen, diese ständen ihrer Arbeit im Wege.
Sie sind sich selbst gestrenge Lehrmeister. Sie wünschen, gesund, kräftig und aktiv zu sein und werden alles tun, das sie ihrer Meinung nach in diesem Zustand erhält. Sie hoffen, Vorbilder zu sein, die andere anregen werden, die dann ihren Vorstellungen folgen und sich dadurch zu besseren Menschen entwickeln.«

Blütenbild beim Menschen:
Rock Water, die Blüte der Disziplin, der Anpassungsfähigkeit und inneren Freiheit hilft Menschen, die sehr strenge und starre Ansichten haben, die dazu neigen, ihre Bedürfnisse zu unterdrücken und zu hart gegen sich selbst sind. Sie sind Perfektionisten, unterwerfen ihr Leben übertriebenen Idealvorstellungen, sind z.B. strikte Vegetarier, Antialkoholiker, sind hart gegen sich selbst, aber nicht unbedingt gegen andere. Sie unterwerfen sich täglich Zwängen, unterdrücken wesentliche körperliche und emotionale Bedürfnisse, um ihre Idealvorstellungen zu erfüllen. Da diese Menschen so sehr mit ihrer eigenen Vervollkommnung beschäftigt sind, mischen sie sich nicht in die Lebensführung anderer ein. Als Diskussionspartner sind diese Menschen schwer zu ertragen, da sie Dinge, die nicht in ihr Schema passen, einfach nicht wahrhaben wollen. Menschen, die **Rock Water** brauchen, haben oft harte oder scharf geschnittene Gesichtszüge und neigen zu Nackenverspannungen und Gelenkssteifigkeiten.

Veränderungen am Tier:

- Tiere, die Rock Water brauchen, wirken oft *starr*, zeigen eine *unnatürlich angespannte Körperhaltung*, sind in ihren *Bewegungen steif* und *ungelenk*.
- Sie haben *ausgeprägte Gewohnheiten* und reagieren *unflexibel auf Veränderungen*.
- Sie zeigen oft einen *starren, maskenhaften Gesichts-* und *Augenausdruck*.

Ähnliche Blütenbilder:

Nr.	Blüte	Symptome im Vordergrund
8	**Chicory**	Übersteigerter Schutztrieb, um im Mittelpunkt zu stehen
22	**Oak**	Ausdauernde Tiere, die dazu neigen, sich selbst zu überfordern
32	**Vine**	Sturheit, um Dominanzanspruch durchzusetzen

Bewährte Kombinationen:

Rock Water	Kombinationsblüte	Indikation – Symptom
Rock Water →	**Larch** (19)	Wenn Tiere aus Unsicherheit nicht in der Lage sind, Gewohnheiten aufzugeben oder zu ändern

Rock Water → Walnut (33)	Für starr wirkende Tiere bei Veränderungen in ihrer Umgebung

Wann ist eine Behandlung mit Rock Water angezeigt?

▶ **Weibliche Tiere**, die das Blütenbild von Rock Water zeigen, haben oft eine nur schwach ausgeprägte Brunst, nehmen beim Deckakt nicht auf und wenn sie aufnehmen, haben sie nur wenige Welpen.

▶ **Wachhunde**, die ihre Pflichten zwanghaft ernst nehmen und immer in Höchstform sein wollen, auch wenn sie sich damit kräftemäßig übernehmen, brauchen Rock Water. Jede Erkrankung oder Verletzung ist für sie eine schlimme Strafe, wenn sie dadurch ihren Pflichten nicht mehr nachkommen können.

▶ Bei **alten Tieren** findet man oft einen gewissen Altersstarrsinn. Sie wollen partout Dinge noch tun, die ihnen wegen körperlicher Gebrechen eigentlich nicht mehr möglich sind und fügen sich dadurch oft auch Verletzungen zu.

▶ Man denke an die **alte Katze**, die wegen Gelenksarthrosen einfach nicht mehr so geschmeidig ist wie in ihrer Jugend, die es aber partout nicht lassen kann, auf einen bestimmten hohen Schrank zu springen, obwohl sie dabei öfters herunterfällt und sich Prellungen und Zerrungen zuzieht – in diesem Fall wäre natürlich auch an eine **Kombination mit Chestnut Bud (7)** zu denken.

▶ **Katzen** haben ausgeprägte Gewohnheiten, besonders in bezug auf ihr Futter reagieren sie sehr unflexibel, so daß eine nötige Futterumstellung z.B. wegen einer Futtermittelallergie für den Besitzer zum Drama werden kann.

▶ Wenn Tiere in ihrem Verhalten einen **zwanghaften, starren Eindruck** machen, kann Rock Water bei folgenden Problemen helfen:
  - Sturheit
  - Altersstarrsinn
  - Angespanntheit
  - mangelnde Flexibilität
  - Stereotypien
  - Heimweh.

▶ Bei folgenden **Erkrankungen** ist, nach entsprechend sorgfältiger Diagnostik und Therapie, Rock Water als **Zusatztherapie** geeignet:
  - Gelenkerkrankungen und arthrotische Veränderungen
  - Muskelverspannungen
  - Krankheiten, die mit Anpassungsschwierigkeiten zu tun haben wie z.B. Fellwechsel, bei Vögeln Stockmauser
  - Fruchtbarkeitsstörungen
  - Obstipation.

2.28 Scleranthus, Scleranthus annuus, Einjähriger Knäuel

Botanischer Steckbrief:
Der Einjährige Knäuel ist eine einjährige Pflanze aus der Familie der Nelkengewächse. Er wächst auf sauren, sandigen Ackerböden, Heideböden dicht am Boden mit zahlreichen verzweigten Stielen, die ein dichtes Kissen bilden. Die kleinen, stacheligen Blätter umschließen den Stiel paarig. Am Ende der Triebe finden sich die unscheinbaren Blüten in Trauben. Sie sind blaßgrün, haben etwa 4 mm Durchmesser und keine Blütenblätter, dafür aber fünfzackige Nebenblätter.
▷ **Blütezeit:** Mai bis September.

Edward Bach:
»Für jene, die sehr darunter leiden, sich nicht zwischen zwei Dingen entscheiden zu können, weil abwechselnd das eine, dann das andere ihnen richtig erscheint.
Sie sind im allgemeinen stille Menschen, die ihre Schwierigkeiten allein tragen, da sie nicht geneigt sind, mit anderen darüber zu sprechen.«

Blütenbild beim Menschen:
Scleranthus, die Blüte des Gleichgewichts und der inneren Balance, hilft Menschen, die innerlich unausgeglichen, unkonzentriert, unschlüssig und sprunghaft sind. Meinungen und Stimmungen können von einem Moment auf den anderen wechseln. Diese Menschen sind innerlich ruhelos, wirken wegen ihrer wechselhaften Anschauungen auf andere unzuverlässig, können sich oft lange nicht zu einem Entschluß durchringen. Bei inneren Konflikten fragen sie nicht andere um Rat, sondern versuchen selbst, zu einem Entschluß zu kommen, wozu sie oft sehr viel Zeit benötigen. Es handelt sich dabei oft um große überschlanke Menschen (Astheniker), die eine zerfahrene, ruckartige Gestik zeigen. Körperliche Beschwerden können ebenso wechselhaft sein: Blutdruckschwankungen, Wechsel zwischen Durchfall und Verstopfung, zwischen Heißhunger und Appetitlosigkeit, Gleichgewichtsstörungen, Schwindel, Reisekrankheiten, Hörstörungen, schneller Wechsel aller Symptome.

Veränderungen am Tier:

- Tiere wirken auf den Untersucher *hektisch, unausgeglichen* und *unsicher*.
- Ihre Stimmung und ihr Verhalten können *von einem Moment auf den anderen wechseln*.
- Diese Tiere haben *wenig Ausdauer* und können sich nur *schwer konzentrieren*.

- Auffällig im Verhalten sind *extreme Wechsel* zwischen *Aktivität* und *Apathie*, zwischen *Heißhunger* und *Appetitlosigkeit*. Wird an einem Tag der Napf gierig in kurzer Zeit leergefressen, kann man solche Tiere am anderen Tag nicht einmal mit ihrem Lieblingsfutter locken.

Ähnliche Blütenbilder:		
Nr.	Blüte	Symptome im Vordergrund
5	**Cerato**	Auffällige Unsicherheit und Bezogenheit auf den Halter, weniger die Unausgeglichenheit
18	**Impatiens**	Hyperaktivität, Anspannung und überschießende Reaktionen, nicht der Wechsel der Symptome
31	**Vervain**	Hyperaktivität, Tiere sind ausdauernd, verausgaben sich, haben Angst, etwas zu verpassen
36	**Wild Oat**	Fehlende Ausdauer aus Langeweile und Desinteresse

Bewährte Kombinationen:		
Scleranthus	Kombinationsblüte	Indikation – Symptom
Scleranthus	→ **Aspen** (2)	Bei ängstlichen Tieren, die zu Reisekrankheit neigen
Scleranthus	→ **Cenatury** (4) und **Cerato** (5)	Bei Unsicherheit mit plötzlichen Stimmungsschwankungen
Scleranthus	→ **Cherry Plum** (6)	Unausgeglichenheit mit Neigung zu überschießenden Reaktionen
Scleranthus	→ **Impatiens** (18)	Bei unausgeglichenen, hektischen Tieren

Wann ist eine Behandlung mit Scleranthus angezeigt?

▶ Bei Rassen, die **starken züchterischen Eingriffen unterliegen** und teilweise erhebliche **Instinktausfälle** zeigen – sei es im Bezug auf Fortpflanzungs-, Aufzucht-, Brutpflege- und Sauberkeitsverhalten, sei es im Bezug auf Wesensfestigkeit, findet man oft solche unausgeglichenen Tiere. Mit diesen Tieren sollte natürlich, trotz Behandlung dieses Problems, *nicht gezüchtet werden*!

- ▶ Doch auch Tiere, die *mehrere Besitzerwechsel hinter sich haben*, können dadurch ihre innere Ausgeglichenheit verlieren.
- ▶ Auch wenn **Krankheitssymptome unklar sind** und **sehr schnell wechseln**, wie heute Durchfall, morgen Verstopfung, heute hohes Fieber, morgen wieder Normaltemperatur, kann Scleranthus verabreicht werden.
- ▶ Ein typisches Beispiel für das Blütenbild von Scleranthus ist die **Katze**, die partout nach draußen will. Ist sie dann draußen, steht sie bereits wieder vor der Tür und will ins Haus.
- ▶ Liegen bei einem Tier **extreme Stimmungsschwankungen** vor, kann Scleranthus bei folgenden Problemen helfen:
  - Unausgeglichenheit
  - Launenhaftigkeit
  - Unsicherheit
  - Ruhelosigkeit
  - Nervosität
  - Wetterfühligkeit
  - Reisekrankheit, Übelkeit, Erbrechen beim Autofahren.
- ▶ Bei folgenden **Erkrankungen** ist, nach entsprechend sorgfältiger Diagnostik und Therapie, Scleranthus als **Zusatztherapie** geeignet:
  - Krankheiten mit unklaren, stark wechselnden Symptomen, die nie lange anhalten
  - Verdauungsbeschwerden mit abwechselnd Diarrhoe und Obstipation
  - Gleichgewichtsstörungen
  - Erkrankungen des Mittel- und Innenohres.

2.29 Star of Bethlehem, Ornithogalum umbellatum, Doldiger Milchstern

Botanischer Steckbrief:
Der Doldige Milchstern ist ein 20 – 30 cm hohes, winterhartes Zwiebelgewächs aus der Familie der Liliengewächse, das man auf trockeneren Äckern, Wiesen und in Weinbergen finden kann, das aber ursprünglich im Mittelmeerraum zu Hause war, sich aber nördlich der Alpen eingebürgert hat. Die unauffälligen, parallelnervigen und spitz zulaufenden Blätter mit schmalem weißem Mittelstreifen treiben im Herbst besonders kräftig aus der Zwiebel. Die sechsblättrigen weißen Blütensterne werden von einer Dolde mit 6 – 10 Blüten getragen. Die weißen Blütenblätter haben auf ihrer Außenseite einen dunkelgrünen Mittelstreifen, der als Nebenblätter vor dem Öffnen der Blüte die grüne Knospe bildet. In der Mitte der Blüte befinden sich 6 Staubgefäße um den zentral gelegenen Fruchtknoten.
  ▷ **Blütezeit:** April bis Juni.

Edward Bach:
»Für jene, die in großer Bedrängnis oder in Umständen sind, die sie sehr unglücklich machen.
Der Schock einer schlimmen Nachricht, der Verlust eines lieben Menschen, der Schreck nach einem Unfall und ähnliche Zustände.
Für jene, die sich eine Zeitlang gar nicht trösten lassen wollen, bringt dieses Heilmittel Erleichterung.«

Blütenbild beim Menschen:
Star of Bethlehem, die Blüte des Schocks und der Reorientierung, hilft Menschen, die Nachwirkungen von körperlichen, seelischen oder geistigen Schocks – egal ob weit zurückliegend oder erst kürzlich geschehen – zu verkraften. Diese Menschen sind unglücklich. Ein lähmender Kummer nach schockierenden Ereignissen wie z.B. Unfällen führt dazu, daß sie auch keinen Trost annehmen können. Traumatische Ereignisse, die nicht verarbeitet wurden, können bis in die Kindheit zurückreichen. Oft ist den Menschen das auslösende Ereignis gar nicht bewußt. Es fällt ihnen schwer, zurückliegende unangenehme Situationen gefühlsmäßig zu verkraften.
Star of Bethlehem ist **Bestandteil** der *Rescue Remedy* – Notfalltropfen.
Im Unterschied zu *Honeysuckle (16),* wo sich der Mensch unbewußt weigert, ein vergangenes Ereignis zu akzeptieren, steht bei **Star of Bethlehem** das Unvermögen im Vordergrund, ein traumatisches Erlebnis zu verkraften.

Veränderungen am Tier:

- Tiere wirken nach einem *Schockerlebnis,* sei dies nun ein Unfall, ein dramatisch verlaufender Besitzerwechsel, sei es, daß das Tier gequält wurde, *niedergeschlagen, traurig,* manchmal sogar *apathisch.*
- Manche Tiere *verlieren* ihre *Stubenreinheit.*
- Sie können sich nach einiger Zeit erholen, neigen aber dazu, in wieder auftretenden ähnlichen Situationen wie der auslösenden Schocksituation erneut gestört zu reagieren.
- Zeigen Tiere nach einschneidenden Erlebnissen Verhaltensänderungen in Richtung *Apathie* und *Desinteresse,* sollte man an den Einsatz von Star of Bethlehem denken.

Ähnliche Blütenbilder:

Nr.	Blüte	Symptome im Vordergrund
9	**Clematis**	Tiere wirken verträumt, sind insgesamt träge
13	**Gorse**	Tiere, die nach langer Leidensgeschichte apathisch wirken

16	**Honeysuckle**	Nach Umzug oder Besitzerwechsel trauern die Tiere der Vergangenheit nach
21	**Mustard**	Phasen von Niedergeschlagenheit kommen und gehen ohne ersichtlichen Grund
30	**Sweet Chestnut**	Tiere befinden sich in einem Zustand innerer Auswegslosigkeit
37	**Wild Rose**	Tiere, die sich selbst völlig aufgegeben haben

Bewährte Kombinationen:		
Star of Bethlehem	Kombinationsblüte	Indikation – Symptom
Star of Bethlehem →	**Cherry Plum** (6), **Clematis** (9), **Impatiens** (18) und **Rock Rose** (26)	Ergibt **Rescue Remedy (39)**, die einzige feststehende Kombination der Bach-Blüten-Therapie
Star of Bethlehem →	**Walnut** (33)	Um Tiere nach einer Schocksituation an neue Dinge zu gewöhnen

Wann ist eine Behandlung mit Star of Bethlehem angezeigt?

▶ Da beim Blütenbild von Star of Bethlehem die *Veränderungen,* die das Tier zeigt, sehr *unspezifisch* sind und dem Tierhalter unter Umständen nicht bewußt ist, inwieweit eine **Situation auf ein Tier belastend** wirkte, kann man als Behandler oft nur Mutmaßungen darüber anstellen, ob Tiere entsprechende *Schockerlebnisse* durchlebt haben, zumal die Ereignisse auch schon lange zurückliegen können.

▶ Bei **Tierheimtieren** oder **Tieren, die ausgesetzt** gefunden wurden, ist eine Behandlung mit Star of Bethlehem angezeigt – meist wird dies in Form der *Rescue Remedy (39),* **Notfalltropfen,** durchgeführt.

▶ Nicht umsonst wird Star of Bethlehem auch *»Seelentröster«* genannt.

▶ Hat man bei Tieren den Eindruck, daß sie eine **körperliche oder seelische Erschütterung nicht verkraftet** haben, kann Star of Bethlehem bei folgenden Problemen helfen:
  - Traurigkeit
  - fehlende Motivation
  - Resignation
  - Unsauberkeit
  - Fundtiere, Tierheimaufenthalt.

▶ Bei folgenden **Erkrankungen** ist, nach entsprechend sorgfältiger Diagnostik und Therapie, Star of Bethlehem als **Zusatztherapie** geeignet:
- Geburtshilfe
- Allergien
- Verdauungsbeschwerden nach einem Schockerlebnis
- Nierenerkrankungen nach einem Schock
- Herz- und Kreislaufstörungen nach einem Schockerlebnis.

2.30 Sweet Chestnut, Castanea sativa, Edelkastanie

Botanischer Steckbrief:
Die Eßkastanie ist ein sommergrüner, bis 30 m hoher Laubbaum, der vor allem im südlichen Europa, in Kleinasien und im Kaukasus beheimatet ist und zu den Buchengewächsen gehört. Sie wächst auf mittel- bis tiefgründigen nährstoff- und basenreichen Böden und meidet Kalkböden. Alte Bäume können einen Stammumfang von bis zu 10 m erreichen und haben gefurchte Rinde. Die Blätter sind wechselständig, mit 2-3 cm langen Stielen, 15-30 cm langer lanzettartig spitz zulaufender Spreite, die auf der Oberfläche kahl und dunkelgrün glänzend ist, auf der Unterseite heller. Der Blattrand ist grob gezähnt. Die Edelkastanie ist einhäusig und eingeschlechtig. Die 20-25 cm langen männlichen Blüten bestehen aus 50 oder mehr feinen cremiggoldenen Staubgefäßen mit je 8-12 langgestielten, weißen Staubblättern. Die grünen weiblichen Blüten befinden sich entweder am unteren Ende des männlichen Stiels oder sie wachsen getrennt aus den Blattachseln heraus.
▷ **Blütezeit:** Juni bis August.

Edward Bach:
»Für jene Phasen, die manche Menschen zuweilen erleben, in denen die Seelenqual so groß ist, daß sie unerträglich scheint.
Wenn man seelisch oder körperlich meint, bis zum Äußersten seiner Belastbarkeit geführt worden zu sein und jetzt nachgeben, zusammenbrechen zu müssen.
Wenn es den Anschein hat, daß man nichts anderes mehr als Zerstörung und Auslöschung gewärtigen könnte.«

Blütenbild beim Menschen:
Sweet Chestnut, die Blüte der Erlösung, hilft Menschen in tiefster Verzweiflung. Sie glauben die Grenze dessen, was ein Mensch ertragen kann, erreicht zu haben. Sie empfinden ihre Lage als ausweglos, befinden sich in einem extremen seelischen Ausnahmezustand. Von der Intensität des Leidens her ist **Sweet Chestnut** wohl einer der stärksten negativen Seelenzustände. Diese Menschen haben oft ein extrem dramatisches Lebensschicksal hinter sich oder machen gerade eine schwere Krisensituation (z.B. Scheidung, Aufgabe der beruflichen Selbständigkeit) durch. Oft leitet **Sweet Chestnut** dann entscheidende Entwicklungsschritte ein.

| Veränderungen am Tier: |

- Tiere haben meist eine *lange Leidensgeschichte* hinter sich, wurden ihren *Besitzern wegen Vergehens gegen das Tierschutzgesetz* weggenommen oder wurden aus *südlichen Urlaubsländern* von *mitleidigen Touristen* mitgenommen.
- Sie sind völlig *apathisch, erschöpft,* an ihrer Umgebung *desinteressiert,* ziehen sich am liebsten in eine dunkle Ecke zurück.
- Sie lassen sich zu *keinerlei Aktivitäten motivieren.*

Ähnliche Blütenbilder:		
Nr.	Blüte	Symptome im Vordergrund
9	**Clematis**	Teilnahmslose, antriebsarme und träge Tiere
13	**Gorse**	Chronisch kranke, apathische Tiere
16	**Honeysuckle**	Tiere trauern vergangenen Situationen nach
17	**Hornbeam**	Müdigkeit und Antriebsschwäche
21	**Mustard**	Phasenweise Apathie und Niedergeschlagenheit
23	**Olive**	Völlige Erschöpfung nach dauernder Überforderung
37	**Wild Rose**	Tiere haben sich völlig aufgegeben

Bewährte Kombinationen:		
Sweet Chestnut	Kombinationsblüte	Indikation – Symptom
Sweet Chestnut ➔	**Larch** (19)	Tiere in ausweglosen Situationen, denen völlig das Selbstvertrauen fehlt
Sweet Chestnut ➔	**Olive** (23)	Hoffnungslose, völlig erschöpfte Tiere
Sweet Chestnut ➔	**Star of Bethlehem** (29)	Wenn der Apathie ein traumatisches Erlebnis vorausgegangen ist

Wann ist eine Behandlung mit Sweet Chestnut angezeigt?

▶ **Tiere**, die aus **schlechter Haltung** kommen, die in **Tierheimen** als **schlecht vermittelbar** gelten, da sie keinerlei Interesse an ihrer Umge-

bung oder am Menschen zeigen, ungepflegt und struppig aussehen, da sie keine Körperpflege betreiben, können mit Sweet Chestnut aus ihrer *Hoffnungslosigkeit* herausgeholt werden.
▶ Wichtig ist die zusätzliche Änderung und Verbesserung der Haltungsbedingungen.
▶ Auch brauchen diese Tiere viel Zuwendung und Ansprache, um sich aus diesem Zustand lösen zu können.
▶ Bei Tieren, die sich in einem **Zustand innerer Auswegslosigkeit** befinden, kann Sweet Chestnut bei folgenden Problemen helfen:
  • Antriebslosigkeit
  • Erschöpfung
  • Interesselosigkeit
  • Resignation
  • Niedergeschlagenheit
  • innerer Rückzug.
▶ Bei folgenden **Erkrankungen** ist, nach entsprechend sorgfältiger Diagnostik und Therapie, Sweet Chestnut als **Zusatztherapie** geeignet:
  • Apathie
  • chronische Krankheiten.

2.31 Vervain, Verbena officinalis, Eisenkraut

Botanischer Steckbrief:
Das bis zu einem Meter hohe, zähstengelige Eisenkraut ist zwar eine mehrjährige Pflanze, aber nur bedingt winterhart. Deshalb wächst es in unserem Klima überwiegend als einjährige Pflanze auf kargen, trockenen, sonnenbeschienen Böden, auf denen es nur spärlich Gras gibt. Die quadratischen Stiele und die in gegenüberliegenden Paaren angeordneten spitz zulaufenden, gelappten und gezahnten Blätter sind behaart. Die nur 4-5 mm großen, blaß lilafarbenen bis rosa Blüten auf schlanken Ähren öffnen sich nacheinander entlang einem zarten Stiel und duften stark.
▷ **Blütezeit:** Juni bis Oktober.

Edward Bach:
»Für jene mit festen Prinzipien und fixen Vorstellungen, die sie für richtig halten und nur sehr selten ändern.
Sie haben das starke Verlangen, alle zu ihren eigenen Ansichten über das Leben zu bekehren.
Sie sind willensstark und zeigen viel Mut, wenn sie überzeugt sind von den Dingen, die sie andere lehren möchten. Sind sie krank, halten sie sich noch lange auf den Beinen und bleiben an ihrer Arbeit, wenn andere ihre Pflichten schon längst aufgegeben hätten.«

Blütenbild beim Menschen:
Vervain, die Blüte der Begeisterung und der Selbstdisziplin, hilft Menschen, die sich mit Übereifer für eine Sache einsetzen und dabei Raubbau mit ihren Kräften betreiben. Sie sind impulsiv, idealistisch bis missionarisch, immer im Einsatz. Wenn sie von einer Idee begeistert sind, möchten sie auch unbedingt andere Menschen davon überzeugen. Ungerechtigkeiten können nicht hingenommen werden, man stellt sich mutig dagegen und ist auch bereit, für seine Ziele Opfer zu bringen. Trotz körperlicher Erschöpfung zwingt man sich mit einem enormen Energieaufwand dazu weiterzumachen. Man ist richtiggehend fanatisch.

Im Gegensatz zu *Vine (32),* wo der Mensch bewußt Druck ausübt, um seine eigenen Ziele durchzusetzen, geschieht das bei **Vervain**-betonten Charakteren im Übereifer.

Veränderungen am Tier:

- Bei Tieren kann man eine gewisse *Hyperaktivität* feststellen. Diese Tiere *überfordern* sich gerne *selbst, schlafen wenig,* neigen zu *Spannungszuständen,* sie haben ein sehr zielgerichtetes Verhalten.
- In der Herde sind es oft die *willensstarken Anführertypen,* die versuchen, die anderen *mitzureißen* und auch einmal *aggressiv* reagieren, wenn ihnen dies nicht gelingt. Es sind richtige *Energiebündel,* die ihre Artgenossen oder Bezugspersonen ununterbrochen zu Aktivitäten auffordern.
- So ein Tier wirkt unter Umständen *hektisch* und *unausgeglichen* und findet *keine Ruhe.*

Ähnliche Blütenbilder:

Nr.	Blüte	Symptome im Vordergrund
8	**Chicory**	Tiere verhalten sich übertrieben fordernd und aufdringlich
15	**Heather**	Überanhängliche Tiere, die dauernd auf sich aufmerksam machen
18	**Impatiens**	Ungeduldige, hektische Tiere, denen nichts schnell genug geht
28	**Scleranthus**	Tiere neigen zu extremen Stimmungsschwankungen
32	**Vine**	Aktivität, um Dominanzanspruch durchzusetzen

Bewährte Kombinationen:		
Vervain	Kombinationsblüte	Indikation – Symptom
Vervain →	Chestnut Bud (7)	Wirkt dem Zwang zu immer gleichen Verhaltensweisen entgegen
Vervain →	Chicory (8)	Bei hyperaktiven Tieren, die immer in den Mittelpunkt drängen
Vervain →	Olive (23)	Wenn hyperaktive Tiere zu Erschöpfungszuständen neigen

Wann ist eine Behandlung mit Vervain angezeigt?

- ▶ **Haustiere**, die einen ausgeprägten Hang zum Streiten haben und **leistungsstarke Sporttiere**, die Überaktivität zeigen, können mit Vervain ausgeglichener werden. Man sollte jedoch bei solchen Tieren auf jeden Fall abklären, ob die Überaktivität nicht durch *Stoffwechsel-* oder *Schilddrüsenprobleme* ausgelöst wird.
- ▶ Oft entwickeln diese Tiere *Unarten*, wie z.B. **Katzen**, die immer wieder an verbotener Stelle an Tapeten kratzen, **Hunde**, die, wenn der Besitzer abwesend ist, auf der Couch liegen, obwohl sie das nicht dürfen.
- ▶ Bei **Katzen** handelt es sich meist um **schlanke, drahtige, muskulöse Tiere**, die immer sehr aufmerksam sind, damit ihnen nichts in der Umgebung entgeht.
- ▶ Bei Tieren, die **willensstarke Anführertypen** sind, kann Vervain bei folgenden Problemen helfen:
  - Hyperaktivität
  - Neurosen
  - Marotten, Unarten
  - Überforderung
  - Unruhe, die Tiere laufen nachts herum, weil sie keine Ruhe finden, träumen lebhaft.
- ▶ Bei folgenden **Erkrankungen** ist, nach entsprechend sorgfältiger Diagnostik und Therapie, Vervain als **Zusatztherapie** geeignet:
  - Koliken
  - Krämpfe.

2.32 Vine, Vitis vinifera, Weinrebe

Botanischer Steckbrief:
Die Weinrebe ist ein winterharter, holziger, rankender Kletterstrauch, der bis zu 20 m tief in der Erde wurzelt. Sie ist eine uralte Kulturpflanze, die schon vor mindestens 5000 Jahren im Kaukasus angebaut wurde und die vom römischen Imperium in allen besiegten Ländern angepflanzt wurde. Ihre Stiele können 10-20 m lang werden, die Blätter sind 3- bis 5-zackig und haben 10-15 cm im Durchmesser und sind satt grün. Die Blüten sind grün, sehr klein und unscheinbar und bilden verzweigte Trauben, die aus den Blattachseln entspringen. Die Knospen öffnen sich nicht wie gewöhnliche Blüten, sondern die Blütenblätter bleiben an den oberen Rändern miteinander verwachsen. Darunter reifen die Staubblätter heran. Die Blütenblätter lösen sich als Ganzes vom Blütenboden und legen den oberständigen Fruchtknoten frei.
▷ **Blütezeit:** Ende Mai bis Juli, abhängig vom Standort.

Edward Bach:
»Sehr fähige Menschen, die sich ihrer Fähigkeit gewiß sind und ihren Erfolg zuversichtlich erwarten.
Bei all ihrer Sicherheit denken sie, daß es auch für andere gut wäre, wenn sie sich überreden ließen, so zu handeln wie sie selbst, oder wie sie meinen, daß es richtig sei. Selbst im Krankheitsfall werden sie denen, die ihnen helfen und sie pflegen, Anweisungen erteilen und sich besserwisserisch zeigen. In Notsituationen sind sie zu außerordentlichen Leistungen in der Lage.«

Blütenbild beim Menschen:
Vine, die Blüte der Autorität und Durchsetzungskraft, hilft Menschen, die dominierend, ehrgeizig und machthungrig sind. Sie wollen unbedingt ihren Willen durchsetzen und nehmen dabei keine Rücksicht auf Mitmenschen. Sie sind sehr fähig, aber auch äußerst selbstsicher, hart und brutal – Tyrannen. Man zwingt anderen seinen Willen auf, da man nicht eine Sekunde an der eigenen Überlegenheit zweifelt und davon überzeugt ist, daß es für sie das Beste ist. Dabei wird anderen auch bewußt Angst gemacht, ohne daß man ein schlechtes Gewissen hat. Man verliert völlig das Gefühl für den anderen Menschen. Bei Kindern kann sich dieser Charakterzug in Grausamkeit und Brutalität gegenüber Tieren und Spielkameraden bemerkbar machen.

Veränderungen am Tier:

- Bei Tieren kann man feststellen, daß sie sogenannte *Alpha-Tiere* sind, *dominant,* sehr *selbstsicher,* sehr *überlegen.*

- Diese Tiere lassen keine Gelegenheit aus, *Machtkämpfe zu provozieren*, um ihre Position als *Anführer* zu zeigen – auch gegenüber ihren Bezugspersonen.
- Sie lassen sich nur *schwer ausbilden, verweigern* bei jeder Gelegenheit den *Gehorsam* und versuchen, gegenüber Artgenossen und gegenüber dem Menschen die Stellung eines *Leittieres* einzunehmen.
- Diese dauernde Kampf um die Macht läßt die Tiere *angespannt* erscheinen.
- Läßt man diese Tiere gewähren, so sind sie problemlos zu halten. Doch sobald der geringste Widerspruch kommt, ist es aus damit. Sie haben große *Probleme* mit dem *Gehorchen* und können einfach nicht akzeptieren, daß jemand anders ihnen einen Befehl gibt.

Ähnliche Blütenbilder:		
Nr.	Blüte	Symptome im Vordergrund
8	**Chicory**	Verhält sich übertrieben fordernd und aufdringlich, kein Streben nach Dominanz
14	**Heather**	Suchen die Nähe, wollen im Mittelpunkt stehen
25	**Red Chestnut**	Übertriebenes Beschützerverhalten aus Anhänglichkeit
27	**Rock Water**	Hat ausgeprägte Gewohnheiten und reagiert unflexibel auf Veränderungen
31	**Vervain**	Hyperaktive Tiere, die sich selbst verausgaben

Bewährte Kombinationen:		
Vine	Kombinationsblüte	Indikation – Symptom
Vine →	**Beech** (3)	Wenn dominante Tiere aggressiv auf Artgenossen reagieren
Vine →	**Chicory** (8) und **Heather** (14)	Bei dominanten Tieren, die alles daran setzen, immer im Mittelpunkt zu stehen
Vine →	**Holly** (15)	Bei dominanten Tieren mit starkem Hang zu Eifersucht und Aggressionen
Vine →	**Impatiens** (18)	Bei ungeduldigen, hektischen Tieren, die nach Dominanz streben
Vine →	**Scleranthus** (28)	Dominante Tiere, die zu extremen Stimmungsschwankungen neigen

Wann ist eine Behandlung mit Vine angezeigt?

▶ Gerade bei **großen Hunden** kann man derart dominantes Verhalten auf keinen Fall dulden, da sie auch nicht davor zurückschrecken, ihre Machtansprüche mit Gewalt durchzusetzen und damit eine Gefahr für Halter und Umgebung darstellen. Diese Tiere brauchen neben einer Behandlung mit Vine eine sehr sorgfältige, konsequente Erziehung. Einen ranggleichen Artgenossen dulden sie auf keinen Fall.

▶ **Katzen** haben meist einen **kräftigen Körperbau, Kater** neigen eher als Kätzinnen zu dominantem Verhalten. Ständig versuchen sie, ihren Willen durchzusetzen. Artgenossen werden erbarmungslos verprügelt, Futter beanspruchen sie für sich allein, wenn ihnen etwas nicht paßt, greifen sie auch ihre Bezugsperson an.

▶ Bei **Vögeln** dominiert die Aggressivität, die Beißhemmung ist oft erloschen und Artgenossen werden verletzt.

▶ Hat man sehr **dominante Tiere**, so kann Vine bei folgenden Problemen helfen:
- Dominanz
- Aggressivität
- Machtkämpfe mit dem Halter, mit anderen Tieren
- mangelnde Unterordnung
- mangelnder Gehorsam
- Sturheit.

▶ Bei folgenden **Erkrankungen** ist, nach entsprechend sorgfältiger Diagnostik und Therapie, Vine als **Zusatztherapie** geeignet:
- Erkrankungen der Blutgefäße, Bluthochdruck
- Muskelverspannungen.

2.33 Walnut, Juglans regia, Walnuß

Botanischer Steckbrief:
Die Walnuß ist ein 20-25 m hoher, sommergrüner Laubbaum mit breiter Krone und kurzem Stamm, der ursprünglich auf der Balkanhalbinsel bis nach Südwestasien heimisch war. Sie wächst auf tiefgründigen, feuchten, nährstoffreichen, kalkreichen Lehm- und Auenböden und braucht viel Raum. Die 15-40 cm langen Blätter sind wechselständig, unpaarig gefiedert mit 5 – 9 Fiedern, eiförmig bis länglich-elliptisch. Die Blattoberseite ist dunkelgrün, glänzend, die Unterseite ist heller mit kleinen, braunen Achselbärten. Die Walnuß ist einhäusig, die Blüten erscheinen mit den Blättern und sind eingeschlechtig in getrennten Ständen. Die etwa 15 cm langen, gelbgrünen, männlichen Kätzchen werden im Vorjahr angelegt und überwintern als 5-6 mm große Knospen. Die weiblichen Blüten findet man am Ende beblätterter Jungtriebe. Sie sind klein, grün und flaschenförmig. Aus der Spitze der Blüte stehen zwei fiedrige, orange-rosafarbene Narben her-

vor zum Auffangen des Pollens. Um eine kreuzweise Befruchtung von benachbarten Bäumen zu gewährleisten, reifen die männlichen Kätzchen später als die weiblichen Blüten.
▷ **Blütezeit:** April bis Mai.

Edward Bach:
»Für jene, die bestimmte Ideale und feste Zielsetzungen im Leben haben und diese verfolgen, bei seltenen Gelegenheiten jedoch versucht sind, sich von ihren eigenen Vorstellungen, Zielen und Arbeiten ablenken zu lassen durch die Begeisterung, die Überzeugungen oder Ansichten anderer.
Dieses Heilmittel gibt ihnen Standhaftigkeit und schützt sie vor Beeinflussung von außen.«

Blütenbild beim Menschen:
Walnut, die Blüte des Neubeginns und der Unbefangenheit, hilft beim Menschen in Phasen der Verunsicherung und Neuorientierung. Diese Menschen leiden unter Beeinflußbarkeit und Wankelmut, wenn entscheidende Phasen der Neuorientierung wie z.B. Berufswechsel, Umzug, Scheidung, Pensionierung anstehen. Eigentlich haben sie klare Zielvorstellungen im Leben, doch momentan sind sie sich unsicher in ihren Entscheidungen. Auch in entsprechenden biologischen Wandlungsphasen wie z.B. Zahnung, Pubertät, Schwangerschaft, Menopause kann **Walnut** helfen, wieder schneller zu sich selbst zu kommen.
Eine Reihe weiterer Blüten wird beim Menschen bei Unschlüssigkeit und Beeinflußbarkeit eingesetzt, die nun nachfolgend von **Walnut** abgegrenzt werden:
- *Centaury (4)*: beeinflußbar, weil der eigene Wille zu schwach ist,
- *Cerato (5)*: beeinflußbar, da man seiner eigenen Urteilsfähigkeit mißtraut,
- *Clematis (9)*: beeinflußbar, weil das Bewußtsein sich mehr in Phantasiewelten aufhält,
- *Honeysuckle (16)*: beeinflußbar, da das Bewußtsein mehr in der Vergangenheit ist,
- *Scleranthus (28)*: man ist zwischen zwei Dingen hin- und hergerissen und kann sich nicht entscheiden,
- *Wild Oat (36)*: man ist sich nicht klar über seine Ziele, beeinflußbar, weil sprunghaft.

Veränderungen am Tier:

- Als **Blüte des Übergangs** nimmt Walnut auch bei Tieren eine **Sonderstellung** unter den Bach-Blüten ein und wird sehr oft angewandt.
- Sie hilft, *vermehrten Stress* und eine gewisse *innere Labilität,* die bei jeder größeren *Veränderungssituation* auftreten können, zu verkraften.

- Diese Tiere wirken bei Veränderungen ihrer Lebensumstände – sei dies ein Umzug, ein Baby in der Familie, eine größere Reise – *verunsichert* und *desorientiert* und *reagieren* oft *mit Untugenden* wie z.B. Stubenunreinheit.
- Walnut ermöglicht Tieren eine innere Umstellung bei äußeren Veränderungen aller Art.

Ähnliche Blütenbilder:		
Nr.	Blüte	Symptome im Vordergrund
4	**Centaury**	Willensschwache, gutmütige Tiere, die sich von Artgenossen oder vom Menschen übermäßig beeinflussen lassen
5	**Cerato**	Unsichere Tiere, die wahllos jedem Menschen gehorchen
9	**Clematis**	Träge, antriebsarme Tiere
16	**Honeysuckle**	Tiere können den Verlust der vertrauten Umgebung bzw. Bezugsperson nicht verkraften
19	**Larch**	Tiere haben wenig Selbstvertrauen, wirken unsicher und zögernd
28	**Scleranthus**	Unausgeglichene, hektische Tiere, die zu Stimmungsschwankungen neigen

Bewährte Kombinationen:		
Walnut	Kombinationsblüte	Indikation – Symptom
Walnut ➔	**Gentian** (12)	Bei mißtrauischen, übervorsichtigen Tieren
Walnut ➔	**Holly** (15)	Bei Familienzuwachs, sei es ein Kind oder ein anderes Tier
Walnut ➔	**Honeysuckle** (16)	Vor einem Umzug bzw. Besitzerwechsel
Walnut ➔	**Star of Bethlehem** (29)	Bei längerer Trennung von der Bezugsperson

Wann ist eine Behandlung mit Walnut angezeigt?

- ▶ Wenn sich ein **Haustier** – sei es ein **Jungtier** oder ein schon **erwachsenes Tier** aus Tierschutztätigkeit – nicht richtig beim neuen Besitzer eingewöhnen kann, hilft Walnut.
- ▶ **Weibliche Tiere,** die das erste Mal bedeckt werden, tragen, gebären oder brüten, verkraften diese neuen Belastungen besser, wenn sie Walnut bekommen.
- ▶ Auch bei Umzug, Wechsel der Bezugsperson, erwartetem Familienzuwachs – sei es ein Kind oder ein zweites Tier –, bevorstehender Kastration, beim Durchbruch der Milchzähne, beim Zahnwechsel hilft Walnut dem Tier, sich auf die neue Situation einzustellen.
- ▶ Bei **todkranken Tieren** kann Walnut zur Sterbehilfe eingesetzt werden.
- ▶ Wenn ein Tier bei einer **Erkrankung** immer **zwischen Gesund- und Kranksein** hin- und herschwankt, was sich in Fieberschüben oder Phasen der Schlappheit und Lustlosigkeit äußert, kann Walnut eine endgültige Heilung in Gang setzen.
- ▶ Tieren, die **durch Veränderungen in ihrer Umgebung** stark irritiert sind und die dadurch einen verunsicherten Eindruck machen, kann Walnut bei folgenden Problemen helfen:
  - Labilität
  - Probleme bei der Eingewöhnung
  - Umzug, Ortswechsel
  - Besitzerwechsel
  - Untugenden
  - Unsauberkeit.
- ▶ Bei folgenden **Erkrankungen** ist, nach entsprechend sorgfältiger Diagnostik und Therapie, Walnut als **Zusatztherapie** angezeigt:
  - Infektionskrankheiten
  - Rekonvaleszenz.

2.34 Water Violet, Hottonia palustris, Sumpfwasserfeder

Botanischer Steckbrief:
Die Sumpfwasserfeder ist eine inzwischen seltene, kurzlebige, winterharte Wasserpflanze aus der Familie der Primelgewächse, die in langsam fließenden Gewässern, sauberen Teichen oder an sehr feuchten, sumpfigen Ufern wächst. Die im Wasser schwimmenden Blätter bestehen aus feinen, kammförmigen Fiedern. Die weiß-rosa bis blaß-lilafarbenen Blüten mit gelbem Mittelpunkt, die auf dem etwa 20 cm hohen, kahlen Stengel sitzen, sind in Quirlen angeordnet. Sie sind fünfblättrig mit oberständigem Fruchtknoten.
▷ **Blütezeit:** Mai bis Juni.

Edward Bach:
»Für jene, die in Gesundheit und Krankheit lieber allein sind. Sehr stille Menschen, die sich lautlos bewegen, wenig und in sanftem Ton sprechen. Sie sind sehr unabhängig, fähig und selbstsicher, fast ganz unbeeinflußt von den Meinungen anderer. Sie sind zurückhaltend, lassen andere in Ruhe und gehen ihre eigenen Wege. Oft sind sie intelligent und talentiert. Ihre Ruhe und ihr innerer Frieden ist ein Segen für ihre Umwelt.«

Blütenbild beim Menschen:
Water Violet, die Blüte der Isolation, der Demut und der Weisheit hilft Menschen, die sich zeitweise innerlich zurückziehen, ein isoliertes Überlegenheitsgefühl entwickeln und immer um Haltung bemüht sind. Sie handeln herablassend und stolz und dulden nicht, daß sich andere in ihre Angelegenheiten mischen, wie auch sie sich nicht in die Angelegenheiten anderer einmischen. Sie wollen andere nicht mit ihren Problemen belasten. Diese innerliche Distanz kann dazu führen, daß man von anderen für eingebildet, überheblich oder arrogant gehalten wird. Dabei fällt es diesen Menschen schwer, unbefangen auf andere zuzugehen, obwohl sie es manchmal gerne würden. Im Zweifelsfalle halten sie sich zurück, am liebsten würden sie sich von allem zurückziehen, es sind typische Einzelgänger.

Veränderungen am Tier:

- Tiere zeigen eine *selbstbewußte Körperhaltung,* gehen zu Artgenossen und Menschen auf *Distanz.*
- Es sind typische *Einzelgänger,* die sich gerne *zurückziehen,* die Kontakten aus dem Wege gehen.
- Berührungen lassen sie sich nur widerwillig gefallen.
- Sie sind *ruhig* und *zurückhaltend,* können sich gut *selbst beschäftigen,* suchen von sich aus *kaum* den *Kontakt.*
- Kommen andere Tiere zu nahe, reagieren sie schnell mit *Aggressivität.*
- Katzen lieben in der Wohnung *erhöhte Sitz-* und *Liegeplätze.*

Ähnliche Blütenbilder:

Nr.	Blüte	Symptome im Vordergrund
3	**Beech**	Tiere lehnen Artgenossen grundsätzlich ab
9	**Clematis**	Insgesamt teilnahmslose, träge Tiere
12	**Gentian**	Mißtrauische Tiere, die an alles Neue zögernd herangehen
16	**Honeysuckle**	Rückzug, da sie eine neue Situation nicht verkraften

27	**Rock Water**	Starr wirkende Tiere mit ausgeprägten Gewohnheiten

Bewährte Kombinationen:		
Water Violet	Kombinationsblüte	Indikation – Symptom
Water Violet → Beech (3)		Um zurückhaltende Tiere an Artgenossen zu gewöhnen
Water Violet → Holly (15)		Bei Einzelgängern, die zu Eifersucht und Aggressivität neigen
Water Violet → Rock Water (27)		Bei Einzelgängern mit ausgeprägten Gewohnheiten, die unflexibel auf Veränderungen reagieren

Wann ist eine Behandlung mit Water Violet angezeigt?

▶ Viele **Windhundrassen** und ganz **besonders viele Katzen** zeigen oft das Blütenbild von Water Violet. Sie erscheinen stolz in ihrer Haltung, zurückhaltend und gehen jeder Berührung aus dem Weg. Sie betteln nie um Futter oder Zuneigung, sie gehen eher zögernd an ihren Freßnapf.

▶ Bei Tieren, die sich auffällig zurückziehen, sollten auf jeden Fall die Haltungsbedingungen nochmals eingehend überprüft werden.

▶ Auch Tiere, die sich vernachlässigt fühlen, können so reagieren.

▶ Bei **Katzen** ist typisch, daß sie zum Sitzen oder Liegen ausschließlich erhöhte Plätze suchen – am liebsten auf einem Schrank, auf dem sie ihre ganze Umgebung überblicken können. Nähern sich andere Katzen diesem Platz, reagieren sie sofort aggressiv. Relativ häufig findet man das Blütenbild von Water Violet bei **Siamkatzen.** Solche Tiere sollten dann eher als Einzeltiere gehalten werden.

▶ Wirken Tiere in ihrem Erscheinungsbild **stolz** und **unnahbar**, kann Water Violet bei folgenden Problemen helfen:
  • Einzelgänger
  • Kontaktprobleme mit Artgenossen
  • Aggressivität
  • übersteigertes Selbstbewußtsein
  • Berührungsangst
  • Unnahbarkeit.

▶ Bei folgenden **Erkrankungen** ist, nach entsprechend sorgfältiger Diagnostik und Therapie, Water Violet als **Zusatztherapie** angezeigt:
  • Verdauungsprobleme
  • Hautprobleme.

2.35 White Chestnut, Aesculus hippocastanum, Weiße Kastanie

Botanischer Steckbrief:
Die Weiße Kastanie oder Gewöhnliche Roßkastanie ist ein sommergrüner, bis zu 30 m hoher, mächtiger Baum, der ursprünglich in den Balkanländern beheimatet war und sich im 17. Jahrhundert auch in England ausbreitete. Sie wächst auf den meisten Böden, braucht aber viel Licht und Raum. Der kurze Stamm ist kräftig und aufrecht, mit weit ausladenden Ästen und graubrauner, schuppiger Borke. Die Blätter sind gegenständig, fingerförmig gefiedert mit 5 – 7 Fiedern auf einem langen dicken Stiel. Die Fiedern sind 10-20 cm lang, der Blattrand ist doppelt gesägt mit dunkelgrüner Oberfläche. Die Unterseite ist heller, die Blattadern sind behaart. Die weißen Blüten mit rosafarbenem, rotem oder gelbem Mittelpunkt sind 2 cm groß und sitzen in endständigen, aufrechten, kegelförmigen, 20-30 cm langen Scheinrispen. Sie sind monosymmetrisch, zwittrig oder männlich.
▷ **Blütezeit:** April bis Juni.

Edward Bach:
»Für jene, die sich nicht dagegen wehren können, daß ihnen Gedanken, Vorstellungen und Argumente in den Sinn kommen, die ihnen unerwünscht sind. Das geschieht gewöhnlich in jenen Augenblicken, wenn das momentane Interesse nicht stark genug ist, um ihre Aufmerksamkeit ganz zu fesseln.
Bedrückende Gedanken drängen sich immer wieder vor, und wenn sie einige Zeit verbannt waren, kehren sie hartnäckig zurück. Sie scheinen sich ständig im Kreise zu drehen und verursachen viel seelische Qual.
Wenn diese unerwünschten, unangenehmen Gedanken da sind, nehmen sie einem den Frieden und machen es unmöglich, nur an die Arbeit, die Freude oder das Vergnügen des Tages zu denken.«

Blütenbild beim Menschen:
White Chestnut, die Gedankenblüte, die Blüte der geistigen Ruhe und Unterscheidungsfähigkeit, hilft beim Menschen, deren Gedanken unaufhörlich kreisen, denen sich unerwünschte Gedanken und Bilder aufdrängen, die sie nicht los werden können. Man führt innere Selbstgespräche, tritt aber gedanklich auf der Stelle, kommt nicht weiter. Dieser Zustand äußert sich oft in Schlaflosigkeit, Zähneknirschen im Schlaf, Unkonzentriertheit, Kopfschmerzen.
Im Gegensatz zu *Hornbeam (17)*, wo ein gewisses Trägheitsgefühl im Vordergrund steht und *Scleranthus (28)*, wo man gedanklich zwischen zwei Möglichkeiten hin und her springt und sich nicht entscheiden kann, fühlt man sich bei **White Chestnut** seinen Gedanken ausgeliefert, diese kreisen unaufhörlich.

| Veränderungen am Tier: |

- Bei Tieren kann man *Anspannung* und *Unruhe* feststellen.
- Diese Tiere können sich nur schwer auf eine gestellte Aufgabe *konzentrieren*, wirken *unaufmerksam* und leicht *abwesend*, sind dabei trotzdem angespannt.
- Auch wenn ein Tier eine *Aufgabe* nur bis zu einem *bestimmten Punkt ausführt* und dann plötzlich *abbremst*, kann eine Blockade vorliegen, die mit White Chestnut behoben werden kann.
- Wer kennt nicht die *Pferde*, die im Parcours immer vor *demselben Hindernis abbremsen* oder die *Hunde*, die beim Spaziergang immer an *derselben Stelle verbellen* und nicht weitergehen wollen, obwohl es dafür keinen offensichtlichen Grund gibt?
- Soweit man beurteilen kann, scheinen diese Tiere *innerlich so mit einer Sache beschäftigt*, daß sie auf Ansprache kaum reagieren, sie scheinen richtiggehend blockiert zu sein.

Ähnliche Blütenbilder:		
Nr.	Blüte	Symptome im Vordergrund
2	**Aspen**	Ängstlichkeit, damit verbunden ist Unruhe
7	**Chestnut Bud**	Tiere machen immer wieder die gleichen Fehler, wirken dadurch unkonzentriert
18	**Impatiens**	Unruhig, weil ungeduldig und hektisch
28	**Scleranthus**	Unausgeglichene Tiere, die zu starken Stimmungsschwankungen neigen
31	**Vervain**	Hektische, überaktive Tiere
33	**Walnut**	Verunsicherung durch wechselnde Lebensumstände

Bewährte Kombinationen:		
White Chestnut	Kombinationsblüte	Indikation – Symptom
White Chestnut	→ **Chestnut Bud** (7)	Bei unausgeglichenen Tieren, die immer wieder die gleichen Fehler machen
White Chestnut	→ **Impatiens** (18)	Für ungeduldige und hektische Tiere, die sich schwer konzentrieren können

White Chestnut	➔ Mimulus (20)	Als Dauertherapie bei Schußangst von Hunden
White Chestnut	➔ Scleranthus (28)	Angespannte Tiere, die zu plötzlichen Stimmungsschwankungen neigen

Wann ist eine Behandlung mit White Chestnut angezeigt?

▶ Tiere, die White Chestnut brauchen, wirken zum einen *angespannt*, zum anderen *leicht abwesend* und *schlecht ansprechbar*. Sie reagieren auf Tadel und Strafe beleidigt und sind sehr nachtragend.
▶ **Hunde**, mit denen im **Hundesport** gearbeitet wird, wirken angespannt, aber trotzdem unaufmerksam. Manchmal sitzen diese Tiere nur da, hecheln ununterbrochen oder lecken sich mit der Zunge über die Schnauze und scheinen mit den Augen einen weit entfernten Punkt zu fixieren.
▶ **Katzen** zeigen eine angespannte Körperhaltung, einen angestrengten Gesichtsausdruck, scheinen durch ihre Bezugsperson hindurchzuschauen, da sie gerade völlig abwesend sind.
▶ Hat man **unausgeglichene** und **unruhig wirkende** Tiere, so kann White Chestnut bei folgenden Problemen helfen:
  • Unruhe
  • Unausgeglichenheit
  • Konzentrationsschwierigkeiten
  • Nervosität
  • mentale Anspannung
  • Stereotypien.
▶ Bei folgenden **Erkrankungen** ist, nach entsprechend sorgfältiger Diagnostik und Therapie, White Chestnut als **Zusatztherapie** angezeigt:
  • Krankheiten, die durch bestimmte Auslöser immer wieder auftreten
  • Allergien
  • rheumatische Beschwerden, die immer bei Regenwetter auftreten.

2.36 Wild Oat, Bromus ramosus, Waldtrespe

Botanischer Steckbrief:
Die Waldtrespe – auch Hafergras oder Wilder Hafer genannt – ist ein häufig vorkommendes, bis zu 1,50 m hohes Gras, das an Hecken- und Waldrändern mit feuchtem Boden und etwas Schatten wächst. Sie hat verzweigte, weit ausgebreitete Rispenäste. Ihre Blätter sind bis zu 15 mm breite Halme, die den Stiel umschließen und eine stark behaarte Garbe bilden. An den Enden der überhängenden Rispen befinden sich jeweils mehrere unscheinbare Blüten. Dürre Spelzen ersetzen die Kronblätter. Jede Blüte läßt drei lan-

ge, dünne Staubbeutel heraushängen, über die die Narben wie zwei winzige Federn hervorragen.
▷ **Blütezeit:** Mai bis August.

Edward Bach:
»Für jene, die den Ehrgeiz haben, in ihrem Leben etwas Außerordentliches zu leisten, die viel Erfahrung sammeln und alles genießen möchten, was das Leben ihnen zu bieten hat, die sich des Lebens in vollen Zügen erfreuen wollen.
Ihre Schwierigkeit besteht darin zu entscheiden, welcher Beschäftigung sie nachgehen sollen, denn obgleich ihr Ehrgeiz groß ist, fühlen sie sich von keiner Berufung besonders angezogen.
Dies kann zu Verzögerungen und Unzufriedenheit führen.«

Blütenbild beim Menschen:
Wild Oat, die Blüte der Vielseitigkeit, der Berufung und der Zielstrebigkeit, hilft Menschen, die vielseitig begabt sind, aber nur unbestimmte Zielvorstellungen haben. Sie sind ehrgeizig, möchten etwas besonderes leisten, probieren viele Dinge aus, sind aber unzufrieden, frustriert oder gelangweilt, da sie ihre Lebensaufgabe nicht finden. Man will sich innerlich nicht festlegen und manövriert sich dadurch unbewußt immer wieder in unbefriedigende Situationen hinein.
Bei Menschen, bei denen eine eingeleitete Bach-Blüten-Therapie nicht anschlägt oder die anscheinend zu viele verschiedene Blüten auf einmal brauchen, kann die Gabe von **Wild Oat** eine Klärung der Situation herbeiführen.
Im Gegensatz zu *Scleranthus (28)*, wo man zwischen zwei Möglichkeiten hin und her schwankt und sich nicht entscheiden kann, bestehen bei **Wild Oat** so viele Möglichkeiten, daß man oft nicht einmal zu zwei Alternativen kommt.

Veränderungen am Tier:

- Bei Tieren kann man feststellen, daß diese *sehr lernfähig* und *vielseitig begabt* sind.
- Alles Neue ist für sie interessant, doch schnell *verlieren* sie wieder das *Interesse* daran und *langweilen* sich. Beim Spiel oder bei der Dressur sind sie zwar zunächst sehr *aufnahmefähig* und *übereifrig* dabei, so daß sie ständig zurückgehalten werden müssen, doch haben sie *keine Ausdauer*, werden rasch *unkonzentriert* und *gleichgültig*.
- Diese Tiere sind eher *passive* und *stille Einzelgänger*, die sich wenig um den Kontakt mit Artgenossen bemühen.
- Sie sind *launisch* und *wechselhaft* in ihren *Stimmungen* und neigen zu Ersatzhandlungen, *Zerstörungswut*, *Aggressivität* und *Autoaggressivität*.

Ähnliche Blütenbilder:		
Nr.	Blüte	Symptome im Vordergrund
18	**Impatiens**	Die Tiere zeigen Ungeduld, die rasch in Aggressivität umschlagen kann
28	**Scleranthus**	Tiere sind innerlich unausgeglichen, wirken aber nicht gelangweilt
31	**Vervain**	Diese Tiere sind sehr ausdauernd, neigen zur Hyperaktivität
35	**White Chestnut**	sind unaufmerksam, unruhig und erscheinen angespannt

Bewährte Kombinationen:		
Wild Oat	Kombinationsblüte	Indikation – Symptom
Wild Oat →	**Chestnut Bud** (7) und **White Chestnut** (35)	Bei Tieren mit zwanghaften Verhaltensweisen
Wild Oat →	**Hornbeam** (17)	Bei launenhaften, erschöpft wirkenden Tieren
Wild Oat →	**Scleranthus** (28) und **White Chestnut** (35)	Für unausgeglichene, unruhige Tiere, die zu plötzlichen Stimmungsschwankungen neigen

Wann ist eine Therapie mit Wild Oat angezeigt?

▶ Sowohl bei **männlichen** wie auch bei **weiblichen Tieren** kann übersteigertes Sexualverhalten vorliegen, was sich darin zeigt, daß jedes Bein, jedes Sofakissen, jedes Kleidungsstück als Sexualobjekt bearbeitet wird.

▶ Bei **Katzen** kann man manchmal auch die Aufnahme unverdaulicher Dinge wie z.B. Wolle, Alu- oder Kunststofffolien feststellen.

▶ Bei **Hunden** findet man diese unzufriedenen, launischen Tiere vor allem bei den überwiegend **im Haus gehaltenen** und bei **Kleinhunden**, die nicht durch entsprechende Bewegung oder Hundesport gefordert werden.

▶ Auch wenn eine **bereits begonnene Therapie nicht den gewünschten Erfolg zeigt** oder man meint, sehr **viele verschiedene Blüten einsetzen zu müssen**, kann eine zeitweise Gabe von Wild Oat eine Änderung herbeiführen.

▶ Wenn ein Tier das Blütenbild von Wild Oat zeigt, sollte auf jeden Fall überprüft werden, ob die *Haltungsbedingungen* artgerecht sind. Vor allem bei **Vögeln** führen ungünstige Haltungsbedingungen wie Einzelhaltung bei Schwarmvögeln zu Verhaltensstörungen. Nur, wenn man diesen Tieren dann entsprechend Abwechslung in der Umgebung, vielseitige Spiel- und Beschäftigungsmöglichkeiten schafft, hat eine Behandlung Aussicht auf Erfolg.

▶ Liegt bei Tieren eine **ausgesprochene Unzufriedenheit** vor, kann Wild Oat bei folgenden Problemen helfen:
- Hypersexualität
- Launenhaftigkeit
- Unkonzentriertheit
- Langeweile
- Desinteresse
- fehlende Ausdauer
- Aggressivität
- Autoaggressivität
- Zerstörungswut
- Ersatzhandlungen.

▶ Bei folgenden **Erkrankungen** ist, nach entsprechend sorgfältiger Diagnostik und Therapie, Wild Oat als **Zusatztherapie** geeignet:
- Erkrankungen, die trotz entsprechender Behandlung einfach nicht ausheilen wollen
- Ausheilung von Zerrungen, Prellungen, Verstauchungen.

2.37 Wild Rose, Rosa canina, Heckenrose

Botanischer Steckbrief:
Die Heckenrose oder Zaunrose gehört zu den ältesten Rosengewächsen und ist ein häufig vorkommender, genügsamer, winterharter Dornenstrauch mit gebogenen und rankenden Stielen, die bis zu 4 m lang werden können. Sie entwickelt ein kräftiges Wurzelwerk und wächst an Waldrändern oder in Hecken, gerne auf lockerem Boden. Aus den glatten Stielen wachsen gebogene Dornen. Die spitz zulaufenden Blätter sind unpaarig gefiedert und haben 5-7 Nebenblätter mit gezackten Rändern. Die schwach duftenden, weiß bis rosafarbenen Blüten bestehen aus fünf 2-2,5 cm langen Blütenblättern. In der Mitte der Blüte befindet sich ein unterständiger Fruchtknoten mit zahlreichen goldgelben Staubgefäßen.
▷ **Blütezeit:** Juni bis August.

Edward Bach: »Für jene, die sich ohne genügenden Grund in Gleichgültigkeit allem ergeben, was geschieht, die einfach durchs Leben treiben, es annehmen, wie es sich bietet, ohne irgendeine Anstrengung zu unternehmen, die Dinge zu bessern und etwas Freude zu finden. Sie haben sich dem Lebenskampf klag- und widerstandslos ergeben.«

Blütenbild beim Menschen:
Wild Rose, die Resignationsblüte, die Blüte der Hingabe und inneren Motivation hilft Menschen, die teilnahmslos, apathisch, resigniert sind, die innerlich vor dem Leben kapituliert haben. Sie haben keine Lebensfreude mehr, unternehmen keinerlei Anstrengungen, etwas zu ändern, da sie sich fatalistisch damit abfinden und in ihr Schicksal fügen. Gefühle von chronischer Langeweile, Gleichgültigkeit und innerlicher Leere kommen auf, man ist schlaff, energielos, spricht mit monotoner und matter Stimme. Dieser Zustand beim Menschen besteht oft lange Zeit und auch nur unterschwellig, so daß er für den Therapeuten unter Umständen schwierig einzuordnen ist.
Im Gegensatz zu *Gorse (13)*, wo noch eine gewisse innere Aktivität vorhanden ist, jetzt aber die Verzweiflung vorherrscht, ist der Mensch, der **Wild Rose** braucht, völlig passiv und gleichgültig und ohne die geringste innere Aktivität.
Steht man bei *Sweet Chestnut (30)* noch unmittelbar vor der Resignationsgrenze und gibt sich noch nicht auf, so hat man sie bei **Wild Rose** bereits überschritten und innerlich schon ganz oder zumindest teilweise aufgegeben.

Veränderungen am Tier:

- Auch Tiere, die Wild Rose brauchen, sind völlig *teilnahmslos* und *apathisch*, zeigen *keine Lebensenergie* mehr.
- Die Körperhaltung dieser Tiere drückt *Resignation* und *Selbstaufgabe* aus.
- Sie *bewegen sich kaum, starren* stumpf *vor sich hin, verweigern Futter* und *Wasser*.
- Meist sind diese Tiere auch *körperlich krank*, zeigen aber trotz entsprechender Behandlung zunächst keine Besserung, fügen sich in ihre Krankheit und leiden darunter, ohne sich auch nur zu *bemühen*, wenigstens noch Wasser und Futter aufzunehmen.

Ähnliche Blütenbilder:		
Nr.	Blüte	Symptome im Vordergrund
9	**Clematis**	Teilnahmslose, antriebsarme Tiere, die irgendwie verträumt wirken
13	**Gorse**	Tiere wirken kraftlos, müde resigniert
17	**Hornbeam**	Tiere wirken nach Anstrengung müde und erschlafft
21	**Mustard**	Phasenweise Apathie und Niedergeschlagenheit

23	**Olive**	Völlige körperliche Erschöpfung, erhöhtes Schlafbedürfnis
29	**Star of Bethlehem**	Tiere wirken nach einem Schockerlebnis apathisch
30	**Sweet Chestnut**	Als Reaktion auf belastende Situationen machen Tiere einen erschöpften Eindruck

Bewährte Kombinationen:		
Wild Rose	Kombinationsblüte	Indikation – Symptom
Wild Rose →	**Olive** (23)	Bei erschöpften Tieren, die sich völlig aufgegeben haben
Wild Rose →	**Wild Oat** (36)	Bei Tieren die nur leichte Erkrankungen haben, deren Allgemeinbefinden sich aber zusehends verschlechtert
Wild Rose →	**Hornbeam** (17) und **Olive** (23)	Für völlig erschöpfte Tiere, die kein Interesse mehr am Leben zeigen

Wann ist eine Behandlung mit Wild Rose angezeigt?

▶ Es sind oft Tiere, die **von Geburt an dauernd krank** sind und die sich ohne Gegenwehr in ihr Leben fügen. Sie sind eher sanft und ruhig, wirken bei jeder kleinsten Erkrankung gleich schwer krank und leidend.

▶ **Sehr alte** und **sehr kranke Tiere** zeigen oft das Blütenbild von Wild Rose.

▶ Auch bei *Krankheiten, die ganz unklare Symptome* zeigen und deren Ätiologie nicht abzuklären ist, bei denen aber das Allgemeinbefinden der Tiere immer schlechter wird, ohne daß das Tier Zeichen von Schmerzen zeigt, kann Wild Rose helfen. Solche Zustände treten öfters bei **kleinen Nagern**, insbesondere bei **Meerschweinchen** auf. Sie hören einfach auf zu fressen, ohne daß feststellbare organische Erkrankungen vorliegen und verhungern, wenn sie nicht zwangsernährt werden.

▶ Zeigen völlig **apathische Tiere** auf die Gabe von Wild Rose *innerhalb von 30 Minuten* keine Veränderung, so ist eine weitere Behandlung nicht sinnvoll. Das Tier hat sich aufgegeben, mit dem Leben abgeschlossen, es hat keinen Lebenswillen mehr.

▶ Bei **völlig teilnahmslosen** und **apathischen** Tieren kann Wild Rose bei folgenden Problemen eingesetzt werden:

- Teilnahmslosigkeit
- Resignation
- Desinteresse
- Schlaffheit.

▶ Bei folgenden **Erkrankungen** ist, nach entsprechend sorgfältiger Diagnostik und Therapie, Wild Rose als **Zusatztherapie** geeignet:
- Apathie
- Inappetenz
- schwere Erkrankungen.

2.38 Willow, Salix vitellina, Weide

Botanischer Steckbrief:
Die Gelbe Weide – auch Dotterweide genannt –, die EDWARD BACH auswählte, unterscheidet sich von den vielen anderen Weidenarten durch ihre leuchtend gelborangenen Äste, die vor allem im Winter auffallen. Sie ist ein bis zu 25 m hoher, sommergrüner Laubbaum mit kurzem Stamm und weit ausladenden Ästen, der vorwiegend in feuchten Niederungen oder an Flußufern vorkommt. Die Blätter sind lanzenförmig, lang, spitz zulaufend und fein gezahnt mit feinen weißen Härchen auf der Unterseite. Die Gelbe Weide ist zweihäusig – männliche und weibliche Blüten wachsen getrennt auf verschiedenen Bäumen. Die männlichen Staubblüten ballen sich zu silbrig-weißen Kätzchen zusammen, die sich in der Blütezeit mit gelben Pollen bedecken. Die weiblichen Blüten blühen in grünen, lockeren Kätzchen.
▷ **Blütezeit:** April bis Mai.

Edward Bach:
»Für jene, die ein Mißgeschick oder Unglück erlitten haben und dies schwer ohne Klagen und Verbitterung annehmen können, da sie das Leben vor allem nach dem Erfolg beurteilen, den es ihnen bringt.
Sie haben das Gefühl, so schwere Prüfungen nicht verdient zu haben; sie meinen, es sei ihnen Unrecht widerfahren und werden verbittert.
Oft zeigen sie weniger Interesse und sind weniger aktiv in bezug auf jene Dinge, die ihnen früher Freude und Befriedigung gebracht haben.«

Blütenbild beim Menschen:
Willow, die Blüte des Schicksals und der Eigenverantwortlichkeit, hilft Menschen, die innerlich grollen, die verbittert sind und sich als Opfer des Schicksals fühlen. Sie fühlen sich für ihre Lage nicht verantwortlich, schuld an allen Miseren sind immer die Umstände oder andere Menschen. Sie mißgönnen anderen innerlich ihr Glück, schwelen in stiller Wut vor sich hin, sehen alles immer nur negativ, ohne es offen zu äußern. Sie fressen ihren Groll und ihre Verbitterung in sich hinein. Dabei nehmen sie eine fordernde Grundhaltung ein, daß ihnen andere helfen, ist selbstverständlich.

Bei allem Klagen und Jammern sind diese Menschen nicht bereit, ihr Denken wirklich umzustellen.

Im Unterschied zu *Holly (15)*, wo negative Emotionen wie Wut, Haß, Eifersucht nach außen gelebt werden, sind bei **Willow** die negativen Gefühle nach innen gerichtet und erzeugen Verbitterung und das Gefühl, Opfer zu sein.

Veränderungen am Tier:

- Tiere sind grundsätzlich *mißtrauisch, schlecht gelaunt, schnell beleidigt*, nehmen ihrer Bezugsperson so ziemlich alles *übel*, was diese mit ihnen macht.
- Hunde *knurren häufig* vor sich hin, Katzen *fauchen* bei jeder Gelegenheit.
- Werden diese Tiere alleine gelassen, freuen sie sich nicht etwa über die Rückkehr ihrer Bezugsperson, sondern sind oft tagelang noch *beleidigt* und *ziehen sich zurück*.

Ähnliche Blütenbilder:

Nr.	Blüte	Symptome im Vordergrund
3	**Beech**	Artgenossen werden abgelehnt und angegriffen
12	**Gentian**	Mißtrauische Tiere, die an neue Dinge nur sehr zögernd herangehen
15	**Holly**	Tiere zeigen Angriffs- und Trotzreaktionen aus Eifersucht
18	**Impatiens**	Ungeduldige, hektische Tiere, die zu überschießenden Reaktionen neigen
24	**Pine**	Unterwürfige Tiere, die besonders empfindlich auf Tadel reagieren
28	**Scleranthus**	Unausgeglichene Tiere mit plötzlichen Stimmungsschwankungen
34	**Water Violet**	Tiere, die Einzelgänger sind und sich von anderen Tieren oder vom Menschen fernhalten

Bewährte Kombinationen:		
Willow	Kombinationsblüte	Indikation – Symptom
Willow ➜	**Holly** (15) und **Mimulus** (20)	Bei sehr ängstlichen und mißtrauischen Tieren
Willow ➜	**Honeysuckle** (16)	Bei mißmutigen Tieren, die einer vergangenen Situation nachtrauern
Willow ➜	**Pine** (24)	Bei Tieren, die auf Tadel überreagieren, tagelang schmollen und beleidigt sind

Wann ist eine Behandlung mit Willow angezeigt?

▶ Vor allem bei **Tierheimtieren**, die mißtrauisch auf jede Annäherung reagieren, die lange Zeit sich selbst überlassen waren, weil sie vernachlässigt wurden, kann Willow diese negative Grundstimmung beeinflussen.

▶ Hilft *Holly (15)* bei plötzlichen heftigen Ausbrüchen von Aggressivität, so stellt das Blütenbild von Willow eher den chronischen Zustand dar. Diese **Tiere sind grundsätzlich schlechtgelaunt** – das, was man sich beim Menschen unter einem *Misanthropen* vorstellt. Diese schlechte Laune lassen sie an allem aus, was ihnen zu nahe kommt. Diese Tiere fordern Zuwendung, sind aber auch dann nicht zufrieden, wenn sie diese bekommen.

▶ Manche Tiere werden **im Alter**, wenn sie merken, daß ihre Kräfte nachlassen, sehr übellaunig. Doch auch **mißhandelte** und **vernachlässigte Tiere** können so reagieren, deshalb sollten in diesen Fällen auch die *Haltungsbedingungen* eingehend überprüft werden.

▶ Zeigen sich Tiere über einen **längeren Zeitraum immer schlecht gelaunt**, kann Willow bei folgenden Problemen helfen:
- Launenhaftigkeit
- Übellaunigkeit
- Beleidigtsein
- Mißtrauen
- Unzufriedenheit
- Altersbeschwerden.

▶ Bei folgenden **Erkrankungen** ist, nach entsprechend sorgfältiger Diagnostik und Therapie, Willow als **Zusatztherapie** geeignet:
- Magenschleimhautentzündung
- Verdauungsbeschwerden
- Hautproblemen.

2.39 Rescue Remedy, Notfalltropfen oder Notfallcreme

Rescue Remedy – die Notfalltropfen sind das wohl bekannteste Bach-Blüten-Präparat, das nach meinen Erfahrungen viele Tierbesitzer bereits für sich selbst verwenden. Es ist die einzig fixe Kombination in der Bach-Blütentherapie und wird ähnlich wie eine Einzelblüte eingesetzt, meist zur Behandlung von akuten Zuständen.

▷ Für jemanden, der sich bisher nicht mit dieser Therapieform beschäftigt hat, ist Rescue der ideale Einstieg in die Bach-Blütentherapie. Es kann in vielen Fällen als alleiniges Mittel eingesetzt werden und bringt oft verblüffende Erfolge.

In den Schriften von EDWARD BACH findet man nur kurze Hinweise auf dieses Kombinationsmittel, das er 1933 – 1934 entwickelte und an Patienten testete. Eine ausführliche Beschreibung bzw. ein Blütenbild von Rescue Remedy hat EDWARD BACH selbst nicht niedergeschrieben. In der Biographie von NORA WEEKS (1993) findet sich folgender Text:

»Zunächst verwendete er für diese Kombination zur Anwendung in akuten Notfällen, etwa bei Unfällen, Schockerlebnissen, Bewußtlosigkeit, starken Schmerzen, großer Furcht oder Panik drei seiner Heilmittel: **Rock Rose** (26), **Clematis** (9), **Impatiens** (18). **Rock Rose** bietet Hilfe in akuten Notfällen, bei Panikzuständen und in Gefahrensituationen; **Clematis** wirkt Ohnmachts- und Schwächezuständen und tiefer Bewußtlosigkeit entgegen; **Impatiens** schließlich löst seelische Verspannungen und Widerstände auf, die andernfalls zu körperlichen Krämpfen und Schmerzen führen können. Später fügte BACH diesen drei Mitteln noch zwei weitere hinzu; er vergaß nie die unschätzbaren Dienste, die ihm schon die ersten drei immer wieder geleistet hatten, wenn er in einer kritischen Situation einmal keine anderen Arzneien zur Hand gehabt hatte.«

Rescue Remedy wird heute als Mischung der folgenden 5 Blüten angeboten:

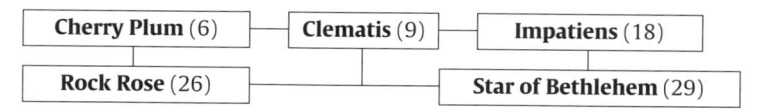

Cherry Plum (6)	Clematis (9)	Impatiens (18)
Rock Rose (26)		Star of Bethlehem (29)

▶ Rescue Remedy gibt es als Konzentrat in **Tropfenform** in der »**Stockbottle**« = Konzentratflasche und als **lanolinfreie Salbe** zur äußerlichen Anwendung. Die Salbe enthält zusätzlich zu den bereits genannten 5 Blüten noch **Crab Apple** (10).

Die verschiedenen Einzelblüten sollen in der Lage sein, folgende Zustände zu beeinflussen:

Cherry Plum (6) → soll einem Verlust der Kontrolle und plötzlichen Gefühlsausbrüchen entgegenwirken

Clematis (9) → soll gegen die Tendenz »abzutreten«, bewußtlos zu werden, wirken

Impatiens (18) → soll gegen Anspannung, Ungeduld und überschießende Reaktionen helfen

Rock Rose (26) → soll gegen Panikgefühle und Todesangst helfen

Star of Bethlehem (29) → soll helfen, körperliche oder seelische Schockmomente zu verkraften.

Rescue Remedy kann natürlich **nicht** eine notwendige **tierärztliche Behandlung** oder nach einem Unfall eine **Notfallbehandlung ersetzen**, das muß man als Tierarzt den Patientenbesitzern eindringlich klarmachen.

Rescue Remedy ist aber angezeigt bei Zuständen, die auftreten, wenn sich durch ein plötzlich eintretendes unangenehmes Ereignis das gesamte psychoenergetische System *desintegriert,* um es einmal ganz abstrakt auszudrücken.

Rescue Remedy bewirkt offensichtlich eine sofortige Reintegration des psychoenergetischen Systems und stabilisiert das emotionale Gleichgewicht.

Die Wirkung von Rescue Remedy ist in extremen Fällen bereits innerhalb von Minuten zu beobachten.

Deshalb folgen nun konkrete Beispiele für die Anwendung von Rescue Remedy, die sofort in der tierärztlichen Praxis umgesetzt werden können bzw. Hinweise auf Probleme, bei denen der Tierarzt den Tierbesitzern diese Blütenmischung verordnen kann (zur Zubereitung und Anwendung von Mischungen siehe auch Kap. III, 1.):

Rescue-Tropfen:

> ▶ **Nach Operationen** verabreicht hilft Rescue dem Tier, den Eingriff und die Narkose rascher zu überwinden

Pferde: nach dem Eingriff **3-5 Tropfen** aus der Konzentratflasche **auf der Stirn** zwischen den Augen verreiben
Hunde und **Katzen:** nach dem operativen Eingriff **1-3 Tropfen** aus der Konzentratflasche auf der Stirn verreiben oder in die Lefzen tropfen
Nager, kleine Heimtiere: nach dem Eingriff **1 Tr.** aus der Konzentratflasche auf dem Kopf zwischen den Ohren verreiben

◂◂	**Cave:** Anwendung direkt vor der Narkose oder während der Narkose (z.B. zur Kreislaufstabilisierung) – Tiere können schneller als zu erwarten aus dem Toleranzstadium kommen.
▸	**Nach Unfällen** – neben den üblichen Erste-Hilfe-Maßnahmen sinnvolle Beschäftigung des Tierbesitzers/Unfallhelfers, bis ein Tierarzt verfügbar ist, bzw. das Tier in die Praxis gebracht werden kann. **Alle 10 – 15 Min. 2-3 Tr.** aus der Stockbottle auf dem Kopf verreiben lassen oder in die Lefzen tropfen lassen. Tiere, die mit **Panik** auf eine Untersuchung in der Praxis reagieren, die auf dem Untersuchungstisch zittern »wie Espenlaub«: **2 Tr.** aus der Konzentratflasche auf dem Kopf verreiben z.B. vor Untersuchungen, Blutentnahmen, Injektionen, kleinen chirurgischen Eingriffen unter Lokalanästhesie (z.B. Warzen entfernen)
▸	**Vor der Euthanasie** eines Tieres: **1-2 Tr.** aus der Konzentratflasche; am besten den Besitzer auf dem Kopf des Tieres verreiben lassen
▸	**In der Geburtshilfe:** bei Muttertieren: sobald die Wehen einsetzen **alle 15-30 Min. 5 Tropfen** aus einer zubereiteten Einnahmeflasche (10 ml Trägersubstanz + 4 Tropfen Rescue aus der Stockbottle).
▸	**Neugeborene,** die lebensschwach sind bzw. deren Atmung erst nach entsprechender Stimulation einsetzt: **1 Tr.** Rescue aus der Konzentratflasche auf dem Kopf verreiben, **evtl. nach 10-15 Min. wiederholen.** Weiterhin kann man solchen schwächlich wirkenden Welpen in den ersten Lebenstagen eine Mischung aus **Rescue** (39), **Hornbeam** (17), **Olive** (23) und **Walnut** (33) verabreichen.

Rescue-Salbe:
- ▸ Schürfwunden
- ▸ Verbrennungen
- ▸ Prellungen, Zerrungen
- ▸ Insektenstiche
- ▸ Ekzeme
- ▸ OP-Wunden unter Salbenverband
- ▸ Riß-, Biß- oder Quetschwunden.

Rescue-Salbe kann beim Tier, bedingt durch das vorhandene Haarkleid, nicht so umfangreich eingesetzt werden wie beim Menschen. Statt der Anwendung als Salbe empfiehlt sich bei Tieren eher die Anwendung von **Umschlägen, Wickeln** und **Kompressen.** Dafür gibt man auf **ca. 1/2 ltr. Wasser 4 Tropfen** aus der Konzentratflasche und gießt diese Mischung auf Umschläge oder Wickel. Von Tieren mit offenen Verletzungen wird dies erstaunlich gut toleriert.

Dies ist nur ein Auszug aus den Anwendungsmöglichkeiten für Rescue Remedy. Es gibt noch viele weitere Anwendungsbereiche, die sich aus den bisherigen Ausführungen ergeben, die aber nicht einzeln hier ausgeführt werden. In der Praxis ergibt sich die Anwendung von Rescue Remedy oft aus der Situation heraus. Für die Tierarztpraxis empfiehlt es sich, im **Behandlungszimmer eine Konzentratflasche** stehen zu haben.

Dosierung
Bei Tieren habe ich persönlich die Erfahrung gemacht, daß Rescue aus der Konzentratflasche oft besser und schneller wirkt, als wenn man eine Zubereitung anwendet. Von Kolleginnen und Kollegen wurde mir dies bestätigt, in der Literatur finden sich dazu bisher aber noch keine Hinweise.

Wie häufig einnehmen?
Die Einnahmefrequenz hängt von der Veranlagung des Tieres und von der aktuellen Situation ab. Als Faustregel ist zu empfehlen:

> **Je akuter** und **gravierender** ein Notfall ist, **desto häufiger** kann man Rescue Remedy geben. Während manche Tiere sich bereits nach einer Gabe sichtbar erholen und beruhigen, brauchen andere **4-5** oder mehr Gaben. Der **Abstand zwischen den Gaben darf 5 – 30 Min. betragen**, je nach Reaktion des Tieres.

Individuelle Notfallmischungen
Man kann natürlich auch für jedes Tier eine individuelle Notfallmischung herstellen. Bei vielen Tieren, die in gleichen, regelmäßig oder unregelmäßig wiederkehrenden Situationen mit Angst, Panik oder Aggressivität reagieren, wird eine vorbeugende Gabe einer entsprechenden Mischung diese Tiere gelassener machen.
- ▷ Dazu fügt man den Rescue-Tropfen in der Konzentratflasche ein oder zwei auf die spezifische emotionale Disposition des Tieres abgestimmte Einzelkonzentrate hinzu.
- ▶ So hat es sich z.B. bei Tieren mit sehr **ängstlichem Naturell** bewährt, eine Notfallmischung aus **Rescue Remedy** (39), **Aspen** (2) und **Mimulus** (20) herzustellen und in den entsprechenden Situationen anzuwenden. Als Beispiel für die Anwendung einer individuellen Notfallmischung sei hier die *Gewitter- oder Schußangst* vieler Hunde genannt.
- ▶ **Generell** ist Rescue Remedy vor allem ein Mittel **für akute Zustände** und weniger für eine Daueranwendung.
- ◀◀ Auch eine Daueranwendung von Rescue kann niemals ein Ausgleich für nicht tiergerechte Haltungsbedingungen sein.

3. Kurzübersicht über alle Blütenbilder

Diese Kurzübersicht soll ein schnelles Orientieren innerhalb der einzelnen Blütenbilder ermöglichen. Sie nennt die wichtigsten Stichworte zur jeweiligen Blüte.

Nr.	Bach-Blüte	Kurz-Charakteristik
1	**Agrimony** (Odermennig)	Tiere tun vieles um des lieben Friedens willen, konfliktscheu, sind um Ruhe und Harmonie bemüht.
2	**Aspen** (Zitterpappel)	Tiere haben unbestimmbare Ängste, zeigen allgemein ein ängstliches Naturell.
3	**Beech** (Rotbuche)	Tiere sind im höchsten Maße intolerant, ablehnend gegen Artgenossen und Menschen.
4	**Centaury** (Tausendgüldenkraut)	Tiere lassen sich beeinflussen, weil sie extrem gutmütig, lieb und willensschwach sind.
5	**Cerato** (Bleiwurz)	Tiere sind unsicher, unentschlossen, weil ihnen ein natürliches Selbstvertrauen fehlt.
6	**Cherry Plum** (Kirschpflaume)	Tiere zeigen unterdrückte Ängste, die sich in unkontrollierten Temperamentsausbrüchen äußern.
7	**Chestnut Bud** (Knospen der Roßkastanie)	Tiere sind nicht in der Lage, aus gemachten Erfahrungen zu lernen, machen immer wieder die gleichen Fehler.
8	**Chicory** (Wegwarte)	Tiere verhalten sich übertrieben fordernd gegenüber ihrer Umgebung, versuchen dauernd, auf sich aufmerksam zu machen.
9	**Clematis** (Weiße Waldrebe)	Tiere sind insgesamt teilnahmslos und scheinen abwesend; »Tagträumer«.
10	**Crab Apple** (Holzapfel)	Tiere fühlen sich nicht wohl in ihrer Haut.

Nr.	Bach-Blüte	Kurz-Charakteristik
11	Elm (Ulme)	Tiere fühlen sich momentan überfordert, wirken phasenweise erschöpft.
12	Gentian (Herbstenzian)	Tiere sind unsicher, weil mißtrauisch und leicht zu entmutigen.
13	Gorse (Stechginster)	Tiere sind resigniert, kraftlos und müde, haben sich selbst aufgegeben.
14	Heather (Schottisches Heidekraut)	Tiere sind übertrieben aufdringlich und selbstbezogen, eher unsicher, wollen immer Aufmerksamkeit haben.
15	Holly (Stechpalme)	Tiere neigen zu unkontrollierten Reaktionen und Angriffen, wenn ihnen etwas nicht paßt.
16	Honeysuckle (Geißblatt)	Tiere, die sich schwer von vergangenen Zeiten lösen können, die mit neuen Situationen nicht zurechtkommen.
17	Hornbeam (Weißbuche)	Antriebsschwache Tiere, scheinen zu schwach, ihr Leben zu bewältigen.
18	Impatiens (Drüsentragendes Springkraut)	Ungeduldige und hektische Tiere, die leicht gereizt sind und zu überschießenden Reaktionen neigen.
19	Larch (Lärche)	Tiere haben wenig Selbstvertrauen, fühlen sich anderen immer unterlegen, sind extrem unsicher.
20	Mimulus (Gefleckte Gauklerblume)	Tiere haben Angst vor konkret zu benennenden Dingen oder in genau zu beschreibenden Situationen.
21	Mustard (Wilder Senf)	Tiere zeigen Phasen von Traurigkeit, Niedergeschlagenheit, ohne erkennbaren Grund.

Nr.	Bach-Blüte	Kurz-Charakteristik
22	Oak (Eiche)	Tiere sind erschöpft durch Überarbeitung, sind richtiggehende »Arbeitstiere«, können nicht aufhören zu arbeiten.
23	Olive (Olivenbaum)	Tiere sind körperlich vollkommen erschöpft und kraftlos, haben sich völlig verausgabt.
24	Pine (Schottische Kiefer)	Tiere wirken geduckt, unterwürfig, ordnen sich schnell unter, sind übertrieben ergeben; sie scheinen permanent ein schlechtes Gewissen zu haben.
25	Red Chestnut (Rote Kastanie)	Überfürsorgliche Tiere, die sich übertrieben um ihre Welpen, ihre Spielkameraden oder ihre Besitzer kümmern, sie haben Angst um sie.
26	Rock Rose (Gelbes Sonnenröschen)	Für Tiere in akuten, genau zu beschreibenden körperlichen und seelischen Paniksituationen.
27	Rock Water (Wasser heilkräftiger Quellen)	Tiere nehmen die ihnen gestellten Aufgaben zu ernst, zeigen eine gewisse Starrheit in ihrem Verhalten.
28	Scleranthus (Einjähriger Knäuel)	Tiere sind unsicher, weil innerlich unausgeglichen, neigen zu extremen Stimmungsschwankungen.
29	Star of Bethlehem (Doldiger Milchstern)	Für Tiere, die durchgemachte schlechte Erfahrungen noch nicht verkraftet haben; der »Seelentröster«.
30	Sweet Chestnut (Eßkastanie)	Tiere, die sich völlig aufgegeben haben, die sich nach langen Leiden zurückziehen, keine Anteilnahme mehr zeigen.
31	Vervain (Eisenkraut)	Hyperaktive, willensstarke Tiere, die immer zu Aktivitäten auffordern; der »Anführer«.

Nr.	Bach-Blüte	Kurz-Charakteristik
32	**Vine** (Weinrebe)	Tiere sind sehr dominant, ehrgeizig, herrschsüchtig, zwingen ihrer Umgebung ihren Willen auf; der »Tyrann«.
33	**Walnut** (Walnuß)	Für Tiere, bei denen durch wechselnde Lebensumstände eine innere Labilität vorhanden ist, sie kommen mit Veränderungen ihrer Lebenssituation nicht sofort klar.
34	**Water Violet** (Sumpfwasserfeder)	Tiere, die einen unnahbaren Eindruck machen, erscheinen stolz und überlegen, sind Einzelgänger.
35	**White Chestnut** (Roßkastanie)	Tiere sind unkonzentriert und unruhig, erscheinen innerlich angespannt und nicht bei der Sache.
36	**Wild Oat** (Waldtrespe)	Tiere sind unsicher, weil unzufrieden, gelangweilt und launisch, fehlende Ausdauer.
37	**Wild Rose** (Heckenrose)	Tiere sind völlig apathisch, zeigen kein Interesse mehr am Leben, lassen alles über sich ergehen.
38	**Willow** (Gelbe Weide)	Tiere sind immer mißtrauisch, mißmutig, schlecht gelaunt, ziehen sich sofort beleidigt in ihren Schmollwinkel zurück.
39	**Rescue Remedy Notfalltropfen:** bestehen aus folgenden 5 Blüten: 29 Star of Bethlehem, 26 Rock Rose, 18 Impatiens, 6 Cherry Plum, 9 Clematis.	Sie können bei allen akuten körperlichen und seelischen Notfallsituationen als Erstbehandlung eingesetzt werden.

III.
Angewandte Bach-Blüten-therapie

Über die Grundlagen, Ermittlung der Blüten, Anfertigung von Mischungen wurde in den vorangegangenen Kapiteln ausführlich gesprochen. In diesem Kapitel geht es nun um die *praktische Anwendung*. Dabei wird bewußt auf medizinische Indikationen verzichtet.
Der Begründer der Blütentherapie, EDWARD BACH, nannte in seinen Blütenbildern für den Menschen ebenfalls keine medizinischen Indikationen.
▷ Sein Konzept geht dahin, daß erst durch seelische Probleme Krankheiten ausgelöst werden. Krankheit wird von ihm als Korrektiv gesehen, wenn ein Mensch von seinem ihm vorbestimmten Lebensplan abweicht.

Wobei die Erfahrung der vergangenen Jahrzehnte gezeigt hat, daß bestimmte Blütenbilder bei bestimmten Krankheiten häufiger auf den Patienten zutreffen als andere. Daher findet man immer wieder Ratgeber, die eine ganze Reihe von Krankheiten aufzählen und die angeblich dazugehörigen Blüten zeigen. Dies ist sicher nicht im Sinne von EDWARD BACH.

Daß unsere Haustiere mehr sind als nur »biologische Maschinen«, daß sie ein Empfinden, eine »Seele« haben, dürfte inzwischen unbestritten sein. Allerdings haben wir Therapeuten keinen direkten Zugang dazu. So ist es ungemein schwieriger als beim Menschen, beim Tier seelische Probleme festzustellen. Wir sind auf Hilfsmittel *(Beobachtung, Fragebogen, Befragen des Besitzers)* angewiesen, auf die *Interpretation des Tierverhaltens* und auf unsere *Erfahrungen*.
▷ Genauso wichtig wie die Kenntnis der Blütenbilder ist deshalb ein umfassendes Wissen über das normale Verhaltensrepertoire der Tierarten, die wir mit Bach-Blüten behandeln wollen.

Nicht jedes Verhalten, das den Besitzer stört, stellt für das Tier ein Problem dar oder weicht vom arttypischen Normalverhalten ab.

Genauso wichtig bei der Behandlung von Tieren sind die Erfahrungen, die man als Therapeut durch den Verlauf von Therapien sammelt. Waren meine ersten Versuche mit den Bach-Blüten eher zaghaft und aus der Not geboren, Tieren mit Problemen helfen zu wollen, denen mit herkömmlichen Mitteln bisher nicht geholfen werden konnte, so bin ich heute weitaus mutiger beim Einsatz dieser Therapieform. Konnte ich mir anfangs die Wirkung der Bach-Blüten weder erklären noch vorstellen, so habe ich inzwischen bei vielen Behandlungen erlebt, daß sie wirken. Mißerfolge, von denen ja niemand gerne berichtet, kamen und kommen ebenfalls vor und erinnern mich immer wieder daran, nicht zu euphorisch zu werden.

Deshalb beruhen die nachfolgenden Ausführungen zum Großteil auf meinen inzwischen jahrelangen *Erfahrungen* und der Auswertung der bisherigen Veröffentlichungen zur Bach-Blütentherapie bei Mensch und bei Tieren. Bei den genannten Fallbeispielen handelt es sich zum Großteil um Patienten und Tierbesitzer, die bereits jahrelang zu mir in die Praxis kommen. Bei ihnen kann ich davon ausgehen, daß ihre Angaben zum Therapieverlauf stimmen, bzw. daß sie mir auch mitteilen, wenn die Therapie nicht geholfen hat.

▷ Gerade bei einer »umstrittenen« Therapieform, bei der eine Wirkung mit herkömmlichen Meßverfahren und Bewertungsmethoden nicht meßbar ist, sollte man seine »Erfolge« kritisch hinterfragen.

Nicht jeder Patient, der nicht mehr in die Praxis kommt, ist ein geheilter Patient – vielleicht hat er nur den Tierarzt gewechselt.

1. Anwendung der Bach-Blütentherapie

Zur praktischen Anwendung der Bach-Blütentherapie gibt es unterschiedliche Empfehlungen. Nach EDWARD BACH soll seine Therapie so einfach wie möglich anzuwenden sein. Er gab in seinen Schriften wenig konkrete Anweisungen dazu. In den nachfolgenden Ausführungen werden die verschiedensten Fragen zur Anwendung besprochen. Grundsätzlich sind weitere Anwendungsformen als die nachfolgend dargestellten denkbar, das hängt vor allem vom Patienten ab. Sicher werden nicht alle hier aufgeführten Anwendungsformen von jedem Therapeuten regelmäßig durchgeführt.

▷ Doch sollte man sich bei der Anwendung – auch was die Häufigkeit der Gabe angeht – neben dem Tier auch an den *Möglichkeiten des Besitzers* orientieren. Was nützt es, für ein Tier 4 x täglich 5 Tropfen zu verordnen, wenn der Tierbesitzer das so nicht durchführen kann oder will?

Zudem reagiert nicht jedes Tier gleich. Manches Tier lehnt Alkohol völlig ab, reagiert unter Umständen sogar aggressiv auf alkoholisierte Menschen – einem solchen Tier kann ich die Blütenmischung mit Essig anstatt mit Alkohol konservieren. Manches Tier ist direkt gierig nach Alkohol, da stellt die Konservierung kein Problem dar. **Katzen** sind oft sehr heikel im Fressen und nehmen ihre Tropfen nicht – ob mit Alkohol konserviert oder nicht – spielt keine Rolle. Bei **Nagern** ist es oft auch schwierig sicherzustellen, daß sie ihre Tropfen aufnehmen. Da gilt es unter Umständen, einfach etwas Phantasie walten zu lassen. So hatte ich einen **Hund** in Behandlung, der keinerlei Medikamente nehmen wollte – auch nicht in den für diese Fälle immer empfohlenen Wurst- und Käsestücken. Bis mir die Besitzerin eines Tages erzählte, daß er ganz wild auf Honigbrot wäre. Seither nimmt er jegliches Medikament – aber eben nur auf Honigbrot.

Grundsätzlich gilt, daß die Verabreichung der Bach-Blüten für das Tier *ohne jeden Zwang* erfolgen sollte.

▷ Wehrt sich ein Tier mit allen Mitteln gegen eine Bach-Blütenbehandlung, sollte der Therapeut lieber überprüfen, ob die gewählten Blüten richtig gewählt wurden oder ob eine Bach-Blütentherapie in diesem Fall überhaupt angezeigt ist.

Manche Tiere wehren sich instinktiv gegen Dinge, die ihnen nicht bekommen oder Blütenmischungen, die sie nicht brauchen.

1.1 Anwendungsformen

Da die Wirkung der Bach-Blüten nicht von den stofflichen Bestandteilen der Blütenmischungen abhängt, sondern über die Zufuhr von Information erfolgt, können sie **sowohl innerlich** wie auch **äußerlich** angewandt werden. Am gebräuchlichsten sind die folgenden 3 Methoden:

❶ Stockbottle-Methode
❷ Wasserglas-Methode
❸ Einnahmeflasche-Methode

1.1.1 Die »Stockbottle-Methode«

▶ **In Notsituationen, einmaligen Situationen**

> Tropfen direkt aus der Konzentratflasche dem Tier eingeben oder auftropfen. Eine Eingabe auf einem kleinen Leckerbissen ist ebenfalls möglich. Bei **sehr kleinen Tieren** reicht **1 Tropfen**, bei **Pferden** können **bis zu 10 Tropfen** nötig sein. Die Tropfenzahl hängt von der individuellen Reaktionsschwelle des Tieres ab. Es empfiehlt sich, auch bei **großen Tieren, mit 2-3 Tropfen zu beginnen, 5-10 Minuten abzuwarten** und je nach Wirkung nachzudosieren. Wenn nötig, können die Tropfen **mehrmals im Abstand von 5-10 Minuten** nachgegeben werden.

Zum Beispiel: Pferde
Einer Besitzerin, deren Pferd während des Reitunterrichts in der Halle bei plötzlichen ungewohnten Geräuschen immer wieder durchging und so die ganze Reitstunde durcheinander brachte, empfahl ich **Rescue Remedy (39)**. Sie meinte es gut und verabreichte dem Pferd vor der Reitstunde 20 Tropfen aus der Konzentratflasche direkt in die Lefzen. Resultat: Das Pferd blieb absolut ruhig, so ruhig, daß es nicht einmal die Kommandos der Reiterin beeindrucken konnte – es trottete durch die Reitstunde als wäre es sediert worden. Die Besitzerin hatte mit einer derartig starken Wirkung dieser »nur naturheilkundlichen« Tropfen nicht gerechnet.
▷ In diesem Fall hätten unter Umständen 2-3 Tropfen bereits ausgereicht. Natürlich gibt es auch Fälle, in denen Tiere weitaus mehr als 2-3 Tropfen brauchen. Das gilt es für das jeweilige Tier individuell herauszufinden.

Zum Beispiel: Hunde und Katzen
▶ Bei Hunden und Katzen gebe ich in **einmaligen Situationen** in der Regel **2-3 Tropfen** aus der Konzentratflasche.
So hat es sich in meiner Praxis bewährt, sehr ängstlichen Hunden, Katzen oder kleinen Nagern bereits **im Wartezimmer** oder direkt **vor der Untersuchung 2-3 Tropfen Rescue Remedy** (39) auf die Stirn zu tropfen und den Besitzer verreiben zu lassen. Auch **Unfalltiere** können sehr gut mit **Rescue Remedy (39)** behandelt werden, während man bereits die Schockbehandlung vorbereitet und eine Braunüle für den venösen Zugang legt.

1.1.2 Die »Wasserglas-Methode«

▶ **Bei akuten Zuständen für eine kurzzeitige Gabe**

> Von jedem der für das Tier ausgewählten Bach-Blütenkonzentraten gibt man **zwei Tropfen in ein gefülltes Wasserglas**. Diese Mischung sollte – je nach Zustand des Tieres – **mehrmals täglich** verabreicht werden – entweder direkt, unter etwas Futter oder unter das Trinkwasser des Tieres. Bei **akuten Unruhezuständen** kann man z.b. die Mischung **alle 10 – 15 Minuten** direkt in die Lefzen verabreichen, bis das Tier sich beruhigt hat. Man kann die Mischung natürlich ebenso auf den Kopf auftropfen und leicht einmassieren, wenn das Tier sich nichts in die Lefzen geben lassen möchte.

▶ Für kleine Nagetiere wie z.B. *Hamster* oder *Meerschweinchen* reicht natürlich ein **Fingerhut** voll mit je einem Tropfen jeder ausgewählten Blüte. Bei *Pferden* sollte man **4 Tropfen** jeder Blüte auf einen **Eimer Wasser** geben und diesen mehrmals am Tag zum Trinken anbieten.

Solche akuten Zustände können sein: Transport, Verbringen in eine ungewohnte Umgebung, Turniere, Ausstellungen, ungewohnte Aktivitäten im Haushalt des Tierbesitzers (Renovierung, Besuch, ...).

1.1.3 Die »Einnahmeflasche-Methode«

▶ **Für die längerfristige Einnahme**

Von einer Mischung, die nach den Angaben in Abschnitt I, Kap. 3.2.1 hergestellt wurde, werden dem Tier mehrmals täglich einige Tropfen verabreicht.

▷ Für Tiere gibt es keine Standarddosierung, vielmehr wird die **Häufigkeit der täglichen Gaben individuell** dem einzelnen Tier bzw. den Möglichkeiten des Tierbesitzers **angepaßt**.

▷ Je **regelmäßiger** die Gabe erfolgen kann, desto **eher** ist eine Reaktion des Tieres zu erwarten.

Aus den bisher vorliegenden Erfahrungen kann ich folgende Empfehlungen geben:

Hund und Katze:	Erwachsene Tiere erhalten 4 x täglich 5 Tropfen aus der Einnahmeflasche, Jungtiere 4 x tägl. 2-3 Tropfen, Neugeborene 4 x tägl. 1-2 Tropfen.
Pferde:	Erwachsene Tiere erhalten 4 x tägl. 10 Tropfen aus der Einnahmeflasche, Fohlen 4 x tägl. 5-6 Tropfen, Neugeborene 4 x tägl. 4-5 Tropfen.
Kleintiere, Nager, Vögel:	Erwachsene Tiere 4 x tägl. 2-3 Tropfen, Jungtiere 4 x tägl. 1 Tropfen, Neugeborene je nach Größe 2-4 x tägl. 1 Tropfen.

- ▶ Je nach Problem des Tieres und Möglichkeiten der Besitzer kann von dieser Empfehlung natürlich auch abgewichen werden. Es ist durchaus auch möglich, die **Tropfen nur 2 x täglich** zu verabreichen und dann eventuell eine **höhere Tropfenzahl** zu wählen – allerdings konnte ich in Einzelfällen dann feststellen, daß es *länger dauerte,* bis die erwünschte Wirkung eintrat.
- Genauso ist es auch möglich, die **Tropfen öfters als 4 x täglich** zu verabreichen. Bei im Haushalt alleine gehaltenen *Hunden* hat es sich bewährt, den Tieren **morgens 20 Tropfen** ihrer Blütenmischung **in den Wassernapf** zu geben. Dann wird das Tier selbst bestimmen, wie oft es den Tag über davon trinkt. Diese einfache Methode der Verabreichung wird auch von den Besitzern gerne durchgeführt. Doch Vorsicht, auch hier gibt es immer wieder einzelne Tiere, die dann nichts trinken!
- Bei *Katzen* hat sich diese Methode der Verabreichung nicht so sehr bewährt, da viele Tiere nichts mehr trinken, wenn das Wasser einen etwas anderen Geschmack hat. Möchte man versuchen, einer Katze die Bach-Blütenmischung übers Trinkwasser zu verabreichen, sollte man unbedingt *morgens die Trinkwassermenge genau abmessen,* die man hinstellt. Abends mißt man die Wassermenge nochmals, um festzustellen, ob die Katze tagsüber getrunken hat. Hat das Tier tagsüber nichts getrunken, muß man sich etwas anderes einfallen lassen, um die Tropfen zu verabreichen und über Nacht auf jeden Fall wieder frisches Trinkwasser hinstellen.
- Bei *Pferden* mit Selbsttränken in der Box kann ebenfalls **1 x täglich die gesamte Tropfenzahl in die Tränke** gegeben werden. Das Pferd kann dann daraus trinken, sooft es möchte. Jedoch sollte man auch hier darauf achten, daß das Pferd tatsächlich trinkt. Es gibt immer wieder einzelne Tiere, die die Wasseraufnahme verweigern, wenn etwas unter das Wasser gemischt wurde.
- Die Tropfen können aber auch mit einer **Tropfpipette direkt in die Lefzen des Tieres** gegeben oder unter etwas Futter oder Trinkwasser gemischt werden. Genauso ist es möglich, dem zu behandelnden Tier die **Tropfen auf die Nase** oder **die Pfoten** zu träufeln, dann werden sie abgeleckt.
- Bei *Katzen* treten oft Schwierigkeiten bei der Verabreichung von Medikamenten auf, da sie Futter oder Wasser nicht anrühren, wenn etwas darunter gemischt wurde. Auf die direkte Eingabe reagieren manche Tiere ausgesprochen ablehnend und aggressiv. Da bei der Anwendung der Bach-Blüten kein Zwang auf das Tier ausgeübt werden soll, hat es sich für diese schwierigen Katzen bewährt, ihnen in einer ruhigen Minute die **Tropfen auf den Kopf zwischen die Ohren** zu tropfen und zu verreiben. Doch auch mit dieser Methode gibt es bei einzelnen extrem wasserscheuen Tieren Probleme, da sie das Auftropfen nicht tolerieren.

Bisher ist es mir in Zusammenarbeit mit dem Tierbesitzer bei jedem Tier gelungen, eine praktikable Methode zur Verabreichung der Bach-Blüten zu finden.

- Bei *Vögeln* hat sich das **Besprühen mit kohlensäurefreiem Mineralwasser, in das die Bach-Blütenmischung gegeben wurde**, sehr bewährt. Wenn die Vögel sich anschließend putzen, nehmen sie die Lösung auf. Vor allem, wenn man einen ganzen Bestand therapieren möchte, ist dies eine sehr elegante und schonende Methode. Auf **500 ml Wasser gibt man dafür 10 Tropfen** der Bach-Blütenmischung. Für eine Einzeltierbehandlung ist natürlich auch die Verabreichung übers Trinkwasser möglich.

Persönlich bevorzuge ich die direkte Anwendung der Blütenmischungen am Tier, entweder die *Eingabe* oder das *Auftropfen*. Jedoch bespreche ich mit dem Tierbesitzer, wie das Verabreichen beim betreffenden Tier wohl am besten zu bewerkstelligen sei und frage bei der Kontrolle entsprechend nach, ob alles gut geklappt hat. Leider läßt die Compliance der Tierbesitzer manchmal zu wünschen übrig, das heißt, die Tropfen werden nur sporadisch verabreicht, nicht regelmäßig, wie es sein sollte.

▷ Wenn eine Bach-Blütentherapie, die ich sorgfältig zusammengestellt habe, *keine Veränderung am Tier* bringt, frage ich deshalb immer sehr genau nach, **wie lange** und **wie oft** die Tropfen verabreicht wurden. Beziehungsweise frage ich nach, **wieviel** noch in der von mir abgegebenen Einnahmeflasche ist. Diese reicht bei korrekter Verabreichung nicht länger als 4 Wochen.

1.1.4 Weitere Anwendungsformen

Umschläge:

Können zusätzlich zur oralen Therapie angewandt werden, z.B. mit **Rescue Remedy (39)** oder **Crab Apple (10)** bei *Hauterkrankungen, lokalen Entzündungen, lokalen Distorsionen* oder zur *Wundbehandlung*. Man gibt dazu etwa 6 Tropfen aus der Einnahmeflasche auf einen halben Liter Wasser, befeuchtet ein sauberes Tuch damit und macht einen Umschlag auf die betreffende Stelle. Beim Menschen ist diese Anwendung sehr gebräuchlich, bei Tieren sollte man sie nur durchführen, wenn es das zu behandelnde Tier toleriert.

Spülungen:

Beispielsweise von *Wunden* mit **Rescue Remedy (39)** oder **Crab Apple (10)** sind ebenfalls möglich und werden von Tieren in der Regel gut toleriert.

Bäder:

Bei Tieren, die gerne baden oder gerne gewaschen werden, können wir Bach-Blüten auch in Form von Bädern anwenden. Bei *Hunden* mit *Hauterkrankungen* hat sich diese Applikationsform gut bewährt. Man gibt dazu ca. 5 Tropfen aus jeder Konzentratflasche ins Badewasser. Auch bei *Hautparasitenbefall* kann ein Bad mit **Crab Apple (10)** unterstützend wirken.

Aus der Humantherapie sind noch viele weitere Anwendungsformen bekannt, z.B. die Applikation auf bestimmte *Körperpartien*, Applikation auf *Chakren*, Tragen von Mischungen im *Energiefeld* des Körpers. In der Tiermedizin liegen dazu keine Erfahrungsberichte vor.

BACH selbst betonte immer wieder das *Grundprinzip der »simplicity«* seiner Heilmethode, deshalb wird es der Bach-Blütentherapie sicher nicht gerecht, irgendwelche hochkomplizierte Applikationsformen zu entwickeln.

Auch wenn manche hier nicht ausdrücklich genannten Applikationsformen bei bestimmten Patienten in spezifischen Situationen erfolgreich angewandt wurden, heißt das nicht, daß sie bei jedem Patienten gleich gut wirken. Eher wird Verwirrung gestiftet, wenn persönliche Erfahrungswerte zu neuen Therapiemodellen mit Allgemeingültigkeitsanspruch erhoben werden.

Es gilt grundsätzlich, die für den einzelnen Patienten adäquate Anwendungsform zu finden. Und dafür sind Ihrer Phantasie als Therapeut keine Grenzen gesetzt.

1.2 Anwendungsdauer, Häufigkeit der Verabreichung

Über die Dauer und die Häufigkeit der Verabreichung von Bach-Blüten bei Tieren gibt es unterschiedliche Erfahrungen. Aus meinen Erfahrungen heraus kann ich sagen, daß **Tiere** im allgemeinen **rascher** auf die Blütenkonzentrate **reagieren** als Menschen.

- Ein verängstigtes und aufgeregtes Tier kann sich innerhalb von 30 – 60 Sekunden nach der Gabe von **Rescue Remedy** (39) sichtbar beruhigen.

Folgende Grundregeln sollten beachtet werden:

Je **akuter** die Situation oder das Krankheitsgeschehen ist, um so **öfter** werden die Bach-Blüten verabreicht.
Bei akut auftretenden Problemen gibt man Bach-Blüten **häufig**, aber nur für eine **kurze** Zeitdauer.
Bei **länger** bestehenden Problemen gibt man Bach-Blüten **regelmäßig** über einen **längeren** Zeitraum.
Die Bach-Blüten sollten dem Tier so **lange** verabreicht werden, bis sich die **negativen Gemütszustände** erkennbar **harmonisiert** haben.

> Zeigt sich nach der Verabreichung von Bach-Blüten keinerlei Veränderung **innerhalb von 14 Tagen**, sollte das Tier nochmals gründlich untersucht werden.

Die Anwendungsdauer ist abhängig vom Tier, seiner Umgebung und der zu behandelnden Störung. Wir unterscheiden:
❶ Kurzzeittherapie
❷ Langzeittherapie
❸ Dauertherapie

1.2.1 Kurzzeittherapie

> Eine Kurzzeittherapie wird für *kurzfristig* und *akut* aufgetretene Probleme oder *geringfügige* Störungen eingesetzt. Behandelt wird meist mit der **»Stockbottle-Methode«** oder der **»Wasserglas-Methode«**, selten wird eine Einnahmeflasche hergestellt. Nach einer Behandlungsdauer von **einem Tag** bis zu **2 Wochen** ist das zu behandelnde Problem dauerhaft behoben. In der Regel werden nur wenige Einzelblüten gebraucht. Eine Neubestimmung der Blütenmischung ist in der Regel ebenfalls nicht notwendig.

- Auch für *prophylaktische* Behandlungen wie z.B. Vorbereitung eines Tieres auf den Aufenthalt in einer Tierpension, auf Turniere, Ausstellungen, Leistungsprüfungen etc. setzt man eine Kurzzeittherapie ein. So empfiehlt sich für Tiere, die schwere *Leistungsprüfungen* vor sich haben, eine Mischung aus **Elm** (11), **Hornbeam** (17) und **Olive** (23).

1.2.2 Langzeittherapie

> Eine Langzeittherapie wird bei allen schon *länger* bestehenden Problemen oder *chronischen* Erkrankungen eingesetzt. Behandelt wird mit der **»Einnahmeflasche-Methode«**. Die Behandlungsdauer kann von **4 Wochen** über **Monate** bis zu einem **Jahr** – in Einzelfällen noch länger – dauern. In der Regel werden Mischungen aus mehreren Einzelblüten angefertigt. Über die Anzahl einzelner Blüten, die in einer Mischung zusammengestellt werden kann, gibt es ebenfalls keine festen Angaben.

- Für eine Langzeittherapie verwende ich meist *Mischungen aus 4 – 8 verschiedenen Blüten* – je nach Problem des zu behandelnden Tieres. Denn meist liegen mehrere negative Gemütszustände zusammen vor. Oft sind diese auch nicht eindeutig gegeneinander abzugrenzen, so daß ich dann lieber alle dafür in Frage kommenden Blüten verwende, als daß ich das Konzept einer Blüte übersehe.

- Im Laufe der Behandlung ist oft eine **Neubestimmung der Blüten** nötig, da viele bisher unterdrückte Symptome oder Verhaltensweisen durch die Therapie wieder zum Vorschein kommen können und dadurch einer Korrektur zugänglich werden.
- Bei Langzeittherapien vereinbare ich 4 Wochen nach Beginn einen ersten *Kontrolltermin*. Hat sich bis dahin im Verhalten des Tieres **wenig geändert**, gebe ich die ermittelte Blütenmischung nochmals **4 Wochen weiter**. Sobald sich **Veränderungen** – zum Positiven oder auch zum Negativen – **zeigen,** erfolgt dann eine **Neubestimmung** der Blütenkombination.
- Bei bereits länger bestehenden Problemen ist nach meinen Erfahrungen im Laufe der Behandlung **2 - 3 Mal eine Neubestimmung** der Blütenkombination nötig. Oft treten im Laufe einer Behandlung zunächst neue Probleme auf, die aber meist durch Änderung der Mischung oder auch einfach durch Hinzufügen einer weiteren für das Tier im momentanen Zustand passenden Blüte zu lösen sind.
- Haben sich die Probleme erkennbar normalisiert, wird die Therapie abgesetzt. Manchmal kann es nach Weglassen der Bach-Blüten zu einem *Rückfall* kommen. Dann empfehle ich den Patientenbesitzern, die zuletzt für ihr Tier zusammengestellte Blütenmischung **nochmals 4 – 6 Wochen** zu geben. Danach ist dann meist keine weitere Therapie mehr nötig.

1.2.3 Dauertherapie

Angeborene Charakterschwächen wie z.B. übergroße Ängstlichkeit, Probleme, die bereits seit der Welpenzeit bestehen oder Probleme, die bereits *jahrelang* vor der Behandlung aufgetreten sind, benötigen in vielen Fällen eine Dauertherapie mit Bach-Blüten. Behandelt wird mit der **»Einnahmeflasche-Methode«**. In der Regel werden weniger Blüten benötigt als bei einer Langzeittherapie. Auch eine Neubestimmung der Blütenmischung ist seltener nötig – das Tier braucht immer wieder die gleichen Blüten.

- Charakteristisch für Tiere, die eine Dauertherapie benötigen, ist, daß sie meist **2-3 Wochen nach Absetzen** der Bach-Blütenmischung einen *Rückfall* erleiden. Gibt man dann ihre Blütenmischung wieder, bessert sich das Problem innerhalb von **2-3 Tagen.**
- Bei einigen Tieren kann durch eine Bach-Blütenbehandlung ein Problem gebessert werden, tritt aber in bestimmten Situationen *immer wieder auf*, z.B. Aggressivität nur dann, wenn Besuch da ist, der im Haushalt übernachtet, Angst und Davonlaufen auf Reisen etc. Mit der Zeit kennen die Besitzer die Situationen, in denen ihr Tier Probleme hat und geben die für das Tier zusammengestellte Bach-Blütenmischung **immer nur vor** und **während** dieser **belastenden Situation.**

Zum Beispiel: Hündin aus Tierschutztätigkeit

So habe ich eine *Hündin* in Behandlung, die aus *Tierschutztätigkeit* übernommen wurde und aus »schlechter Haltung« kam. Sie lebte sich zwar bei ihren neuen Besitzern gut ein, hatte aber panische Angst vor anderen Menschen. Selbst die Nachbarin, die zwar im Beisein der Besitzer ins Haus kommen durfte, die mit spazierenging und die sie fast jeden Tag sah, wurde im Garten verbellt und angegriffen. Durch eine Bach-Blütenbehandlung mit den Blüten **Aspen** (2), **Mimulus** (20), **Star of Bethlehem** (29) und **Rescue Remedy** (39) konnte dieses Problem gelöst werden.

Nun kauften sich die Besitzer vor 4 Jahren ein Wohnmobil. Da sie inzwischen beide in Rente gegangen waren, wollten sie viel reisen – natürlich mit Hund. Auf der ersten Fahrt zeigte die Hündin richtiggehende Panikattacken, konnte nicht frei laufen gelassen werden, da sie davonlief, sich irgendwo in einem Gebüsch verkroch und kaum mehr zum Herauskommen zu bewegen war. Vor anderen Menschen hatte sie Angst und versuchte sie anzugreifen. Ich schlug den Besitzern vor, der Hündin wieder eine Zeitlang eine Bach-Blütenmischung aus **Aspen** (2), **Cherry Plum** (6), **Larch** (19), **Mimulus** (20), **Rock Rose** (26) und **Scleranthus** (28) zu geben, damit sie wieder ins Gleichgewicht käme. Dann sollte sie diese Blütenmischung erst wieder ca. *1 Woche vor der nächsten Reise* und *über die Reisezeit* bekommen. Das klappte hervorragend, der Hund war auf der zweiten Reise ganz normal wie sonst auch.

Diese Hündin bekommt nun immer, wenn es auf Reisen geht, die gleiche Bach-Blütenmischung. Einmal hatten die Besitzer das Fläschchen zu Hause vergessen – prompt kam es zu einem Rückfall, so daß sie vorzeitig wieder nach Hause fuhren. Trotzdem, daß die Hündin nun schon jahrelang regelmäßig im Wohnmobil dabei ist, fällt sie immer in ihr altes Verhalten zurück, wenn sie die Bach-Blüten nicht bekommt. Deshalb kann man auch hier von einer Dauertherapie sprechen.

1.3 Therapiehemmnisse

Es gibt durchaus auch Fälle, in denen die Bach-Blütentherapie *nicht helfen kann*. Versucht man in Fällen, in denen eine richtig gewählte Blütenmischung keine Wirkung zeigte, herauszubekommen, warum das Tier auf die Behandlung nicht reagiert hat, so kann man in vielen Fällen Therapiehemmnisse finden, die in 3 Kategorien eingeordnet werden können:

❶ Nicht artgerechte Haltung
❷ Spannungszustände im Umfeld des Tieres
❸ Ablehnung der Therapieform durch Bezugspersonen des Tieres

1.3.1 Nicht artgerechte Haltung

Was eigentlich selbstverständlich sein sollte – nämlich eine artgerechte Haltung und Versorgung eines Tieres –, wird von Tierhaltern oft genug aus *Unwissenheit, Nachlässigkeit* oder *vermeintlicher Tierliebe* mißachtet. Zu einem erheblichen Teil entstehen Verhaltensstörungen und Krankheiten bei Tieren durch nicht artgerechte Haltung oder durch Fehler in Pflege und Fütterung.

- So sind sich viele Tierhalter bei der Anschaffung eines Tieres nicht im Klaren darüber, welche Ansprüche ein Tier stellt und wie eine artgerechte Haltung aussehen sollte.
- Andere Tierhalter sehen ihr Tier eher als »Sportgerät«, dem sie nach Belieben Leistung abverlangen können und haben kein Verständnis, wenn sich ein überfordertes Tier verweigert.
- Wieder andere vermenschlichen ihr Tier völlig und lassen ihm keine Möglichkeit artgerechten Verhaltens.
- ▶ Probleme eines Tieres, die durch nicht artgerechte Haltung und Pflege entstanden sind, können durch eine Bach-Blütentherapie nicht geheilt werden, wenn sich nicht **gleichzeitig die Haltungsbedingungen ändern**!

Wen wundert es, wenn ein großer *Deutscher Schäferhund*, der zweimal täglich für 20 Minuten Gassi geführt wird, sonst aber in einer 2-Zimmerwohnung leben muß, den Großteil des Tages noch allein, anfängt, die Einrichtung der Wohnung zu zerlegen. Diese angebliche Zerstörungswut kann auch durch eine Bach-Blütentherapie nicht beeinflußt werden, denn sie ist nur die Antwort des Hundes auf eine nicht artgerechte Haltung!

1.3.2 Spannungszustände im Umfeld des Tieres

Ein Tier steht in vielfältigen Beziehungen zu seiner *Umwelt*, zum *Tierhalter*, zu *anderen Tieren* und *Menschen*. Oft spiegelt das Verhalten eines Tieres Konflikte wider, die sich gerade in seiner Umwelt abspielen, seien es *Partnerschaftsprobleme, Kummer des Besitzers, negative Seelenzustände des Tierhalters*. In manchen Fällen sind es Konflikte, die sich der Tierhalter selbst vielleicht noch gar nicht bewußt gemacht hat. Für den Tierarzt ist es oft genug eine Gratwanderung, in diesem sensiblen Bereich ehrliche Auskunft vom Tierhalter zu bekommen.

Was dann als Untugend oder Verhaltensstörung beim Tier angesehen wird, ist in Wirklichkeit nichts anderes als der Versuch, auf die *Probleme aufmerksam* zu machen. Doch hat das Tier keine anderen Möglichkeiten, sich zu **äußern** als durch **Veränderung im Verhalten zum Besitzer**, zu anderen Tieren, zu anderen Menschen.

Zum Beispiel: Zwei Kater

So wurden von mir *zwei Kater*, die jahrelang friedlich bei einem jungen Paar zusammengelebt hatten und sich nun auf einmal jagten und prügelten, daß die Fetzen flogen, mit Bach-Blüten erfolglos behandelt. *Auslöser der Aggressionen* gegeneinander war ein Tierarztbesuch des einen Katers, bei dem unter Narkose der Zahnstein entfernt wurde. Danach hatte der zu Hause gebliebene Kater angefangen, den anderen, der beim Tierarzt war, zu jagen und anzugreifen. Die Besitzer suchten Hilfe, als der eine den anderen nicht einmal mehr an Freßnapf oder Katzenklo ließ und dauernd irgendwelche Dinge von Fensterbänken, Schränken und Tischen geworfen waren, wenn sie abends von der Arbeit kamen. Eigentlich eine eindeutige Situation, die mit Bach-Blüten normalerweise gut in den Griff zu bekommen ist. Ich wertete die Fragebögen für beide Kater aus und stellte für jeden eine entsprechende Mischung zusammen. Es tat sich überhaupt nichts, der eine jagte den anderen unvermindert weiter, so daß der Gejagte schließlich in einem Zimmer der Wohnung eingesperrt wurde, wenn die Besitzer nicht zu Hause waren.

Ich wurde dann auch nicht weiter konsultiert und verlor den Fall aus den Augen – bis mich ca. 1 Jahr später eine Tierbesitzerin aus der Nachbarschaft dieses jungen Paares ansprach, ob ich mich noch an die beiden prachtvollen Kater erinnern könnte. Sie erzählte mir, daß sie ganz traurig sei, weil die beiden, die ja so aneinander hingen, nun *getrennt* worden wären. Das junge *Paar* hatte sich *verkracht*, die junge Frau war ausgezogen und jeder hatte einen Kater behalten. Das könnte die Erklärung dafür sein, warum in diesem Fall die Bach-Blütentherapie nicht geholfen hat:
Die beiden Kater haben die *Spannungszustände,* die unterschwellig zwischen ihren Besitzern schon vorhanden waren, *ausgelebt.*

1.3.3 Ablehnung der Therapieform durch Bezugspersonen des Tieres

Bei Tierbesitzern, die die Bach-Blütentherapie – aus welchen Gründen auch immer – kategorisch ablehnen, setze ich *keine* Bach-Blüten zur Behandlung ihrer Tiere ein.
▷ Diese negative Einstellung und die damit verbundenen Schwingungen können das Tier so stark beeinflussen, daß selbst auf richtig gewählte Blüten keine Reaktion erfolgt. Die Tiere sind durch diese Negativeinstellung blockiert.

Auch wenn *weitere Bezugspersonen* eine derartige Therapie ablehnen, kann das die Wirkung *beeinträchtigen.*
Typische Konstellation: Frau geht mit dem Tier wegen psychischer Probleme zum Tierarzt, Mann hält das alles für Quatsch und gibt dies zu Hause auch lautstark kund. Und wenn dann nicht in kurzer Zeit der erwartete Erfolg eintritt, heißt es eben: »Das habe ich Dir doch gleich gesagt«.

Das heißt jedoch nicht, daß Tierbesitzer dieser Therapie nicht *kritisch gegenüberstehen* dürfen. Eine kritische Einstellung zu einer Sache ist etwas anderes als grundsätzliche Ablehnung. Gerade bei den kritischen Tierbesitzern, die mit ihrem Tier schon etliche erfolglose Behandlungsversuche unternommen haben und die als letzte Möglichkeit eine Bach-Blütentherapie empfohlen bekamen, spielt der sonst vielzitierte »Placebo-Effekt« wohl keine Rolle. Denn die sind ja nicht von vorneherein von der Wirkung der Bach-Blütentherapie überzeugt, sondern nehmen eher eine *abwartende* Haltung ein. Um so erfreulicher, wenn diese anfängliche Skepsis durch den Erfolg der Behandlung zerstreut werden kann.

Zum Beispiel: Amerikanisch-kanadischer Schäferhund

So schlug ich einem älteren Herrn, der sich selbst als sehr hundeerfahren einschätzte, für seinen jungen *AC Schäferhund* eine Bach-Blütenbehandlung vor. Nach Aussagen des Besitzers war der Hund auf dem Hundeplatz eine richtige »Memme«. Dauernd wäre er hinter ihm, klemmte den Schwanz ein und wäre unsicher bei den leichtesten Übungen. Dabei hatte er sich ja extra wieder einen so großen Hund genommen, weil er nun in Rente wäre und Zeit hätte, mit ihm auf dem Hundeplatz zu trainieren. Auch könnte der Hund überhaupt nicht alleine bleiben, dann würde er alles kaputtmachen. Trotz *großer Skepsis* willigte er in eine Bach-Blütenbehandlung mit den Blüten **Aspen** (2), **Beech** (3), **Cherry Plum** (6), **Gentian** (12), **Heather** (14) und **Red Chestnut** (25) ein. Nach nur 4 Wochen kam er in der Praxis vorbei, um zum einen seinen »Prachtkerl« einmal wieder zu zeigen und zu fragen, ob er die Bach-Blütentherapie fortsetzen solle. Das Wesen seines Hundes hätte sich zu seiner Freude sehr positiv entwickelt, es macht jetzt beiden richtig Spaß, auf den Hundeplatz zu gehen, er würde demnächst eine Begleithundeprüfung mit seinem Hund ablegen. Auch könnte er ihn jetzt mal 2 Stunden alleine zu Hause lassen, ohne daß er gleich wieder an seiner Hütte herumnagen würde. Außerdem wäre er auch sehr wachsam geworden und würde vor allem nachts sofort Laut geben, wenn etwas Ungewöhnliches draußen vorginge.

1.4 Erstreaktionen, Heilkrisen

Es wird zwar immer wieder betont, daß die Bach-Blütentherapie keine Nebenwirkungen habe, da ihre Mittel allein aus Pflanzen durch die einwirkenden Naturkräfte gewonnen werden, doch können durchaus **unerwartete Erstreaktionen** auftreten. Selbst heftige körperliche Reaktionen wie z.B. Durchfall sind möglich.
▷ In der Regel klingen solche starken Reaktionen innerhalb von *1-2 Tagen* wieder ab, sind also eher als ein Zeichen dafür zu werten, daß die **Behandlung etwas bewirkt**.

Während beim *Menschen* als Erstreaktionen vor allem *Reaktionen der Psyche* wie z.B. eindrucksvolle Träume, verstärktes Ruhe- und Schlafbedürfnis, Gefühle von Gelassenheit, Freude, Befreiung oder auch innere Unrast, Reizbarkeit, Mattigkeit beschrieben werden, sind solche Reaktionen beim Tier schlecht nachzuvollziehen.

Folgende Erstreaktionen konnte ich bisher beobachten:
- extremes Schlafbedürfnis
- Desinteresse an gewohnten Aktivitäten des Tieres
- unruhiger Schlaf, insbesondere nachts
- Unruhe tagsüber, mit ziellosem Umherlaufen
- Jaulen, Winseln, Laut geben im Schlaf
- Tiere wollen in Ruhe gelassen werden, ziehen sich zurück
- kurzzeitige Verschlimmerung des zu behandelnden Problems
- Durchfall.

In meinem Patientengut treten bei ca. 10 – 15 % der Tiere, die Bach-Blüten bekommen, solche Erstreaktionen auf, die den Patientenbesitzer mitunter sehr verunsichern. Deshalb *weise* ich inzwischen immer *darauf hin* und bitte die Tierhalter, sich zu melden, wenn das Tier unerwartet reagiert, damit wir dann das weitere Vorgehen besprechen.

▶ Bei sehr sensiblen Tieren ist es unter Umständen nötig, die Tropfenzahl zu **verringern** oder die Blüten nur **2-3 x täglich** zu geben.

Treten solche Erstreaktionen auf, weiß ich als Therapeut, daß durch die Bach-Blüten ein **Entwicklungsprozess** in Gang gekommen ist, den man durchaus als Heilkrise bezeichnen könnte. Solch eine **Heilkrise** kann in Einzelfällen *längere Zeit* anhalten, wie das nachfolgende Fallbeispiel zeigt. Doch in der Regel normalisiert sich nach dem Abklingen der Erstreaktionen auch das Problem, weshalb das Tier eine Bach-Blütenmischung bekommen hat.

Zum Beispiel: Hündin

So behandelte ich eine *Hündin* wegen Angst und zunehmender *Aggressivität gegen Männer*. Sie weigerte sich auf dem Hundeplatz, durch eine Gruppe Menschen zu laufen, wenn ein Mann in dieser Gruppe war. Nach 4 Wochen Behandlung mit **Heather** (14), **Red Chestnut** (25), **Rock Rose** (26), **Vine** (32) und **Water Violet** (34) kam die Besitzerin völlig verzweifelt zu mir: Ihre Hündin sei nicht mehr dieselbe. Zwar hätte sie in den letzten Wochen keinen Mann mehr angegriffen, aber das sei ja auch kein Wunder, sie würde ja nur noch schlafen. Morgens sei sie mit Mühe zum Aufstehen zu bewegen. Auf dem gewohnten Spaziergang mit weiteren drei Hunden und deren Besitzerinnen würde sie rennen und toben wie immer, um danach in der Wohnung unter einem Tisch zu verschwinden und vor abends nicht wieder aufzutauchen. An Training auf dem Hundeplatz sei nicht zu denken. Dieses Verhalten zeigte sie nun schon seit sie die Bach-Blüten bekäme. Ich beruhigte die Frau, ging im Kopf die Blütenauswahl nochmals durch, fügte noch **Walnut** (33) als zum jetzigen Zeitpunkt passende Blüte hinzu und überredete sie, die Behandlung weiterzumachen. Sechs Wochen später berichtete sie, daß ihr Hund nicht mehr nur schlafe, sondern seit drei Wochen wieder völlig normal reagiere – aber nicht mehr aggressiv gegen Männer. Sie würde auf dem Hundeplatz zwar immer noch ungern durch die Gruppe laufen, wenn Männer dabei seien, doch sie würde laufen, was vorher undenkbar war. In der letzten Woche hätte sie sogar mit einem Bekannten im Garten gespielt, den sie vor der Behandlung nur angeknurrt hätte.

1.5 Kombination mit anderen Therapieverfahren

▶ Grundsätzlich spricht *nichts* gegen eine Kombination der Bach-Blütentherapie mit anderen Therapieverfahren.
◀◀ Vorsichtig sollte man bei der Kombination von Therapieverfahren sein, die auf der gleichen Ebene liegen, d.h. die ebenfalls eine *Therapie mit Information* darstellen. Denn: bekommt ein Organismus zu viele Informationen auf einmal, kann dies für ihn verwirrend sein und zu nicht vorhersehbaren Reaktionen führen.

Beim *Menschen* sind z.B. bei Kombination von *Bach-Blüten* und *Pränatal-Therapien* bereits überstarke psychische Reaktionen beobachtet worden, die der Patient nicht mehr verarbeiten konnte (SCHEFFER, 1995).

▷ Ein weiteres Problem der kombinierten Anwendung verschiedener therapeutischer Verfahren besteht natürlich auch darin, daß man die **Wirkungen verschiedener Verfahren** nicht korrekt gegeneinander abgrenzen kann.

Wissenschaftlich begründbar sind Kombinationstherapien sicher in den wenigsten Fällen, doch in der Praxis zählt vor allen Dingen der *Erfolg der getroffenen Maßnahmen*, nicht unbedingt die Wissenschaftlichkeit. Gerade bei Tieren, die schon lange vorbehandelt sind, ist es sinnvoll, mit einer Behandlung auf verschiedenen Ebenen anzusetzen, das heißt Kombinationen von verschiedenen Therapieverfahren einzusetzen.

Bach-Blütentherapie
und Akupunktur:
Beide Verfahren können **sehr gut miteinander** angewandt werden, es liegen jedoch noch wenig Erfahrungsberichte über den kombinierten Einsatz von Akupunktur und Bach-Blütentherapie vor.
◀◀ Vorsichtig sollte man dann sein, wenn man mit Akupunktur und Bach-Blüten **gleichzeitig auf die Psyche eines Tieres** einwirken möchte. Ist hier die Stimulation zu stark, kann es zu unerwünschten Reaktionen kommen.

**Bach-Blütentherapie
und Allopathie:**
Können **sehr gut miteinander** angewandt werden, da die Allopathie in der Regel auf einer ganz anderen Ebene angreift als die Bach-Blütentherapie. In der Humanmedizin sind von einzelnen Behandlern Wirkungseinschränkungen der Bach-Blüten bei der gleichzeitigen Einnahme von *Betablockern* oder *Schilddrüsenhormonen* beobachtet worden (SCHEFFER, 1995). Doch selbst bei der Anwendung von *Psychopharmaka* können Bach-Blüten in vielen Fällen **noch etwas bewirken**, auch wenn natürlich mit einer eingeschränkten Wirkung zu rechnen ist.

In der Tiermedizin liegen zur Kombination von Bach-Blütentherapie und Allopathie gute Erfahrungen vor, vor allem, wenn es sich um immer wiederkehrende Probleme handelt wie z.B. *rezidivierende Zystitiden, Gastritiden, Enterititiden.*
- ▶ Häufig kann die **Dosierung** allopathischer Medikamente im Laufe einer Bach-Blütentherapie **reduziert**, manchmal im Laufe der Zeit sogar **ganz aufgegeben** werden.

Das richtet sich jedoch ganz nach dem Befinden des Tieres und muß sorgfältig klinisch kontrolliert werden.

**Bach-Blütentherapie
und Anthroposophische Medizin:**
Werden in der Humanmedizin als **gute Ergänzung** betrachtet. Aus der Tiermedizin liegen mir darüber bisher keine Erfahrungsberichte vor.

**Bach-Blütentherapie
und Biologische Tiermedizin:**
- Homotoxikologie,
- Phytotherapie,
- Neuraltherapie,
- Zytoplasmatische Therapie,
- Laser-, Magnetfeld- und Ozon- Sauerstofftherapie

Aus der eigenen Praxis liegen mir sehr **positive** Erfahrungen vor. Während ich mit Verfahren der Biologischen Tiermedizin mehr die *somatischen Probleme* angehe, hilft eine gleichzeitig durchgeführte Bach-Blütentherapie einem Tier, das sich z.B. wegen Rückenschmerzen total hängenläßt, sich zurückzieht und kein Interesse mehr an seiner Umgebung zeigt, wieder ins *psychische Gleichgewicht* zu kommen.

**Bach-Blütentherapie
und Biophysikalische Informationstherapie (BIT):**
Bei dieser Kombination von Therapieverfahren handelt es sich um zwei Verfahren, die beide auf der *Informationsebene* arbeiten. Aus der Humanmedizin liegen positive Erfahrungsberichte vor. Einzelne von mir bisher durchgeführte Behandlungen mit Kombinationen aus Bach-Blüten und BIT

brachten erfolgreiche Resultate vor allem in den Fällen, in denen sich bei einem Tier unter Behandlung die körperlichen Symptome besserten, aber es trotzdem noch Apathie und Appetitlosigkeit zeigte.

**Bach-Blütentherapie
und Klassische Homöopathie (Hochpotenzhomöopathie):**
◄◄ Beide Therapien setzen auf der *Informationsebene* an und sollten nicht unbedingt gleichzeitig angewendet werden.
Allerdings hat es sich in der Humanhomöopathie bewährt, in *Stagnationsphasen* Bach-Blüten einzusetzen, um *danach* wieder mit der Homöopathie weiter zu behandeln. Dieses Vorgehen bietet sich in der Tiermedizin ebenfalls an und wird bereits mit Erfolg durchgeführt.
► Die Kombination von **Homöopathika** in **tiefen** und **mittleren Potenzen**, die mehr organotrop wirken, ist mit der Bach-Blütentherapie dagegen sehr gut möglich.

2. Kriterien der Mittelwahl

Um die Anwendung der Bach-Blüten zu schematisieren, wurden in den letzten Jahren verschiedenste Kriterien zur Mittelwahl erarbeitet. Dies ist sicher nicht im Sinne von EDWARD BACH, der ja immer wieder die *Einfachheit seiner Therapieform* betonte. Ein gesunder Menschenverstand reicht nach BACHS Vorstellungen aus, um die benötigten Blüten zu ermitteln. Komplizierte Gedankengebäude sind nur hinderlich.
Im Laufe der Zeit entwickelt wohl jeder Therapeut zusätzlich zu den Bach'schen Blütenbildern seine eigenen Kriterien zur Mittelwahl – abhängig von seinen Erfahrungen. Diese können individuell sehr unterschiedlich sein. Sie sollten jedoch nicht so ohne weiteres als allgemeingültig angesehen werden.

2.1 Organotrop

In der Humanmedizin gibt es Ansätze über die organotrope Behandlung mit Bach-Blüten auf bestimmten *Hautzonen* (KRÄMER, WILD, 1993). In der Veterinärmedizin gibt es darüber bisher keine Untersuchungen.
Wohl gibt es Hinweise, daß manche Blüten bei bestimmten *organischen Erkrankungen* häufiger eingesetzt werden als andere. Aber das liegt eher daran, daß diese Erkrankungen dann durch die den entsprechenden Blüten zugrunde liegenden negativen Seelenzustände ausgelöst werden.

2.2 Verhaltenstherapeutisch

Auch die Anwendung von Bach-Blüten im Rahmen verhaltenstherapeutischer Arbeit erfolgt nach den zu Anfang genannten Kriterien. Viele der in der Verhaltenstherapie gestellten Diagnosen wie z.B. Trennungsangst, Dominanzaggression können sehr gut in die einzelnen Blütenbilder, wie sie in *Kapitel II.* beschrieben werden, übertragen werden, so daß es keine spezielle verhaltenstherapeutische Anwendung der Bach-Blüten gibt.

2.3 Akut oder konstitutionell

Bach-Blüten können sowohl bei akuten Verhaltensstörungen und Erkrankungen eingesetzt werden wie auch bei konstitutionellen Problemen als Dauertherapie *(siehe Kapitel III., 1.2. Anwendungsdauer)*. Immer jedoch ist die Bach-Blütentherapie eine **individuelle**, auf das Einzeltier ausgerichtete Behandlung.

Homöopathen, die mit der Bach-Blütentherapie arbeiten, stellen Blütenmischungen für ihre Patienten zusammen,
- indem sie zunächst die **aktuellen**, auf den augenblicklichen Zustand des Tieres gerichteten, eher oberflächlich wirkenden Blüten ermitteln.
- Im nächsten Schritt werden Blüten ausgewählt, die auf den **Grund** für das gezeigte Verhalten (Causa) zielen.
- In einem weiteren Schritt wird die **Veranlagung**, der **Typ** des Patienten (Konstitution) bestimmt und die dafür passenden Blüten ausgewählt.

Für jede dieser drei Kategorien werden dann die *jeweils passenden Mittel* ausgewählt und so eine *spezielle Mischung* für das individuelle Verhaltensprofil des Patienten ermittelt (Pfeiffer, 1998).

3. Spezielle Anwendungsbereiche

Da die Bach-Blütentherapie ein Therapieverfahren ist, das nicht nach speziellen medizinischen Indikationen angewandt werden kann, sondern nach der **Reaktion von Tieren auf bestimmte Ereignisse in ihrem Leben**, wurde die nachfolgende Einteilung nach *Lebensphasen* und *Ereignissen* vorgenommen und nicht nach Indikationen. Es werden in erster Linie die Blüten genannt, die *erfahrungsgemäß* in der jeweiligen Phase häufiger verordnet werden als andere. Sicher muß nicht jedes Tier während einzelner Phasen mit Bach-Blüten begleitet werden, viele Tiere schaffen das auch ohne Behandlung. Doch wird von den Tierhaltern immer wieder die Frage an mich herangetragen, wie sie ihren Tieren in bestimmten Situationen schon *prophylaktisch* helfen können. Und da bieten sich entsprechende Bach-Blütenmischungen als sinnvolle Maßnahme einfach an. Doch sollte in die Auswahl der Blüten immer das **Naturell des zu behandelnden Tieres** einbezogen werden. Ein eher ängstliches und zurückhaltendes Tier braucht andere Blüten als ein sehr selbstbewußtes und neugieriges.

Ist eine der 38 Blüten in den folgenden Ausführungen nicht genannt, soll das nicht heißen, daß diese Blüte in der entsprechenden Phase nicht gebraucht wird. Es wird immer Tiere geben, die andere Blüten als die genannten *zusätzlich* brauchen, schließlich ist die Bach-Blütentherapie eine individuelle, auf das jeweilige Tier und sein Verhaltensprofil abgestimmte Behandlungsmethode. Deshalb wird dieser Teil auch nur recht kurz abgehandelt.

3.1 Fortpflanzung: Deckakt, Trächtigkeit, Geburt

Für die *Zucht* sollten in erster Linie körperlich gesunde und charakterlich ausgeglichene Tiere verwendet werden, um entsprechend gesunde, lebensfrohe Jungtiere zu bekommen. Auch wenn körperliche Erkrankungen oder Charakterfehler bei *Einzeltieren* durchaus mit Bach-Blüten behandelt werden können, sollte mit solchen Tieren nicht weitergezüchtet werden. Das sollte man als Tierarzt potentiellen Züchtern immer ans Herz legen.
  ▷ Das Anliegen der Bach-Blütentherapie ist es, *gesunden Tieren* ihre Aufgaben im Leben, hier speziell bei der Fortpflanzung zu erleichtern, nicht pathologische Zustände zu überdecken.

Denn obwohl das Fortpflanzungsgeschehen bei unseren Haustieren eine ganz natürliche Sache ist, treten dabei immer wieder Probleme auf, die manchmal auf körperliche Erkrankungen zurückzuführen sind, oft aber auch auf psychische Irritationen der Tiere durch einen neuen Lebensabschnitt.
  • Für manche Tiere ist bereits die Phase vom *Jungtier* hin zur *Geschlechtsreife* mit Irritation verbunden. Man denke an *Hündinnen*, die *das erste*

Mal läufig werden und die dadurch völlig aus dem Gleichgewicht gebracht werden. **Walnut** (33) kann diesen Tieren helfen, die neue Situation zu akzeptieren. Bei Tieren, die in dieser Phase mit Rückzug und Apathie reagieren, kann man **Clematis** (9), **Mustard** (21) und **Sweet Chestnut** (30) zufügen. Reagieren Tiere eher gereizt und aggressiv auf diesen neuen Lebensabschnitt, können **Beech** (3), **Cherry Plum** (6), **Holly** (15), **Impatiens** (18) und **Scleranthus** (28) helfen. Treten in dieser Entwicklungsphase eher Anhänglichkeit, Attention-getting-behaviour oder Wehleidigkeit auf, sind die Blüten **Cerato** (5), **Chicory** (8) und **Heather** (15) angezeigt. Die jeweilige Blütenmischung wird verabreicht, bis das veränderte Verhalten verschwunden ist.

- Soll eine noch junge, unerfahrene *Hündin zum ersten Mal gedeckt werden*, hat es sich bewährt, bereits einige Tage vor dem Deckakt eine Mischung aus **Aspen** (2), **Chestnut Bud** (7), **Scleranthus** (28) und **Walnut** (33) mit der **Wasserglas-Methode** zu verabreichen.
- Hat eine *Hündin schlechte Erfahrungen beim Deckakt* gemacht, sei es, daß der Rüde zu stürmisch war, sei es, daß die Hündin dazu gezwungen wurde, kann eine Mischung aus **Aspen** (2), **Scleranthus** (28), **Walnut** (33) und **Rescue Remedy** (39) ihr helfen, diese zu verarbeiten. Diese Mischung kann dann auch vor weiteren Deckakten verabreicht werden.
- Bei Katzen tritt oft das Problem auf, daß eine *Kätzin keinen Kater* an sich heranläßt, obwohl sie regelmäßig rollig wird. Hier kann eine Mischung aus **Scleranthus** (28), **Walnut** (33) und **Water Violet** (34) helfen.
- Treten beim *Deckakt* immer wieder *die gleichen Probleme* auf, ohne daß körperliche Erkrankungen vorliegen, oder stellen sich das männliche oder weibliche Tier sehr ungeschickt an, so kann **Chestnut Bud** (7), mit der **Stockbottle-Methode** verabreicht, auf die Sprünge helfen.
- Werden männliche Tiere während der *Decksaison stark beansprucht*, so daß sie kein Interesse mehr an deckbereiten weiblichen Tieren zeigen, kann eine Mischung aus **Agrimony** (1), **Elm** (11), **Hornbeam** (17), **Olive** (23) und **Wild Rose** (37) helfen. Diese Mischung kann auch prophylaktisch verabreicht werden vor und während anstrengender Deckperioden.
- Auch während der *Trächtigkeit* können weibliche Tiere mit Bach-Blüten behandelt werden, damit sie die damit verbundenen Belastungen besser überstehen. Bei Tieren, die nach dem Decken sehr ruhig werden, viel schlafen, einen fast apathischen Eindruck machen und sich kaum zu ihren gewohnten Aktivitäten aufraffen, kann eine Mischung aus **Clematis** (9), **Elm** (11), **Honeysuckle** (16), **Hornbeam** (17), **Olive** (23) und **Walnut** (33) verabreicht werden, bis sie wieder aktiver sind. Verhalten sich Tiere eher hektisch, unsicher, unausgeglichen, sollte eine Mischung aus **Elm** (11), **Impatiens** (18), **Scleranthus** (28) und **Walnut** (33) gegeben werden. Manche Tiere reagieren während der Trächtigkeit ausgesprochen aggressiv. Diese Aggressivität kann man mit einer Mischung aus **Holly** (15), **Impatiens** (18), **Scleranthus** (28) und **Walnut** (33) wieder in geregelte Bahnen lenken.

- Treten *während der Trächtigkeit* kräftezehrende körperliche *Erkrankungen* auf oder ist ein besonders *großer Wurf* zu erwarten – wenn z.B. Hündinnen bereits 3 Wochen vor dem errechneten Wurftermin einen sehr dicken Bauch bekommen, aber eher weniger fressen als vorher – sollte man eine Mischung aus **Elm** (11), **Hornbeam** (17) und **Olive** (23) geben, um eine totale Erschöpfung nach der Geburt zu vermeiden.
- Bei *Vögeln, die Eier legen, danach aber keine Anstalten zum Brüten machen*, kann eine Mischung aus **Chicory** (8), **Elm** (11), **Larch** (19) und **Scleranthus** (28) helfen, die Brutinstinkte zu wecken. Bei Legenot kann unterstützend **Larch** (19), **White Chestnut** (35) und **Rescue Remedy** (39) gegeben werden. Oft müssen feststeckende Eier aus der Kloake eines Vogels entfernt werden. Vor und nach der Entfernung empfiehlt es sich, in und um die Kloake herum **Rescue Remedy-Salbe** aufzutragen.
- Zur *Geburtsvorbereitung* kann man ab ca. 10 Tage vor dem errechneten Geburtstermin eine Mischung aus **Elm** (11), **Mimulus** (20), **Olive** (23) und **Walnut** (33) geben. Bei Muttertieren, bei denen während früherer Geburten Probleme auftraten, kann man dieser Mischung noch **Chestnut Bud** (7) hinzufügen.
- *Während einer normal verlaufenden Geburt* kann dem Muttertier alle 30 – 60 Minuten eine Mischung aus **Crab Apple** (10), **Scleranthus** (28) und **Rescue Remedy** (39) verabreicht werden, damit es die Strapazen besser übersteht. Jedoch sollte man den Tierbesitzern einschärfen, daß diese Tropfen kein Allheilmittel sind und bei auftretenden Geburtsproblemen den Tierarzt nicht ersetzen können. Bei Erschöpfung und Wehenschwäche oder stundenlangen Wehen, ohne daß ein Jungtier geboren wird, sollte unverzüglich ein Tierarzt eingeschaltet werden. Nur er ist in der Lage, abzuklären, welche Maßnahmen getroffen werden müssen bzw. ob der alleinige Einsatz von Bach-Blüten gerechtfertigt ist.
- Ist das *Muttertier* nach einer normalen Geburt sehr *erschöpft*, kann die schon bekannte Mischung aus **Elm** (11), **Hornbeam** (17) und **Olive** (23) ihm helfen, wieder fit zu werden.
- Manchmal sind gerade *erstgebärende Tiere* durch die Geburt dermaßen irritiert, daß sie sich zunächst nicht um ihre Jungtiere kümmern. Sie sind unsicher und wissen nicht so recht, was sie mit ihren Babys anfangen sollen. Um ihre Mutterinstinkte zu wecken, gibt man eine Mischung aus **Cerato** (5), **Chicory** (8), **Impatiens** (18) und **Water Violet** (34). Andere Tiere wiederum reagieren aggressiv gegen ihren eigenen Nachwuchs. Ihnen hilft eine Mischung aus **Beech** (3), **Holly** (15), **Impatiens** (18) und **Willow** (38).
- Manche *Tiermütter* gehen so sehr in ihrer neuen Aufgabe auf, daß sie sich und den Neugeborenen *keine Ruhe gönnen*. Sie sind völlig aus dem Häuschen, umsorgen und putzen pausenlos ihre Jungtiere, Kätzinnen tragen ihre Welpen von einem Versteck ins andere, weil sie sich nirgends sicher fühlen. Ihnen hilft eine Mischung aus **Aspen** (2), **Impatiens** (18), **Red Chestnut** (25) und **White Chestnut** (35), um ihre übertriebene Fürsorge in geregelte Bahnen zu lenken.

- Werden die *Jungtiere abgesetzt* und *weggegeben,* gibt es Tiermütter, die noch tagelang herumlaufen und nach ihnen suchen. Ihnen hilft **Honeysuckle** (16) und **Red Chestnut** (25), den Verlust ihrer Welpen zu verkraften.

3.2 Welpen, Jungtiere

- Auch für die *Neugeborenen* ist der Geburtsvorgang mit Stress verbunden. Den Übergang ins Leben kann man ihnen erleichtern, wenn man sie gleich *nach der Geburt* mit einer Mischung aus **Star of Bethlehem** (29) und **Walnut** (33) betupft. *Lebensschwachen Welpen* oder solchen, die lange im Geburtskanal gesteckt sind, kann neben den üblichen Maßnahmen im 10-minütigen Abstand **Rescue Remedy** (39) nach der **Stockbottle-Methode** auf den Kopf getropft und verrieben werden, bis sie sich erholt haben.
Bei Welpen, die *per Sectio* auf die Welt geholt werden, hat sich die Anwendung von **Rescue Remedy** (39) sehr bewährt. Alle 10 Minuten wird 1 Tropfen aus der Konzentratflasche auf den Kopf getropft und verrieben. Sie werden sehr schnell munter und lebhaft und können ans Gesäuge der Mutter angelegt werden. Haben die Welpen Kolostrum aufgenommen, läßt man sie am besten erst einmal schlafen.
- *Jungtiere,* die ein eher *niedriges Geburtsgewicht* hatten oder die insgesamt keinen so lebhaften Eindruck machen wie ihre Geschwister, sollten für ein paar Tage mit **Elm** (11), **Hornbeam** (17) und **Olive** (23) behandelt werden.
- Die *Welpen- und Jungtierzeit* ist eine Zeit, in der in kurzer Zeit viele Entwicklungsschritte stattfinden: Umstellung von Muttermilch auf festes Futter, Zahnen, Besitzerwechsel, Selbständigwerden. Diese Phasen können mit Bach-Blüten begleitet werden. Lebhaften, temperamentvollen, neugierigen und unternehmenslustigen Welpen gibt man während der Übergangszeiten für jeweils 3 – 6 Tage **Wild Oat** (36), bei solchen, die ruhig, zurückhaltend, leicht beeindruckbar und irritiert reagieren, ist **Walnut** (33) die richtige Blüte.
- Wenn die Zeit zum *Absetzen der Welpen* und zur *Abgabe an neue Besitzer* kommt, gibt man den Welpen eine Mischung aus **Cerato** (5), **Honeysuckle** (16) und **Walnut** (33) bereits ein paar Tage vor der Abgabe, um sie auf den Ortswechsel vorzubereiten. Der neue Besitzer sollte diese Behandlung noch für ein paar Tage weiterführen.
- *Tieren,* die *im Auto transportiert werden,* sollte man vor der ersten Fahrt **Aspen** (2), **Scleranthus** (28) und **Rescue Remedy** (39) nach der **Wasserglas-Methode** verabreichen, um zu vermeiden, daß sie gleich bei der ersten Fahrt reisekrank werden und danach kaum mehr ins Auto zu bekommen sind.

3.3 Stressbewältigung

Auch Tiere können *Abweichungen in ihrem normalen Lebensrhythmus* als Stress empfinden und sehr unterschiedlich darauf reagieren. Die einen sind durch nichts aus der Ruhe zu bringen, die anderen haben schon Probleme zu akzeptieren, wenn die Möbel in der Wohnung umgestellt werden.

- Manche Tiere reagieren auf *ungewohnte Situationen* mit *Ängsten*, die sich im Laufe der Zeit oft ins Irrationale steigern. Bei Angstproblematiken sind in erster Linie folgende Blüten angezeigt: **Aspen** (2), **Mimulus** (20), **Rescue Remedy** (39). Parallel dazu kann es nötig sein, das *Selbstvertrauen* eines Tieres mit **Cerato** (5), **Gentian** (12) und **Larch** (19) zu stärken.
- So habe ich einen *Hund* in Behandlung, der eine *Angstneurose* entwickelte. Alles begann damit, daß der Hund Angst vor Männern zeigte. Einen Grund dafür konnte die Besitzerin nicht angeben. Im Laufe von Jahren steigerten sich die Ängste dermaßen, daß der Hund im Herbst, wenn in den Weinbergen die Selbstschußanlagen knallten, nur noch frühmorgens und spätabends dazu zu bewegen war, zitternd das Haus zu verlassen, um seine Notdurft zu verrichten. Zu diesem Zeitpunkt wandte sich die Besitzerin dann wegen einer Behandlung an mich. Ich verordnete eine Mischung aus **Aspen** (2), **Gentian** (12), **Mimulus** (20), **Rock Rose** (26), **Scleranthus** (28) und **Rescue Remedy** (39). Der Hund bekommt diese Mischung nun schon 2 Jahre als **Dauerbehandlung**, da jedesmal nach dem Absetzen bisher ein Rückfall auftrat, sobald der Hund – meist geschah dies unabsichtlich – mit irgendwelchen Böllerschüssen konfrontiert wurde.
- Andere Tiere reagieren auf Stress mit *Aggressivität*. In Fällen von unkontrollierten Aggressionsausbrüchen sollte zunächst sehr genau abgeklärt werden, warum das Tier so reagiert und ob durch das Tier Menschen – insbesondere Kinder – gefährdet sind oder bereits verletzt wurden. Gerade bei *großen Hunden* führe ich eine Therapie nur dann durch, wenn die Besitzer bereit sind, entsprechende Vorsichtsmaßnahmen zu treffen, daß das Tier niemanden verletzen kann. Je nach Charakter des Tieres kommen folgende Blüten zur Anwendung: **Cherry Plum** (6), **Holly** (15), **Impatiens** (18), **Scleranthus** (28), **Vine** (32), **Water Violet** (34), **Wild Oat** (36), **Willow** (38).
- Kommt *Familienzuwachs ins Haus* – sei es ein *Kind* oder ein *weiteres Tier* – spielen neben der Irritation durch die Unruhe auch Gefühle der *Eifersucht* eine große Rolle. Mit einer Mischung aus **Heather** (14), **Holly** (15), **Mimulus** (20) und **Walnut** (33), die bereits einige Tage vor dem Ereignis verabreicht wird, kann extreme Eifersucht vermieden werden.
- *Katzen* reagieren auf Stress oft mit *Unsauberkeit* in der Wohnung oder *Protestpinkeln*. Oft ist es außerordentlich schwierig, einen Grund dafür zu finden. In manchen Fällen ist eine Bach-Blütenbehandlung sehr er-

folgreich, doch hatte ich in diesen Fällen auch des öfteren Tiere, die nicht auf die Behandlung ansprachen, vor allem, wenn es sich um in Freiheit geborene Katzen handelte, die dann als reine Wohnungstiere gehalten werden sollten. Zur Behandlung kommen – je nach Charakter des Tieres – folgende Blüten in Frage: **Beech** (3), **Chicory** (8), **Heather** (14), **Holly** (15), **Pine** (24).

Zum Beispiel: Hauskatze »Tammy«

So wurde mir vor Jahren die weibliche, kastrierte Hauskatze »Tammy« vorgestellt, weil sie seit 1½ Jahren immer wieder *auf Couch oder Bett pinkelte*. Organische Ursachen waren bereits ausgeschlossen worden, der Haustierarzt überwies sie zur Bach-Blütenbehandlung.
Für »Tammy« wurde nach Fragebogenauswertung und Untersuchung eine Mischung aus **Aspen** (2), **Cerato** (4), **Centaury** (5), **Clematis** (9), **Larch** (19), **Mimulus** (20) und **Rescue Remedy** (39) zusammengestellt. Allerdings brachten diese Blüten nur eine *leichte Besserung*. Warum, konnte ich mir zunächst nicht erklären, doch dann kam mir der Zufall zu Hilfe: Die Besitzerin konnte eines Tages beobachten, wie »Tammy« aufs Katzenklo ging, sich gerade hinsetzte, als *die zweite im Haus lebende Katze kam und »Tammy« aus dem Katzenklo jagte*. Sie flüchtete vor lauter Schreck auf Frauchens Bett und ließ es dort laufen. Auch das Aufstellen weiterer Katzenklos brachte keine Besserung, die andere Katze schien sich einen Sport daraus gemacht zu haben, »Tammy« vom Klo zu jagen.
Die Bach-Blütenbehandlung wurde nun dahingehend ergänzt, daß die Besitzerin, wenn sie zu Hause war, verstärkt darauf achtete, daß »Tammy« nicht mehr aus dem Katzenklo getrieben wurde. Ein Wäschesprüher, gefüllt mit Wasser, leistete dabei gute Dienste. Saß »Tammy« nun auf dem Katzenklo und näherte sich die zweite Katze, so wurde diese von der Besitzerin *kräftig mit Wasser besprüht*. Nach zwei Wochen war das nicht mehr nötig, die zweite Katze ließ »Tammy« nun in Ruhe, wenn sie auf dem Katzenklo saß. Nach 8 Wochen Bach-Blütentherapie war »Tammy« der anderen Katze gegenüber so *selbstbewußt* geworden, daß sie sich wehrte, wenn sie angegriffen wurde. Vorher hatte sie immer nur die Flucht ergriffen.
- *Hunde* und *Pferde*, die ein sehr aktives Leben führen, die viel auf *Schauen* und *Leistungswettbewerbe* gehen, zeigen während des Trainings manchmal Phasen der *Überforderung* und *Unlust*. Tatsächlich körperlich überforderte Tiere benötigen natürlich entsprechende Ruhezeiten. Unterstützend kann eine Mischung aus **Agrimony** (1), **Elm** (11), **Hornbeam** (17), **Larch** (19), **Oak** (22) und **Olive** (23) eingesetzt werden. Für Tiere, die vieles Üben *langweilt*, die dann unkonzentriert werden und immer wieder Fehler in Übungen machen, die sie eigentlich beherrschen, hat sich eine Mischung aus **Chestnut Bud** (7), **Elm** (11), **White Chestnut** (35) und **Wild Oat** (36) bewährt. Tieren, die vor Wettbewerben nervös, hektisch und unausgeglichen

reagieren, sogar richtiggehend »*Lampenfieber*« haben, kann eine Mischung aus **Aspen** (2), **Impatiens** (18) und **Scleranthus** (28) helfen, ruhig zu bleiben.

- *Chirurgische Eingriffe*, die unter Allgemeinanästhesie durchgeführt werden, stellen für ein Tier extremen Stress dar. Deshalb verwende ich in meiner Praxis als *OP-Nachsorge* schon jahrelang **Rescue Remedy** (39). Nach dem Eingriff werden den Tieren je nach Größe **1-4 Tropfen Rescue Remedy aus der Konzentratflasche** auf den Kopf zwischen die Ohren getropft und einmassiert. Gerade bei den narkoseempfindlichen Hamstern, Kaninchen und Meerschweinchen habe ich den Eindruck, daß diese kürzere Nachschlafzeiten haben und sich besser von einer Narkose erholen.
- ◄◄ Warnen muß ich allerdings vor einer Anwendung von **Rescue Remedy** (39) **direkt vor einer Narkose**. Schon mehrmals passierte es mir, daß Tierbesitzer ihrem Tier in guter Absicht direkt vor dem Eingriff Rescue Remedy (39) verabreichten und ich mich dann wunderte, warum ich bei diesen Tiere nicht mit den sonst üblichen Mengen an Narkosemitteln auskam, sondern zum Teil über *1/3 der Menge mehr* brauchte.

3.4 Geriatrie

Geriatrische Patienten leiden oft genug gleich an mehreren behandlungsbedürftigen körperlichen Erkrankungen, *Multimorbidität im Alter*, die meist nicht ohne Auswirkungen auf ihre Psyche bleiben. Manche Tiere sind dann kaum mehr zu Aktivitäten zu bewegen, schlafen am liebsten den ganzen Tag, reagieren kaum auf Ansprache, andere wiederum werden richtiggehend wehleidig und jammern und jaulen dauernd, wenn der Besitzer anwesend ist. Wieder andere werden senil, verlieren ihre Stubensauberkeit, entwickeln störende Angewohnheiten oder Tics, die das Zusammenleben von Mensch und Tier belasten. Doch auch Tiere, die körperlich ihrem Alter entsprechend gesund sind, können im Alter mißmutig, brummig, übellaunig werden.

- ▷ Mit entsprechenden Blütenmischungen kann man alten Tieren helfen, mit dem Prozess des Alterns und den damit verbundenen Einschränkungen besser zurecht zu kommen.
- Bei *schlapp* und *müde wirkenden Tieren*, bei denen schwerwiegende organische Erkrankungen durch entsprechende Untersuchungen ausgeschlossen wurden, kann eine Mischung aus **Elm** (11), **Hornbeam** (17), **Oak** (22) und **Olive** (23) dafür sorgen, daß sie wieder lebhafter werden.
- Tiere, die *vorzeitig vergreist erscheinen*, die älter aussehen und wirken als sie tatsächlich sind, können mit einer Mischung aus **Cerato** (5), **Clematis** (9), **Olive** (23), **Wild Rose** (37) behandelt werden, um ihnen neuen Antrieb und neue Impulse zu geben.

- Manche Tiere werden im Alter, wenn natürliche Alterswehwehchen und Leistungseinschränkungen auftreten, immer *mißmutiger*, sind schnell *beleidigt*, wollen sich nicht mehr streicheln lassen und sind fast immer *schlecht gelaunt*. Ihnen kann eine Mischung aus **Gorse** (13), **Hornbeam** (17), **Mustard** (21) und **Willow** (38) gegeben werden.
- Mit dem Altern verbunden ist das *Sterben*. Damit umzugehen fällt den Tierbesitzern oft sehr schwer, viele versuchen, dies auch zu verdrängen. Ist ein altes Tier schwer krank und möchte man herausfinden, ob es noch einen *Lebenswillen* hat, verabreicht man ihm **Wild Rose** (37) mit der **Stockbottle-Methode**. Zeigt das Tier innerhalb von **30 Minuten** wieder Anteilnahme am Geschehen um es herum, ist noch ein Lebenswille vorhanden.
Reagiert es auf die Gabe dieser Blüte überhaupt nicht, sollte eine *Euthanasie* oder *Sterbebegleitung* mit einer Blütenmischung aus **Gorse** (13), **Scleranthus** (28), **Walnut** (33) und **Rescue Remedy** (39) durchgeführt werden. Dabei ist es natürlich schwierig abzuschätzen, inwieweit ein Tier so leidet, daß eine umgehende Euthanasie das Leiden beendet. Konflikte mit der Tierschutzgesetzgebung könnten hier auftreten.

3.5 Tierheim

Bei Tieren, *die neu in ein Tierheim kommen*, haben wir das Problem, daß die Betreuer mit diesen nicht sehr vertraut sind und oft auch nichts über bestehende Verhaltensauffälligkeiten oder die Vorgeschichte des Tieres wissen. Weiterhin sind viele Tierheime personell knapp besetzt, so daß die Tierpfleger keine Zeit haben, stundenlange Verhaltensstudien zu unternehmen, die nötig wären, um individuelle Mischungen für einzelne Tiere herauszufinden. Zur Versorgung der Tiere werden auch ehrenamtliche Helfer eingesetzt, so daß die Bezugspersonen der Tiere unter Umständen ebenfalls oft wechseln.
Trotzdem ist es möglich, in Tierheimen mit Bach-Blüten nach sogenannten *»bewährten Indikationen«* zu arbeiten. Sind die Mitarbeiter dazu motiviert, können einige sehr häufig auftretende Probleme mit wenigen Standardmischungen behandelt werden, die immer griffbereit sein sollten und die jeder Tierheimmitarbeiter mit einem gesunden Gespür für Tiere über das Futter oder auch direkt am Tier anwenden kann. Ideal ist es, wenn sich unter den Tierheimmitarbeitern jemand befindet, der sich selbst etwas eingehender mit den Bach-Blüten beschäftigt. Der-/diejenige kann es ohne weiteres übernehmen, die nachfolgend genannten Mischungen herzustellen. Damit steht dem Tierheim eine sehr effektive und kostengünstige Behandlungsform zur Verfügung.
▷ Ein kleines Köfferchen mit allen Mischungen im Futterraum und entsprechende Laufzettel an den Gehegen würden ausreichen, die Tiere ohne großen Aufwand mit Bach-Blüten zu versorgen.

Bücher sind komisch.

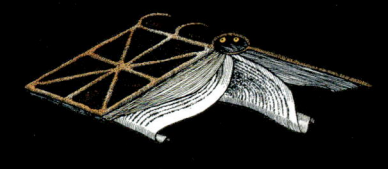

Bücher sind ergreifend.

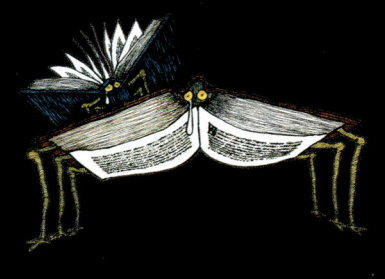

Bücher sind gefährlich.

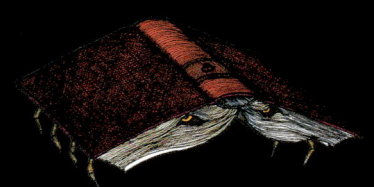

PIPER

PIPER. BÜCHER, ÜBER DIE MAN SPRICHT.

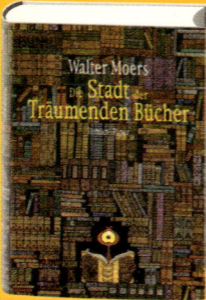

**Walter Moers
Die Stadt der Träumenden Bücher**

In seinem neuen Roman entführt uns Walter Moers in das Zauberreich der Literatur, wo Lesen ein letztes Abenteuer ist, wo Bücher nicht nur spannend unterhalten, sondern in den Wahnsinn treiben oder sogar töten können.
464 Seiten. Gebunden € 24.90

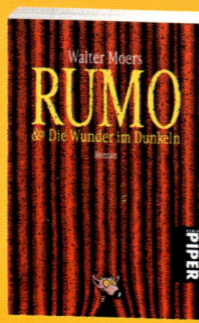

**Walter Moers
Rumo & Die Wunder im Dunkeln**

»Ein wunderbar spinnerter Abenteuerroman« (Der Spiegel), in dem Rumo, der Wolpertinger aus »Die 13 1/2 Leben des Käpt'n Blaubär«, in die gefährliche Unterwelt Zamoniens gerät, dort kämpfen und lieben lernt und das größte Abenteuer seines Lebens besteht.
Serie Piper 4177. € 12.90

www.piper.de

In einem von meiner Praxis relativ weit entfernten Tierheim, das ich nicht tierärztlich betreue, ist eine Mitarbeiterin, die über ihre eigene Krankengeschichte zu den Bach-Blüten kam und diese inzwischen sehr engagiert im Tierheim einsetzt, auch wenn der behandelnde Kollege sie deshalb etwas belächelt. Doch sie betont immer wieder, daß sie den Eindruck hat, den Tieren würde es mit den Blüten besser gehen. Zudem wären sie Menschen gegenüber zugänglicher und aufgeschlossener, was gerade bei den Katzen in vielen Fällen eine Vermittlung erleichtert.

Folgende Mischungen empfehle ich als **Grundausstattung für ein Tierheim**:

- Für neu ins Tierheim kommende Tiere kann eine Mischung (**»Aufnahmemischung«**) aus **Aspen** (2), **Mimulus** (20), **Scleranthus** (28) und **Rescue Remedy** (39) verwendet werden. Diese Mischung wird den Tieren gleich bei der Aufnahme einmalig verabreicht.
- Sehr ängstlichen und scheuen Tieren kann mit einer Mischung (**»Angstmischung«**) aus **Aspen** (2), **Gentian** (12), **Mimulus** (20) und **Rescue Remedy** (39) geholfen werden, ihre Angst zu beherrschen.
- Eine fehlende Sozialisation auf den Menschen kann eine Bach-Blütentherapie zwar nicht ausgleichen. Doch kann wild eingefangenen Tieren, die sich nicht anfassen lassen wollen, die dann unter Umständen unkontrolliert aggressiv reagieren und die auch zu ihren Artgenossen Abstand halten, mit einer Mischung (**»Aggressivitätsmischung«**) aus **Beech** (3), **Holly** (15), **Water Violet** (34) und **Rescue Remedy** (39) geholfen werden, sich an ein Zusammenleben mit dem Menschen zu gewöhnen.
- Bei nachweislich gequälten und mißhandelten Tieren kann eine Mischung (**»Mißhandlungsmischung«**) aus **Aspen** (2), **Centaury** (4), **Gentian** (12), **Pine** (24) und **Willow** (38) helfen, diese schlechten Erfahrungen zu verarbeiten.
- Tiere, die wegen eines Todesfalles oder einer Trennung von Lebenspartnern ins Tierheim gebracht werden, trauern ihren ehemaligen Besitzern oft sehr nach. Sie ziehen sich zurück, sind apathisch und kaum zur Futteraufnahme zu bewegen. Ihnen wird eine Mischung (**»Trauermischung«**) aus **Cerato** (5), **Honeysuckle** (16), **Star of Bethlehem** (29) und **Walnut** (33) helfen, sich an die neuen Lebensumstände zu gewöhnen.
- Tiere, die zwar körperlich in gutem Zustand erscheinen, die sich aber überhaupt nicht eingewöhnen können, die vielleicht schon durch mehrere Hände gegangen sind, und die den Eindruck machen, als hätten sie die Hoffnung auf ein besseres Leben aufgegeben, können mit einer Mischung (**»Apathiemischung«**) aus **Clematis** (9), **Gentian** (12), **Gorse** (13), **Sweet Chestnut** (30) und **Wild Rose** (37) aus ihrer Apathie gerissen werden.
- Werden Tiere aus dem Tierheim abgegeben, können Bach-Blüten zur besseren Eingewöhnung im neuen Heim angewandt werden. Am ein-

fachsten ist es, den zukünftigen Tierbesitzern ein Fläschchen einer Mischung (**»Abgabemischung«**) aus **Cerato** (5), **Elm** (11), **Walnut** (33) und **Rescue Remedy** (39) zur Verabreichung mitzugeben. Nach 2-3 Wochen sollte sich das Tier dann eingewöhnt haben. Dann können die Blüten abgesetzt werden.

3.6 Zoo-/Zirkustiere

Bei Zoo- und Zirkustieren gestaltet sich die Anwendung der Bach-Blütentherapie weniger schwierig, da die dortigen Tierpfleger ihre Schützlinge meist *sehr genau kennen* und über deren Eigenarten gut Auskunft geben können, so daß die Zusammenstellung einer *individuellen Mischung* gut möglich ist. Die Verabreichung über Futter oder Trinkwasser ist bei Einzeltieren gut möglich.
▷ Allerdings haben wir gerade bei diesen Tieren viele Probleme durch nicht artgemäße Haltung.

Diese können dann durch eine Bach-Blütentherapie oft gemildert, aber nicht ganz beseitigt werden.

Viele Zootiere sind von Natur aus Herdentiere. Schwierig wird es dann vor allem bei der Einzeltierbehandlung in einer Herde, da man diese Tiere meist nicht direkt durch Auftropfen oder Eingabe behandeln kann. Bei der Anwendung über Futter oder Trinkwasser bekommen dann *auch andere Tiere von den Blüten*, die diese *nicht brauchen*.
▷ Das ist insofern kein Problem, da schädliche Wirkungen auf die Tiere, die nicht behandelt werden sollen, nicht zu befürchten sind.
- Sehr bewährt hat sich die Anwendung von **Rescue Remedy** (39) *nach Narkosen* und *Unfällen*. So berichtete mir eine Zootierärztin, daß ein Waschbär, der nach Blitzeinschlag und Brand im Waschbärenhaus völlig apathisch war und trotz durchgeführter intensiver Therapie mit Infusionen, B-Vitaminen etc. keine Besserung zeigte, auf die mehrmalige Gabe von Rescue Remedy (39) – denn alle anderen therapeutischen Möglichkeiten waren bis dahin bereits ausgeschöpft – wieder lebhafter wurde und zu fressen anfing. Nach Narkosen werden die Rescue Remedy-Tropfen **einmalig verabreicht**, sobald das Tier in einen Aufwachraum kommt bzw. die Narkose antagonisiert wurde.
- Bei Zootieren hat man oft das Problem, daß *Mütter ihre Jungtiere nicht annehmen*. Eine Mischung aus **Chicory** (8), **Clematis** (9), **Larch** (19), **Olive** (23) und **Red Chestnut** (25) kann in solchen Fällen helfen.
- Tieren, die *neu in den Zoo kommen*, kann mit einer Mischung aus **Cerato** (5), **Honeysuckle** (16) und **Walnut** (33) geholfen werden, sich besser einzuleben. Wenn es sich um *wild eingefangene Tiere* handelt, kann dieser Mischung noch **Clematis** (9) zugefügt werden. Eine derartige Mischung kann auch *vor geplanten Transporten* in andere Zoos verabreicht werden.

- Für viele Zoo- und Zirkustiere bedeutet es enormen Stress, sich nur auf einem *begrenzten Territorium* bewegen zu können und dabei noch laufend *von Besuchern gestört zu werden*. Stress erhöht die Anfälligkeit für banale Infektionen ungemein. Für Tiere, die aus anderen klimatischen Verhältnissen kommen, kann das im Zoo herrschende Klima ebenfalls ein resitenzmindernder Faktor sein. Um *die Abwehr in solchen Fällen zu steigern*, kann auch über längere Zeit eine Mischung aus **Centaury** (4), **Clematis** (9), **Crab Apple** (10), **Larch** (19), **Olive** (23) und **Wild Rose** (37) verabreicht werden.

3.7 Wildtiere

- In der tierärztlichen Praxis handelt es sich meist um *verletzt aufgefundene Wildtiere*, die behandelt werden müssen. Sie befinden sich normalerweise nicht in der Obhut des Menschen und gehen in freier Wildbahn Kontakten mit dem Menschen eher aus dem Weg. Für diese Tiere stellt bereits das *Einfangen, Transportieren* und der *Kontakt mit dem Menschen* eine erhebliche Belastung dar. Als Soforthilfe hat sich hier die Anwendung von **Rescue Remedy** (39) nach der **Stockbottle-Methode** bewährt. Je nach Größe des Tiers werden **1-4 Tropfen** beim Eintreffen in der Praxis verabreicht. Diese Gabe kann im Abstand von **10 – 15 Minuten wiederholt** werden.
- Bei *Vögeln*, die *gegen eine Glasscheibe geflogen sind* und äußerlich keine Verletzungen zeigen, reicht oft die **mehrmalige Gabe** von **Rescue Remedy** (39) und die Unterbringung an einem ruhigen dunklen Ort (Pappkarton) aus, um sie Stunden später wieder in die Freiheit entlassen zu können.
- Ist die Behandlung eines aufgefundenen Wildtieres möglich und sinnvoll, können Bach-Blüten allein oder als Zusatz zu anderen indizierten Therapieformen eingesetzt werden. Wildtiere reagieren oft sogar noch *unmittelbarer* und *schneller* auf die Gabe von Bach-Blüten als Haustiere, so daß ich bei diesen Tieren in der Regel mit der **Stockbottle-** oder **Wasserglas-Methode** arbeite.
- Bei *erschöpften, ausgehungerten* und *von Parasiten befallenen* Tieren hat sich eine Kombination aus **Crab Apple** (10), **Elm** (11), **Hornbeam** (17) und **Olive** (23) zusätzlich zu Aufbauinjektionen oder Infusionen gut bewährt. Diese Mischung wird über Wasser oder Futter so lange verabreicht, bis die Tiere wieder zu Kräften gekommen sind.
- Müssen Wildtiere *für eine längere Zeit gepflegt werden*, ist dies für sie kein artgerechtes Leben. Sie reagieren oft mit Angst, Rückzug, Apathie oder Futterverweigerung. Eine Mischung aus **Aspen** (2), **Clematis** (9), **Sweet Chestnut** (30) und **Wild Rose** (37) kann ihnen helfen, die Situation anzunehmen. Die Tiere bekommen diese Mischung über die ganze Zeit ihrer unfreiwilligen Gefangenschaft.

- Für sehr *starke Angstzustände* bei diesen Tieren hat sich eine Mischung aus **Aspen** (2), **Mimulus** (20) und **Rescue Remedy** (39) bewährt. Darin sind fast alle Angstblüten enthalten außer Red Chestnut (25), die in diesem Zusammenhang keine Rolle spielt. Diese Mischung wird verabreicht, bis die Angstzustände erkennbar nachlassen. Das kann im Einzelfall mehrere Wochen dauern.
- Manche Wildtiere reagieren ausgesprochen *aggressiv* auf die Annäherung des Menschen, sobald sie den ersten Schockzustand überwunden haben. Sie greifen schon an, wenn sie nur gefüttert werden sollen. Diese Aggressivität kann mit einer Mischung aus **Cherry Plum** (6), **Holly** (15), **Impatiens** (18) und **Scleranthus** (28) gemildert werden.
- Um Wildtieren in der *Genesungszeit* zu helfen, wieder ein *gesundes Selbstvertrauen* aufzubauen, können wir eine Mischung aus **Centaury** (4), **Gentian** (12) und **Larch** (19) verabreichen, bis sie wieder ganz gesund sind und in die Freiheit entlassen werden können.

Stellt sich nach der eingehenden Untersuchung eines verletzten Tieres heraus, daß es auch nach sachgerechter Behandlung *behindert* bleiben wird und nicht mehr ausgewildert werden kann, ist eine *Euthanasie* zu erwägen – es sei denn, das Tier kann in einer Einrichtung untergebracht werden, die mit der Pflege entsprechender Tierarten vertraut ist und ein weitgehend artgerechtes Leben zuläßt wie z.B. Greifvogelstation, Zoo.

▷ Ein Wildtier wird in den seltensten Fällen zum Haustier! Zudem können die wenigsten Tierhalter einem Wildtier ein artgerechtes Leben ermöglichen!

Das sollte man sich als Tierarzt immer vor Augen halten und seine Klientel eingehend darüber aufklären.

4. Ausgewählte Fallbeispiele

Anhand der nun folgenden Fallbeispiele will ich Ihnen *Vorgehen bei der Diagnostik* und *Behandlung, Ermittlung* der benötigten Blüten und *Anwendung der Therapieform* vorstellen.
▷ Mir geht es vor allem darum, die **Individualität** des einzelnen Falles darzulegen und zu zeigen, wie auf das Einzeltier abgestimmte Blütenmischungen ermittelt werden.
Neben Fällen, die nun schon längere Zeit abgeschlossen sind, bei denen aber noch regelmäßige Kontakte des Tierbesitzers zur Praxis bestehen, stelle ich Ihnen auch Fälle von *Dauertherapien* vor.
▷ Die Domänen der Bach-Blütentherapie sind dabei sicher *psychische Störungen,* doch wie man aus Forschungen beim Menschen weiß, können psychische Probleme sehr wohl zu ernstzunehmenden körperlichen Reaktionen führen.
Bei körperlichen Erkrankungen, bei denen man keine auslösende Ursache finden kann, wie z.B. bei häufig wiederkehrenden Durchfällen, ohne daß ein Futterwechsel stattgefunden hat oder ungeeignete Dinge aufgenommen wurden, kann durchaus die Psyche eines Tieres beteiligt sein.

4.1 Feline psychogene Alopezie

Anhand dieses Falles möchte ich Ihnen einmal ganz ausführlich die Arbeit mit dem in *Kapitel 1.3* vorgestellten Fragebogen und den Ablauf einer Bach-Blütentherapie zeigen.
Die Besitzerin von *Kater »Moses«* rief in meiner Praxis wegen einer Bach-Blüten-Behandlung ihres Tieres an.
Vorbericht der Besitzerin:
Der Kater leidet seit ca. 1/2 Jahr unter *fortschreitendem Haarausfall.* Am Rücken, an den Flanken und an den Pfoten wäre er nun schon ganz kahl und hätte Krusten auf der Haut bekommen. Sie sei deshalb bereits mehrfach in einer Tierklinik in Behandlung gewesen, allein, der Zustand ihres Katers hätte sich weiter verschlimmert. Der behandelnde Tierarzt gab ihr nun den Rat, sich wegen einer Bach-Blütentherapie an meine Praxis zu wenden.
Mit der Besitzerin wurde telefonisch besprochen, daß sie zunächst einen *umfangreichen Fragebogen zugeschickt bekäme,* den sie so genau wie möglich ausfüllen möge. Fragen, auf die sie keine Antwort geben könne, solle sie einfach offen lassen. Sollte sie zu diesem Bogen noch Fragen haben, wurde sie gebeten, nochmals anzurufen. Den beantworteten Bogen schickte sie mir dann zu.
Zwischenzeitlich besorgte ich mir die Unterlagen der vorbehandelnden Tierklinik. Untersuchungen des Katers auf Parasiten, Allergien, Organinsuf-

fizienzen usw. verliefen negativ, organisch und labordiagnostisch konnten *keine pathologischen Befunde* erhoben werden. Auf die eingeschlagenen Therapien inklusive *Cortison*, um einen offensichtlichen Juckreiz zu unterdrücken, hatte der Kater überhaupt nicht angesprochen.

4.1.1 Systematische Fallaufnahme mit dem Fragebogen

Im folgenden finden Sie nun den Fragebogen mit den Originalanworten der Tierbesitzerin abgedruckt:

Datum:.........*28.2.96*....................

Fragebogen zur Psyche des Tieres

Adresse des Tierhalters: Name: .... *Jutta Maier* ....

Straße: .... *Poststraße 1* ....

Ort: .... *12345 .... Irgendwo* ....

Telefon/Fax: .... *07510/12345* ....

Daten zum Tier: Name: .... *Moses* ....

Tierart/Rasse: .... *Hauskatze* ....

Geschlecht: *männlich*   Kastr.: *ja*   Wann: *1994*

Geburtsdatum/Alter: ..... *geb. am 19.3.94* ....

Gewicht: .... *5,0 kg* ....

Fragen, die vom Tierbesitzer – am besten zu Hause – zu beantworten sind

Worin besteht das Hauptproblem Ihres Tieres?
Moses ist sehr ängstlich und schreckhaft, schleckt und putzt sich sehr häufig, reißt sich auch das Fell büschelweise aus.
Er hat oft Durchfall und frißt leider nur das, was er eigentlich gar nicht fressen darf.

Gibt es noch weitere Probleme?
nein

Wie gravierend ist jedes einzelne Problem?
Moses ist bis auf den Kopf schon fast ganz kahl.

Wie lange besteht das Problem / bestehen die Probleme?
Seit ca. 5 Monaten stärkere Probleme. Früher fühlte sich der Kater im Haus sicher, aber nach einem heftigen Familienstreit auch starke Unsicherheit im Hause.

Wie oft / in welchen Abständen tritt das Problem / treten die Probleme auf?
dauernd

In welchem Zeitraum hat sich das Problem / haben sich die Probleme entwickelt?
Die Veränderung trat plötzlich auf: *nein*
- nach einem Kampf:
- nach einem Unfall / einer Verletzung:
- nach einer Abwesenheit der Bezugsperson:
- weitere Aussage:

Die Veränderung entwickelte sich über einen längeren Zeitraum:
Schildern Sie kurz die Entwicklung der Veränderung:
War vor ca. 1 Jahr 4 Tage im Keller bei Nachbarn eingesperrt, seit dem sehr ängstlich und ist absolut unsichtbar, wenn Besuch kommt.

Warum ist Ihr Tier verändert?
Der Grund ist bekannt: ...*ja*........ Nennen Sie ihn bitte:
Vermutlich jagen ihn die Nachbarn.
ohne ersichtlichen Grund:

Wie äußert sich das Problem / äußern sich die Probleme?
Eher in Ängstlichkeit: *sehr*
Eher in Aggressivität: *überhaupt nicht, »Lämmchen«*
Eher in Unsauberkeit:
Eher mit körperlichen Beschwerden (z.B. Durchfall, Erbrechen):
noch nicht beobachtet
Weitere Aussagen: *verkriecht sich häufig*

Wurde das Tier wegen o.g. Probleme bereits untersucht?
Wenn ja, wo wurde das Tier untersucht, welche Ergebnisse brachten die Untersuchungen?
Vorbehandlung in der Tierklinik, seit ca. 6 Monaten

Wurde das Tier wegen o.g. Probleme bereits behandelt?
Wenn ja, welche Behandlungen wurden durchgeführt?
Mehrmals Spritzen, was genau da drin war, weiß ich nicht.

Welche Ergebnisse brachten die Behandlungen?
Keine Besserung

Seit wann haben Sie das Tier?
Bereits als Welpe / Jungtier aufgenommen: *Hausgeburt*
Das Tier war bereits älter: Wie alt?

Woher haben Sie das Tier?
Aus eigener Nachzucht: *ja, Mutter Lizzy war erst ca. 7 Monate alt,
                eigentlich ungewollt*
direkt vom Züchter:
von Privat:
aus dem Tierheim / aus Tierschutztätigkeit:

Ist bekannt, ob Deckakt und Geburt normal waren, ob ein Kaiserschnitt durchgeführt werden mußte, ob Totgeburten auftraten?
War alles normal
Ist bekannt, wieviele Welpen der Wurf hatte?
2 Welpen, Kater Moses und Katze Jessy
Bei Mischlingen: Welche Rassen sind beteiligt?

Wie hat sich das Tier bei Ihnen eingelebt?
Sehr schnell und problemlos:
Sehr schwer:
War allem Neuen gegenüber: aufgeschlossen, neugierig:
                              ängstlich, zurückhaltend:
Hat eine besondere Bezugsperson gewählt:
Ist eher ein Einzelgänger: *nein*
Weitere Aussagen:
War von Geburt an da, konnte keine Besonderheiten feststellen.

Wie ist die Stellung des Tieres in der Familie?
Wer ist die Hauptbezugsperson: *ich, meine Mutter*
Wem gehorcht das Tier: *mir, meiner Mutter*
Sind Kinder da: *nein* Wenn ja, wie alt:

Wer war zuerst da? Kind/-er oder Tier:

Wer füttert das Tier?
Ich, Schwester, Mutter

Wer spielt mit dem Tier?
Ich, und die beiden anderen Katzen, sehr oft Jessy die Schwester von Moses, selten Lizzy die Mutter von Moses

Wieviel Erfahrung haben Sie mit Tieren?
Mein erstes Tier: *Katzen*
Hatte bereits ein Tier / Tiere: *ja* Welche: *Katzen*

Wie lange halten Sie bereits Tiere:
Ich denke große Erfahrung, war eigentlich nie ohne Katze von Kleinkind an. Außerdem Süßwasseraquarium.

Angaben zur Haltung von Katzen:
reine Wohnungskatze: *frei gewählt, Garten vorhanden*
Freigänger: *verläßt nur bei Nacht oder sehr früh das Haus, bleibt immer in der Nähe*
begrenzter Freilauf:
Wieviel Bewegung hat Ihre Katze: *die Katzen jagen sich gegenseitig im Haus und im Garten, klettern auf Bäume, springen über Zäune, bewegen sich und balgen sich, spielen zusammen.*
Einzeltier / mehrere Tiere im Haushalt:
wenn ja, welche: *noch 2 weitere Katzen, seine Schwester Jessy und Mutter Lizzy*
Wie lange ist die Katze täglich allein: *nie*
Einrichtungen für die Katze: Kratzbaum: *ja + Baum im Garten*
                               Katzentoilette: *3*
                               Katzenkorb: *mag er nicht*
                               Spielzeug: was: *Nüsse, Bälle, Fellmäuse, Schnürsenkel, endlose Liste, kann mit allem spielen.*
weitere Aussagen:

Wird an Ausstellungen / Schauen / Leistungswettbewerben teilgenommen?
nein

Wie ist das Verhalten im häuslichen Bereich?
Bleibt ohne Probleme alleine:
Kann / will nicht alleine bleiben: *ist eigentlich nie alleine*
Zeigt reges Interesse: *ja*
Schläft viel: *nein*
Paßt sich schnell den Gegebenheiten an:
Kann Veränderungen schlecht verkraften:
Bellt häufig, auch ohne ersichtlichen Grund: -
Ist schnell erregbar: *ja*
Oft unruhig: *ja*
Reagiert insgesamt ängstlich: *ja*
Sehr verspielt: *ja* Spielt alleine: *ja* Mit anderen Tieren: *ja, vor allem mit seiner Schwester Jessy, weniger mit der Mutter*
Zieht sich schnell zurück: *ja*
Ist schnell beleidigt: *nein*
Weitere Aussagen: *unwahrscheinlich intelligent*

Leben noch weitere Tiere in der Familie?
  Wenn ja, welche: *2 Katzen, Aquarium*

Wie verhält sich Ihr Tier den Tieren gegenüber, die noch zur Familie gehören?
Meistens dicke Freunde
  Haben ein sehr enges Verhältnis: *ja*
  Kommen gut miteinander klar: *ja*
  Andere Tiere werden nicht beachtet: *nein*
  Ist eifersüchtig auf andere Tiere: *nein*
  Reagiert aggressiv: *nein*
  Hat Angst davor: *nein*
  weitere Aussagen: *sind untrennbar*

Wie verhält sich Ihr Tier gegenüber fremden Tieren (z.B. beim Spaziergang)?
  Eher neugierig und zur Kontaktaufnahme bereit:
  Eher zurückhaltend, wenn dann zögernde Kontaktaufnahme:
  Eher ängstlich:
  Eher aggressiv, sträubt Nackenhaare, brummt/faucht:
  Greift diese sofort an:
  Weitere Aussagen: *andere Kater mag er nicht, Weibchen schon*

Wie verhält sich das Tier gegenüber Kindern? *Todesangst, Panik*
  Freundlich, neugierig:
  Fordert sie zum Spielen auf:
  Werden nicht besonders beachtet:
  Weicht zurück, brummt oder knurrt: *ja*
  Ablehnend:
  Verbellt Kinder:
  weitere Aussagen: *hat sogar bei Stimmen auf der Straße Angst*

Wie verhält sich das Tier in ungewohnten Situationen?
  Wenn es an der Türglocke läutet: *Angst*
  Wenn Besuch kommt: *Angst*
  Auf der Straße: *Angst*
  Bei Autogeräuschen: *Angst*
  Bei fremden Stimmen: *Angst*
  Bei fremden Kindern: *Angst*
  Bei fremden Artgenossen: *mutig, verteidigt sein Revier*
  Weitere Aussagen:

Wie verhält sich das Tier bei Mißstimmungen in der Familie?
  Bezieht Partei: *nein* Für wen?:
  Zieht sich zurück: *ja*
  Reagiert nervös / unruhig: *ja, spielt selten einmal verrückt*
  Bemerkt bereits aufkeimende Mißstimmungen: *sehr sensibel*
  Tut so, als ob nichts sei: *nein*
  Weitere Aussagen: *leidet sehr darunter, danach sehr anhänglich, folgt mir auf Schritt und Tritt*

Wie ist das Verhalten bei Gewittern / Silvesterfeuerwerk? *Neugierig, vorsichtig*	
Haben Sie bestimmtes Verhalten bei bestimmten Mondphasen (z.B. Vollmond) festgestellt? Wenn ja, welches? *nein*	
Besteht Wetterempfindlichkeit? Wenn ja, in welcher Form äußert sich diese? *Nie beobachtet*	
Wie schätzen Sie persönlich das Wesen Ihres Tieres ein? Freundlich, liebenswert: *ja* Läßt alles mit sich machen: *nein* Macht alles gerne mit: *nein* Paßt sich sehr gut an: *ja* Zurückhaltend: *ja* Sensibel: *ja* Starrsinnig: *nein* Läßt nichts mit sich machen: *nein, alles in Maßen* Ängstlich: *ja* Unruhig: *ja* Schnell erregbar: *ja* Schnell ablenkbar: *ja* Weitere Aussagen: *sehr verschmust, sehr reinlich, sehr fürsorglich gegenüber anderen Katzen*	
Ist bekannt, ob bei Mutter / Vater besondere Verhaltensweisen vorlagen? **Wenn ja, welche?** *Vater unbekannt, Mutter eher mutig, nicht ängstlich oder schreckhaft*	
Sind von Eltern, Großeltern, Geschwistern oder Halbgeschwistern häufiger auftretende Erkrankungen bekannt? Wenn ja, welche? *nein* Allergien: Herz-, Kreislauferkrankungen: Atemwegserkrankungen: Knochenerkrankungen: Andere:	
Für männliche Tiere? Wann traten erste Anzeichen der Geschlechtsreife auf? Sexualtrieb: Normal: Eher desinteressiert: Überstark? Ist das Tier kastriert? Wenn ja, wann wurde der Eingriff durchgeführt? Weitere Aussagen: *Moses wurde mit 1/2 Jahr kastriert.*	

Fütterung / Appetit / Freßverhalten / Ausscheidungsverhalten
Was wird gefüttert? *Schinken, Vitamintabletten, Hähnchenfleisch* Nur Fertigfutter (Dosen / trocken / was?): - Nur Frischfutter (was?): - Gemischt (was, in welchen Anteilen?): - Weitere Aussagen: *extrem wählerisch, hungert lieber als etwas anderes zu fressen*
Wie oft wird am Tag gefüttert? *3-4 mal pro Tag*
Wo liegt der Futterplatz? Was befindet sich in der Umgebung des Platzes? *Küche, Arbeitsfläche, daneben ist die Heizung und ein Wassernapf*
Wie schätzen Sie den Appetit Ihres Tieres ein? Insgesamt gut: *sehr gut* Frißt alles: Frißt nur bestimmte Dinge (was?): *ja, leider* Sehr wechselhaft: Insgesamt schlecht: Weitere Aussagen: *frißt alles am liebsten eiskalt, liebt Salz und scharfe Gewürze*
Wie ist das Freßverhalten des Tieres? *Ganz unterschiedlich* Gierig, stürzt sich aufs Futter: Normal: Frißt eher langsam, aber kontinuierlich: Frißt in Etappen: Neigt zum Erbrechen nach dem Fressen: *nein* Weitere Aussagen: *frißt fast nur aus der Hand*
Wie ist der Stuhlgang ihres Tieres? Je nach Futter unterschiedlich: Immer normal geformt: Neigt insgesamt zu Durchfall: *ja* Neigt insgesamt zu Verstopfung: Hat bei Aufregung gerne Durchfall: Weitere Aussagen:
Was trinkt Ihr Tier? *Wasser*
Wieviel trinkt Ihr Tier am Tag?
Hat Ihr Tier außer seinem Napf noch andere Trinkquellen (Zimmerbrunnen, Gartenteich, Regentonne etc.)? *Aquarium, Blumenvasen*

Wie ist der Urinabsatz des Tieres, wie häufig setzt Ihr Tier Urin ab? Wenige große Pfützen am Tag: *ja* Setzt häufiger und in kleinen Mengen Urin ab: Setzt Urin nur tröpfchenweise ab: Weitere Aussagen: *säuft viel, pißt viel*
Für Katzen: Wo befindet sich die Katzentoilette? **Was befindet sich in der Umgebung der Katzentoilette?** *3 Stück, Flur, Küche Keller, benutzt leider auch manchmal das Spülbecken alle liegen etwas abseits, ungestört*
Leidet Ihr Tier an bestimmten Erkrankungen? Wenn ja, an welchen? *nein*
Bekommt Ihr Tier deshalb regelmäßig Medikamente? Wenn ja, welche? *nein*

Aus den Antworten im Fragebogen konnte ich bereits folgende für die spätere Auswahl der Blüten wichtigen Dinge entnehmen:
Kater »Moses« lebt zusammen mit Mutter und Schwester, mit denen er sich gut verträgt, bei der Besitzerin. Er ist anhänglich, verschmust, gehorsam und lernfähig. Das bestehende Problem hängt mit einem Schockerlebnis zusammen, der Kater war vor ca. einem Jahr vier Tage bei Nachbarn im Keller eingesperrt. Seit dieser Zeit ist er gegenüber fremden Menschen und unbekannten Geräuschen ängstlich. Nach einem heftigen Familienstreit vor ca. 1/2 Jahr fing er damit an, sich ständig zu putzen, zu lecken und sich die Haare büschelweise auszureißen.
Am 14.03.1996 wird »Moses« in meiner Praxis vorgestellt. Die Haare an den Flanken, am Rücken, an Oberschenkeln, Innenschenkeln, Bauch und Vorderpfoten fehlen fast vollständig, am Rücken in Höhe der Hüfthöcker befinden sich mehrere kleine, trockene Krusten. Die noch vorhandenen Haare sind spröde, brüchig und glanzlos.
Auf dem Untersuchungstisch zittert er, erschrickt beim Anfassen, sucht nach einer Fluchtmöglichkeit. Er zeigt einen starren Augenausdruck mit weitgestellten Pupillen, die sich auch durch Lichteinfall nicht verengen. Sobald er auf den Boden gesetzt wird, zieht er sich in eine Ecke unter den Schreibplatz zurück und fängt an, sich zu putzen.
Eine **erste Bach-Blütenmischung** wurde verordnet, bestehend aus folgenden Blüten:
- 5 Cerato
- 10 Crab Apple
- 12 Gentian
- 19 Larch
- 28 Rock Rose
- 29 Star of Bethlehem.

> **Kommentar zur Auswahl der Blüten:**

5 Cerato: Aus dem Fragebogen ging bereits hervor, daß »Moses« *sehr anhänglich* ist. Auf Nachfrage erklärte die Besitzerin, daß er sehr auf sie bezogen sei. Ich interpretiere diese Anhänglichkeit in diesem Zusammenhang zudem als *Fehlen eines natürlichen Selbstvertrauens.*

10 Crab Apple: Tiere, die diese Blüte brauchen, zeigen ein *übertriebenes zwanghaftes Putzverhalten,* das »Moses« mir in der Praxis ja auch gleich demonstrierte, als er sich unter den Schreibplatz zurückzog und anfing, sich zu belecken.

12 Gentian: »Moses« hat Schwierigkeiten damit, *schlechte Erfahrungen angemessen zu verarbeiten.* Seine Besitzerin selbst bezeichnet ihn als sehr sensibel. Seine Verhaltensweise des übermäßigen Beleckens könnte auch als *selbstzerstörerisches Verhalten* interpretiert werden.

19 Larch: Ergänzt in diesem Fall Cerato. Soll helfen, ein *gesundes Selbstvertrauen* aufzubauen.

28 Rock Rose: Wird bei Tieren eingesetzt, die zu *Panikreaktionen* in bestimmten Situationen neigen. Derartige Reaktionen zeigt »Moses« bei Kindern, bei Geräuschen, die er nicht einordnen kann, wenn Besuch ins Haus kommt, usw. Während der Untersuchung in der Praxis zeigt er seine Panik durch starren *Augenausdruck* und *Zittern* auf dem Untersuchungstisch.

29 Star of Bethlehem: Offensichtlich hatte der Kater durch das Eingesperrtsein einen *Schock* erlitten, den er nicht richtig verarbeitet hatte. Der Familienstreit irritierte ihn dann so sehr, daß sein zwanghaftes Putzverhalten zunahm.

Ein **Kontrolltermin** wird – je nach Lage des Falles – nach **3-4 Wochen** vereinbart. Die Besitzerin bekommt eine **30 ml-Flasche der Blütenmischung** mit, die bei regelmäßiger Anwendung für diese Zeit ausreicht.

Beim Kontrolltermin am 18.04.1996 ist die Haut von »Moses« an allen vorher kahlen Stellen mit einem dünnen Flaum bedeckt, die Krusten an den Hüfthöckern sind verschwunden. Auf dem Untersuchungstisch sitzt er immer noch zusammengekauert, doch sind die Pupillen nicht mehr weitgestellt und starr. Auf dem Boden geht er im Behandlungszimmer umher und beschnuppert alles ausgiebig, bevor er sich einen sicheren Platz sucht.

Die Besitzerin berichtet, daß »Moses« sich nun längst nicht mehr so exzessiv putzt. Bereits drei Tage nach der ersten Gabe der Bach-Blüten konnte sie eine Verhaltensänderung bei ihm feststellen. Es kam Besuch ins Haus. Bisher hatte »Moses« bei Fremden im Haus die Flucht ergriffen und war erst lange Zeit, nachdem der Besuch gegangen war, wieder aufgetaucht. Diesmal verschwand er auch beim Klingeln an der Tür, kam dann aber nach einiger Zeit und beschnupperte sogar Schuhe und Beine der Besucher.

Inzwischen geht er auch wieder alleine tagsüber in den Garten und bleibt dort, wenn auf der Straße Autos vorbeifahren. Nur wenn lärmende Kinder

auf dem Bürgersteig sind, rennt er schnell wieder ins Haus. Insgesamt reagiert er nur noch in wenigen Situationen mit panischer Flucht. Weiterhin berichtet mir die Besitzerin, daß »Moses« sich von Fremden überhaupt nicht anfassen läßt, von den übrigen Familienmitgliedern außer ihr auch nur, wenn er will, das heißt, wenn es ihm zuviel wird, kratzt er unter Umständen unvermittelt. Sein Lieblingsplatz befindet sich auf einem bestimmten Schrank im Wohnzimmer, von dem aus er alles überblicken kann.
Da die erste Blüten-Mischung inzwischen fast aufgebraucht ist, wird folgende **zweite Mischung** verordnet:
- 10 Crab Apple
- 19 Larch
- 28 Rock Rose
- 29 Star of Bethlehem
- 34 Water Violet.

Kommentar zur Auswahl der Blüten:

Da in diesen vier Wochen der Behandlung bereits *sichtbare Resultate* vorhanden sind, wird auf die Blüten **Cerato** und **Gentian** verzichtet. Ein neuer Aspekt, den die Besitzerin bei der ersten Vorstellung nicht erwähnt hatte und der auch aus dem Fragebogen nicht hervorging, läßt die Gabe von **Water Violet** angezeigt erscheinen: »Moses« läßt sich *ungern anfassen*, ist auf eine gewisse *Distanz* bedacht.
Das *übertriebene Putzverhalten* ist noch nicht ganz abgeklungen und in gewissen Situationen zeigt der Kater weiterhin *Panikreaktionen,* deshalb werden die Blüten **Crab Apple**, **Larch**, **Rock Rose** und **Star of Bethlehem** weitergegeben. Die Besitzerin wird angewiesen, diese zweite Blütenmischung nochmals **4 Wochen** lang zu verabreichen.
Bei einer telefonischen Nachfrage *drei Monate später* erzählt die Besitzerin, daß »Moses« nun wieder vollständig behaart sei. Nur in ganz wenigen Situationen flüchte er noch panikartig. Das Putzen habe auch stark nachgelassen. Insgesamt habe sich seine Ängstlichkeit wesentlich gebessert und er mache einen ausgeglichenen Eindruck. Auch beim Fressen sei er nicht mehr ganz so heikel. Sie ist der Meinung, daß er momentan keine weitere Behandlung brauche.

4.2 Gewitterangst

Zwergschnauzer »Buddy«, geb. 23.01.1995, männlich, ist bereits seit der Welpenzeit in meiner Praxis in Behandlung. Von Anfang an war er magen- und darmempfindlich; auf falsche Fütterung reagiert er sehr schnell und sehr heftig mit Blähungen, Erbrechen und blutigem Durchfall. Insgesamt ist »Buddy« ein sehr *nervöser* Hund, der in der Praxis immer zittert und aufgeregt bellt. Wenn Herrchen tagsüber arbeitet, ist er bei einer alten Dame, die

ihn sehr verwöhnt und die dadurch nicht ganz unschuldig an den in Abständen wiederkehrenden Verdauungsbeschwerden ist.
Anruf Mitte Juli 1997:
Der Besitzer ist völlig ratlos. In den letzten Tagen gab es einige Gewitter. Verkroch sich »Buddy« bei den ersten Gewittern nur unterm Sofa und zitterte, so *leidet* er jetzt schon *Stunden vor einem Gewitter, zittert*, ist nicht mehr aus dem Haus zu bringen, *verkriecht* sich und *winselt*. Im Vorjahr hat »Buddy« mit Gewittern keine Probleme gehabt. Doch nun tut ihm sein Hund so leid, zumal das Verhalten von Gewitter zu Gewitter schlimmer wird, daß er ihm unbedingt helfen möchte.
»Buddy« wird in der Praxis untersucht. Klinisch sind keine Hinweise auf eine Organerkrankung festzustellen, er leidet momentan auch nicht an den sonst häufiger wiederkehrenden Verdauungsbeschwerden.
»Buddy« bekommt folgende **Mischung** verordnet:
- 39 Rescue Remedy – als Konzentratflasche
- 2 Aspen
- 20 Mimulus.
▶ In die **10 ml-Konzentratflasche** von **Rescue Remedy** werden **jeweils 2 Tropfen Aspen** und **Mimulus** gemischt.

Der Besitzer wird angewiesen, die Tropfen zu verabreichen, sobald er *entsprechende Veränderungen wie Zittern und Unruhe* an »Buddy« bemerkt. Bei Gewitterfronten sollen die Tropfen mehrmals täglich über das Trinkwasser verabreicht werden.

Kommentar zur Auswahl der Blüten:

39 Rescue Remedy – die Notfalltropfen, setzen sich aus 5 Blüten zusammen, unter anderem **Cherry Plum** – die Kirschpflaume, und **Rock Rose** – das Gelbe Sonnenröschen, die ich als *Panikblüten* bezeichnen würde und die bei »Buddy« in diesem Fall angezeigt sind. Da er im vergangenen Jahr außer mit einer leichten Unruhe auf Gewitter nicht reagiert hatte, muß ihn in diesem Jahr wohl etwas an einem Gewitter sehr erschreckt haben. Solche Dinge sind leider immer schlecht nachzuweisen, da sie von den Besitzern oft nicht beobachtet werden. Um mit den *Folgen eines Schrecks / Schocks* fertigzuwerden, kann man **Star of Bethlehem** – den doldigen Milchstern, verordnen. Diese Blüte ist ebenfalls in den Rescue-Tropfen enthalten.
Was wir mit den Rescue-Tropfen nicht abgedeckt haben, ist Buddys *konkrete Angst vor Gewittern* und seine *allgemeine Nervosität* und *Ängstlichkeit*. Deshalb wurden **Aspen** und **Mimulus** zugesetzt.
Bericht des Besitzers am 02.09.1997:
»Buddys« Verhalten bei Gewittern ist nicht mehr so extrem, daß er stundenlang winselt und sich verkriecht. Er zittert zwar immer noch, wenn es blitzt und donnert, doch es ist wesentlich erträglicher für ihn – und auch für sein Herrchen.

Im April 1998 holte der Besitzer erneut ein Fläschchen dieser »**Gewittermischung**«. Auf Nachfrage erklärte er, daß »Buddy« die Tropfen inzwischen nur dann braucht, wenn es in kürzeren Abständen mehrere Gewitter gäbe. Dann würde er sich wieder dermaßen in sein ängstliches und panisches Verhalten hineinsteigern, daß er ihm die Tropfen geben müsse.

4.3 Angst, Unsicherheit

Die *Berger de Pyrenées-Hündin* »Denise«, geb. 30.05.1996, weiblich, kommt in meine Praxis, seit die Besitzerin sie mit 14 Monaten von der Züchterin übernommen hat. Sie ist bereits bei den ersten Besuchen *ängstlich, zittert*, versucht sich der Untersuchung zu entziehen, indem sie dauernd an den Schultern der Besitzerin hochspringt.

Zu einer Behandlung mit Bach-Blüten entschließt sich die Besitzerin im Juni 1997, nachdem sie noch einen Welpen (männlich, geb. 12.04.97) der gleichen Rasse bei sich aufgenommen hat, und »Denise« sich zu Hause *immer mehr von ihr zurückzieht*. Während die Hündin zu Hause gut gehorcht, kann sie »Denise« auf Spaziergängen dagegen, auch auf Feldern, nicht mehr frei laufen lassen, da sie sofort *wütend kläffend auf jeden Menschen losrennt*, den sie sieht, und überhaupt *nicht auf Befehle reagiert*, die sie sonst kennt. Der Welpe rennt inzwischen begeistert mit.

Vorbericht und Auswertung des Fragebogens:
Die Hündin ist bis zum Alter von 14 Monaten bei ihrer Züchterin und wird dann von der jetzigen Besitzerin übernommen, da sie *einseitig mittlere HD* hat und nicht zur Zucht verwendet werden darf. Die Züchterin lebt auf dem Land, die Hunde haben einen riesigen Garten als Auslauf.

»Denise« hat *Angst vor Kindern*, vor *Menschenansammlungen*, vor allen *lauten Geräuschen*, die mit dem Stadtleben verbunden sind. Beim Spaziergang in der Stadt an der Leine springt sie plötzlich unvermittelt an Menschen hoch. Läuft sie auf dem Feld frei und sieht andere Menschen, rennt sie wüst bellend auf diese zu und springt an ihnen hoch. Sie hat bisher zwar nie jemanden gebissen, doch die Menschen erschrecken natürlich durch das wüste Gekläffe und schimpfen. Außerdem reagiert »Denise« in solchen Situationen auf keinerlei Zurufen oder Befehle, was natürlich sehr gefährlich werden kann.

»Denise« ist von *Geburt an eher ängstlich* und *schwächlich* und wird von ihrer Züchterin deshalb bevorzugt behandelt, d.h. immer wenn sie sich ängstlich und unsicher zeigt, wird sie auf den Arm genommen. Außer von der Züchterin läßt sie sich von niemandem freiwillig anfassen, nicht einmal von der Putzfrau, die regelmäßig ins Haus der Züchterin kommt.

Der Besitzerwechsel verläuft für den Hund recht dramatisch:
»Denise« wird der neuen Besitzerin in die Hand gedrückt, wo sie sich erst einmal völlig steif macht. Auf der Rückfahrt zur neuen Besitzerin sitzt sie stundenlang stocksteif auf deren Schoß, ohne auf Streicheln und beruhigende Worte zu reagieren.

Bei der neuen Besitzerin weigert sie sich von Anfang an, bestimmte Wege, die z.B. an Schulen vorbeiführen, zu gehen, man muß sie mit Gewalt daran vorbeizerren. Im Haus ist die Hündin sehr anhänglich, schläft neben dem Bett der Besitzerin, möchte aber nicht allein sein. Sie spielte anfangs sehr wenig, jetzt überhaupt nicht mehr, liegt lieber auf ihrem Platz und döst vor sich hin. Außer zum Einkaufen begleitet »Denise« ihre Besitzer überallhin.
Die Besitzerin beginnt, mit »Denise« *Hundesport (Agility) zu betreiben,* bricht dies aber sehr schnell ab, da sie nun auch noch *Angst vor anderen Hunden* zeigt, wütend kläffend besonders auf größere Hunde losgeht und versucht, diese zu beißen. Und das, obwohl sie bei der Züchterin immer mit anderen Hunden zusammen war.
Auf den neuen Welpen, der ins Haus gekommen ist, reagiert sie zunächst sehr ablehnend, knurrt ihn weg, will nichts von ihm wissen. Inzwischen spielt sie zwar manchmal mit ihm, will jedoch meistens in Ruhe gelassen werden und zieht sich zurück.
Am 30.06.1997 bekommt »Denise« dann folgende **Blütenmischung** verordnet:
- 2 Aspen
- 5 Cerato
- 9 Clematis
- 15 Holly
- 20 Mimulus
- 34 Water Violet
- 39 Rescue Remedy.

| **Kommentar zur Auswahl der Blüten:** |

2 Aspen: Das Mittel für *von Geburt an ängstliche Charaktere.* Ihre Ängstlichkeit hatte die Hündin ja bereits bei den ersten Besuchen in der Praxis gezeigt.
5 Cerato: Die Hündin ist sehr anhänglich, ordnet sich im Haus völlig unter, zeigt ihr Problemverhalten nur außerhalb des Hauses. Daß sie nicht alleine bleiben will, könnte ein Hinweis auf *mangelndes Selbstvertrauen / Abhängigkeit* vom Tierhalter sein.
9 Clematis: »Denise« zieht sich momentan sehr viel zurück, ist sehr sensibel. Dieses Zurückziehen interpretiere ich als *Flucht vor der Realität.* Für einen jungen Hund ist es eher ungewöhnlich, kaum zu spielen und am liebsten dazuliegen und vor sich hin zu dösen.
15 Holly: Im Blütenbild von Holly finden wir *plötzlich auftretende Aggressionen,* die die Hündin zeigt, wenn sie wütend kläffend auf andere Menschen zurennt. Daß sie sich von der Besitzerin zurückgezogen hat, als der neue Welpe ins Haus kam, könnte auch als *Eifersucht* gedeutet werden.
20 Mimulus: Bei der Hündin bestehen *konkret zu benennende Ängste:* Angst vor Kindern, vor Menschenansammlungen, eigentlich vor allen lauten, plötzlich auftretenden Geräuschen, die sich nicht einordnen lassen.

34 Water Violet: Bereits bei der Züchterin will sie sich *nicht von Fremden anfassen lassen,* die ersten Stunden bei der neuen Besitzerin versucht sie, Berührungen aus dem Weg zu gehen. Auch heute noch weicht sie Körperkontakten aus.

39 Rescue Remedy: Die in den Notfalltropfen enthaltenen Blüten **Cherry Plum** und **Rock Rose** sollen helfen, auf die *Panikgefühle,* die dazu führen, daß »Denise« auch auf Zuruf nicht mehr reagieren kann, einzuwirken. **Star of Bethlehem** als »Seelentröster« soll helfen, das *Schockgeschehen* aufzulösen. **Clematis** haben wir bereits als Einzelblüte gewählt. **Impatiens** zeigt ebenfalls sehr *heftige Reaktionen* im Blütenbild.

Wiedervorstellung, Bericht der Besitzerin:
Es hat sich gar nichts getan. Auf eingehendes Nachfragen räumt sie dann ein, daß »Denise« sich dem Welpen gegenüber inzwischen aufgeschlossener verhält, daß sie nicht mehr so extrem an der Leine zerrt und inzwischen – zwar mit Widerwillen aber ohne Zug an der Leine – Wege läuft, die sie vorher nur unter massivem Zwang gegangen ist.

Es wird nochmals die gleiche Mischung aus 2 **Aspen**, 5 **Cerato**, 9 **Clematis**, 15 **Holly**, 20 **Mimulus**, 34 **Water Violet**, 39 **Rescue Remedy** verordnet.

24.09.1997 Wiedervorstellung, Bericht der Besitzerin:
Sie hat jetzt den Eindruck, daß es eine leichte Besserung gegeben hätte. »Denise« kläfft zwar immer noch andere Leute an, aber längst nicht mehr so ausdauernd. Meist ist nach ein paar Kläffern Ruhe. Die extreme Ängstlichkeit hat nachgelassen. Inzwischen würde sie auch wieder auf Befehle hören, wenn sie in den Feldern frei laufen darf. Mit dem Welpen zusammen besucht sie jetzt eine Welpenschule.

Weitere Verordnung der **oben genannten Mischung ohne Rescue Remedy** für weitere **8-10 Wochen**. Danach soll die Besitzerin erneut Bericht erstatten.

02.12.1997 Bericht der Besitzerin:
Das Verhalten von »Denise« hat sich inzwischen weiter gebessert. Sie springt nicht mehr an Leuten hoch. Wenn sie frei läuft, kommt sie inzwischen zuverlässig wieder, wenn sie gerufen wird. In die Stadt geht sie immer noch ungern und zieht dort an der Leine. Doch insgesamt ist die Hündin weniger ängstlich und aggressiv. Die Bach-Blütenmischung erhält sie nun auch nicht mehr regelmäßig, sondern eher sporadisch.

Wertung:
Dieser Fall zeigt sehr deutlich, daß bei länger bestehenden Problemen etwas *Geduld* von Nöten sein kann, bis sich eine Veränderung bemerkbar macht.

▷ Weiterhin gilt es, immer dann genau nachzufragen, wenn ein Besitzer angibt, daß er keine Veränderung an seinem Tier bemerkt hätte. Oft verläuft eine Besserung in kleinen, wenig dramatischen Schritten, die dem Besitzer gar nicht recht bewußt werden.

Ist dann ein Zustand erreicht, der für Tier und Tierbesitzer akzeptabel ist, sollte durchaus eine Behandlungspause gemacht werden.

Je nach weiterer Entwicklung wäre in der Folgezeit daran zu denken, »Denise« eine Blütenmischung zusammenzustellen, die ihr *mangelndes Selbstbewußtsein* unterstützt. Dafür kämen unter anderem die Blüten **12 Gentian** – Herbstenzian, **19 Larch** – Lärche, **28 Scleranthus** – der einjährige Knäuel in Frage.

Allerdings muß ich einschränkend dazu sagen, daß aus diesem Hund nie ein »Held« oder Draufgänger wird. Eine *gewisse Ängstlichkeit*, die sich in entsprechend starken Reaktionen auf Außenreize bemerkbar machen kann, wird diese Hündin *sicher immer behalten*. Darauf habe ich die Besitzerin gleich zu Beginn der Behandlung hingewiesen. Zumal bei »Denise« nicht bekannt ist, welchen Situationen sie in der Prägezeit ausgesetzt war. Ereignisse, die in dieser Zeit stattfinden, beeinflussen die Tiere oft so stark, daß diese auch durch eine konsequente Bach-Blüten-Therapie nicht völlig aufgelöst werden können. In manchen Fällen ist deshalb sogar eine *Dauertherapie* mit entsprechenden Bachblüten nötig.

4.4 Panikattacken

Der *Sheltie* »Sammy«, geb. ca. 1993, männlich, wird von seiner jetzigen Besitzerin im Juli 1994 an einem Autobahnrastplatz gefunden. Vermutlich ist er dort ausgesetzt worden. Von Anfang an ist er sehr *ängstlich* und *zurückhaltend*, reagiert auf ungewohnte Geräusche mit Zittern und Winseln. Die Besitzerin geht davon aus, daß diese Ängstlichkeit mit seinem Vorleben zusammenhängt.

Bis zum Mai 1996 steigert sich der Zustand derart, daß er sich bei Spaziergängen von der Leine reißt, wenn ein Flugzeug, ein Heißluftballon oder sonst ein *lautes Geräusch* zu hören ist, das er nicht einordnen kann. Er läuft einfach davon, *ohne auf Zurufe oder Befehle zu reagieren,* er ist in diesen Situationen nicht mehr zu beeinflussen. In der Regel läuft er auf kürzestem Wege nach Hause und wartet dann zitternd vor der Haustüre, bis sein Besitzer wiederkommt.

Da die Besitzer in der Ortsmitte direkt an der Durchgangsstraße wohnen, ist es recht gefährlich, wenn »Sammy« in Panik davonläuft. Die Hundesitterin, die mit dem Hund bisher täglich unterwegs war, geht nicht mehr mit »Sammy«, da sie Angst hat, er renne während einer solchen Attacke in ein Auto.

Die klinische Untersuchung ist unauffällig, es sind keine Hinweise auf eine organische Erkrankung zu finden.

Am 06.05.1996 wird folgende **Blütenmischung** verordnet:
- 2 Aspen
- 20 Mimulus
- 26 Rock Rose
- 29 Star of Bethlehem

Kommentar zur Auswahl der Blüten:

2 Aspen: »Sammy« ist *ängstlich*, seit er bei seinen jetzigen Besitzern ist. Das hatte sich auch nach der Eingewöhnungszeit nicht gelegt.

20 Mimulus: Diese Blüte kann immer dann eingesetzt werden, wenn *konkret zu benennende Ängste* vorliegen, in unserem Fall ist es die Angst vor plötzlichen, lauten Geräuschen.

26 Rock Rose: Diese Blüte wird auch die »Panikblüte« genannt. Sie wird eingesetzt, bei *Panikreaktionen in konkret zu benennenden Situationen*. Sammy rennt immer dann kopflos davon, wenn er auf dem Spaziergang ein lautes Geräusch hört, das er nicht kennt.

29 Star of Bethlehem: Diese Blüte wird immer eingesetzt, um ein *Schockgeschehen* aufzulösen. Die Vorgeschichte von »Sammy« ist ja nicht bekannt, doch ist davon auszugehen, daß es für ihn ein Schock war, von seinem Besitzer einfach auf einem Rastplatz zurückgelassen zu werden.

Verlauf:
Nach 4 Wochen hatte sich das Problem wesentlich gebessert, worauf die Besitzerin die Blütenmischung absetzt. Darauf stellt sich der Zustand mit den Panikattacken nach kurzer Zeit wieder ein.
Dieser Hund bekommt die für ihn am 06.05.1996 zusammengestellte Bach-Blüten-Mischung mehr oder weniger als **Dauertherapie**. Wenn sein Zustand sich wieder gebessert hat und er auf den Spaziergängen nicht mehr in Panik davonläuft, vergißt die Besitzerin oft, die Blüten zu geben, wenn er wieder in sein Panikverhalten zurückfällt, bekommt er sie wieder eine Zeitlang.

Wertung:
Sicher wäre mit einer *konsequenten Behandlung* noch etwas mehr zu erreichen, doch dies scheitert hier an der Compliance der Besitzerin. Ihr reicht es aus, wenn der Hund nicht in Panik davonrennt.
In solchen Fällen hat es dann auch wenig Sinn, die Tierbesitzer von einer Weiterbehandlung überzeugen zu wollen.

▷ Wird die Notwendigkeit einer Behandlung vom Tierhalter nicht eingesehen, ist die Gefahr groß, daß die Bach-Blüten nicht so regelmäßig verabreicht werden, daß sie eine Normalisierung der Psyche bewirken können.

▷ Überdies verläuft diese Normalisierung oft vom Tierbesitzer weitgehend unbemerkt, so daß er meint, diese Behandlung hätte überhaupt nichts bewirkt.

4.5 Verfolgungswahn

Die *Hauskatze »Cherry«*, geb. 01.04.1986, weiblich kastriert, wird mir am 12.08.1994 zur Impfung vorgestellt. Dabei fragt mich die Besitzerin, ob es sein könne, daß eine Katze unter »Verfolgungswahn« leide. Ganz plötzlich, seit zwei Wochen, zucke ihre Katze bei jedem *Geräusch*, selbst beim Rascheln einer Papiertüte, zusammen, rase wie wild durch die Wohnung, gehe *kaum noch nach draußen* und setze inzwischen auch ihren *Kot in der Wohnung ab*, allerdings nicht in ihrem Katzenklo, sondern meist irgendwo in der Nähe der Terrassentür. Sie würde das gleich merken, wenn sie von der Arbeit käme, denn wenn »Cherry« drinnen Kot abgesetzt hat, läßt sie sich zunächst nicht sehen, während sie sonst zur Begrüßung kommt. Vorher wäre sie bei schönem Wetter fast den ganzen Tag draußen gewesen und auch nachts wollte sie nicht in die Wohnung. Die Besitzerin erzählt mir weiter, daß sie seit etwa 2-3 Wochen regelmäßig einen dem Aussehen nach noch recht jungen und kräftigen Kater in ihrem Garten sieht, den sie vorher nie gesehen hat.

Ich rate zu einer Bach-Blütentherapie und stelle am 12.08.1994 folgende **Mischung** zusammen:
- 2 Aspen
- 5 Cerato
- 19 Larch
- 20 Mimulus
- 24 Pine
- 39 Rescue Remedy.

Kommentar zur Auswahl der Blüten:

2 Aspen: Diese Blüte wird bei *ängstlichen* Tieren eingesetzt. Das Zusammenzucken bei jedem Geräusch läßt darauf schließen, daß »Cherry« momentan insgesamt ängstlich reagiert und daß diese Ängstlichkeit sich *nicht auf bestimmte* Dinge, Situationen, Tiere oder Menschen beschränkt.

5 Cerato: »Cherry« ist eine sehr liebe, anhängliche Katze, die eine sehr enge Beziehung zu ihrer Besitzerin hat. Momentan scheint sie sehr *verunsichert.*

19 Larch: In den letzten zwei Wochen traut die Katze sich nicht aus dem Haus. Diese Blüte soll ihr helfen, ihr *fehlendes Selbstvertrauen* wieder aufzubauen.

20 Mimulus: Diese Blüte setze ich ein, da ich die Vermutung habe, daß »Cherry« *Angst vor der Katze hat*, die neu ins Revier gekommen ist. Mimulus kann immer dann eingesetzt werden, wenn ein Tier vor konkreten Dingen Angst hat.

24 Pine: Die Blüte für *schuldbewußte Tiere*. »Cherry« weiß genau, daß sie keinen Kot in der Wohnung absetzen darf und kommt an den Tagen nicht zur Begrüßung, wenn sie es getan hat.

39 Rescue Remedy: Da ich vermute, daß die Situation dadurch entstanden ist, daß es zu einem Kampf zwischen »Cherry«, der Revierinhaberin, und dem jungen kräftigen Kater gekommen ist, den »Cherry« verloren hat, sollen die Notfalltropfen ihr helfen, diesen *Schock* zu überwinden

16 Honeysuckle: Damit der Hund den vermeintlichen Verlust von gewohnten Familienmitgliedern verkraftet – er kann ja nicht wissen, daß diese nach einiger Zeit wiederkommen. Honeysuckle ist für Tiere geeignet, die mit Veränderungen nicht zurechtkommen. Gerade alte Tiere wie »Bobby« tun sich oft schwer, wenn sie in ungewohnte Situationen geraten.
33 Walnut: Diese Blüte kann eingesetzt werden bei Tieren, die durch Veränderungen in ihrem Umfeld leicht irritierbar sind, damit sie sich auf neue Situationen besser einstellen können. Für »Bobby« ist es eine völlig neue Situation, allein mit einer Bezugsperson zu sein, hatte er doch vorher mehrere Bezugspersonen.
39 Rescue Remedy: Da ich die Situation bei »Bobby« als *Notfall* ansehe, füge ich der Mischung, die ja das *Problem möglichst schnell lösen soll*, die Notfalltropfen hinzu. Das hat sich in meiner Praxis gut bewährt.

Anruf der Besitzerin nach 3 Tagen:
»Bobby« ist wieder o.k. und vor allem, die Frau kann nachts wieder schlafen, da die Unruhe weg ist und er nachts ebenfalls wieder schläft.
»Bobby« wird im Dezember 1996 nochmals mit dieser Blütenmischung behandelt. Da er, wohl altersbedingt, denn bei der klinischen Untersuchung konnten keine auffälligen Befunde erhoben werden, inzwischen körperlich stark abgebaut hat, wird der Mischung noch **23 Olive** zugesetzt. Olive wird eingesetzt bei *erschöpften, kraftlosen und müden Tieren*.
»Bobby« muß nämlich erneut umziehen ins neu erbaute Haus. Damit er sich an diese Situation schon vorher gewöhnen kann, bekommt er die Blüten bereits **1 Woche vor dem Umzug**. Über die Umzugszeit gab es keine Probleme mit Durchfall, Unruhe, etc.
Im Mai 1998 verschlechtert sich »Bobbys« Allgemeinbefinden zusehends, er trinkt viel, nimmt immer mehr ab, frißt nichts mehr und stinkt aus dem Maul. Die Laboruntersuchungen deuten auf ein *Nierenversagen*, so daß ich ihn im stolzen Alter von 17 Jahren euthanasiere. Dabei erzählt mir die Besitzerin noch, daß sie in den vergangenen einhalb Jahren immer dann die Bach-Blütenmischung gegeben hätten, wenn sie oder ihr Mann weg waren oder wenn »Bobby« zeitweise bei ihrer Mutter war. Das hätte immer gut geklappt, er hätte nie mehr ein so extremes Verhalten gezeigt wie im August 1996, als er erstmals die Blüten bekam.

Wertung:
In diesem Fall standen die körperlichen Probleme des Tieres – Futterverweigerung und Durchfall – im Vordergrund. Natürlich wird in meiner Praxis nicht jedes Tier, das Durchfall hat, mit Bach-Blüten behandelt. Doch ich versuche immer, einen möglichst genauen Vorbericht zu erhalten, um auch den Auslöser für Erkrankungen festestellen zu können.
▶ Findet man keine spezifischen Auslöser für eine Durchfallerkrankung, sollte man durchaus daran denken, daß **psychische Belastungen auch bei Tieren zu körperlichen Reaktionen führen können**. Die neueren Forschungsergebnisse aus der *Psycho-Neuro-Immunologie* geben eindeutige Hinweise auf die **Wechselbeziehungen zwischen Psyche und Körper**.

4.7 Psychisch bedingter Durchfall

Wildhund *(Mischling)* »Bobby«, geb. September 1982, männlich kastriert, stammt aus Afrika, hat mit seiner Familie schon diverse Umzüge mitgemacht (unter anderem in die Arabischen Emirate, 2 x nach Deutschland). »Bobby« ist inzwischen ein alter Hund mit einigen Marotten, z.B. säuft er nur aus fließenden Gewässern, beharrt auf bestimmten Ritualen in der Familie.

Vorstellung am 24.08.1996:

»Bobby« hat seit 3 Tagen *Durchfall*, schleimigen Kot, ist unruhig. In der vergangenen Woche sind die Eltern der Besitzerin weggefahren, bei denen er sonst immer auf der Terrasse lag. Seither will er nicht mehr auf diese Terrasse.
Vor 3 Tagen nun ist ihr Mann weggefahren, der in den letzten Wochen immer mit ihm Gassi gegangen ist.
Seither *frißt* »Bobby« *kaum etwas*, hat diesen schleimigen Kot und läßt seine Besitzerin *keinen Schritt alleine machen*. Selbst auf die Toilette kann sie nicht, ohne daß der Hund dann vor der Klotüre sitzt und winselt. Insgesamt ist er unruhig, nachts will er mehrmals nach draußen, ohne daß er aber Kot oder Harn absetzt. Die Besitzerin ist nach 3 mehr oder weniger schlaflosen Nächten momentan ziemlich mit den Nerven fertig.
Am 24.08.1996 bekommt »Bobby« neben entsprechenden *diätetischen Maßnahmen*, um seinen irritierten Darm zu beruhigen, folgende **Blüten-Mischung** verordnet:

- 4 Centaury
- 5 Cerato
- 12 Gentian
- 16 Honeysuckle
- 33 Walnut
- 39 Rescue Remedy.

Kommentar zur Auswahl der Blüten:

4 Centaury: Diese Blüte hilft willensschwachen, gutmütigen Tieren, die an *Appetitlosigkeit* und *Erschöpfungszuständen* leiden. Zudem zeigt das Blütenbild von Centaury eine *gewisse Fixierung auf den Besitzer*, die bei »Bobby« momentan sehr stark gegeben ist.

5 Cerato: Wegen seiner momentanen extremen *Unsicherheit* und *Unruhe*. Tiere, die Cerato brauchen, können nicht alleine sein. Bei »Bobby« ist diese Situation gerade extrem, seine Besitzerin kann nicht einmal auf die Toilette, ohne daß er sich vor die Türe setzt und winselt.

12 Gentian: Auf mich macht »Bobby« momentan auch einen *entmutigten* Eindruck, der durch das »Verschwinden« gewohnter Bezugspersonen ausgelöst wurde. Tiere, die Gentian brauchen, haben oft auch *Verdauungsbeschwerden*, wie dies bei »Bobby« momentan der Fall ist.

20 Mimulus: Aus »Bernys« Verhalten kann man schließen, daß er auch konkrete Angst vor allen neuen Situationen hat.

29 Star of Bethlehem: Der Besitzerwechsel wird von »Berny« als *Schock* empfunden, den er bisher nicht verkräften konnte. Diese Blüte soll ihm helfen, diesen Schock zu verarbeiten.

33 Walnut: Als Blüte der *Neuorientierung*, um mit der Verunsicherung fertig zu werden, die der Besitzer- und Umgebungswechsel mit sich gebracht hat.

34 Water Violet: Wegen seiner *Zurückgezogenheit*, weil er sich nicht anfassen läßt. Bereits bei seiner Vorbesitzerin reagierte er oft unberechenbar, ließ sich streicheln, um im nächsten Moment die Krallen auszufahren. **Viele Katzen tragen Water Violet-Züge, sind auf Distanz bedacht, reagieren sofort aggressiv, wenn es ihnen zu viel wird.**

Bericht am 07.10.1996:

»Berny« hat sich inzwischen eingelebt, fühlt sich wohl in der Wohnung, darf nun auch nach draußen. Insgesamt ist er aber noch sehr scheu und zurückhaltend. Geräusche, die er nicht einordnen kann, erschrecken ihn immer noch. Er kommt zwar manchmal zum Streicheln, wird aber sofort aggressiv, legt die Ohren an und faucht, wenn es ihm zuviel wird.
Es wird nochmals die Mischung aus 2 **Aspen,** 19 **Larch,** 20 **Mimulus,** 29 **Star of Bethlehem,** 33 **Walnut,** 34 **Water Violet** verordnet.

Bericht nach weiteren 3 Monaten:

»Berny« hat sich nun voll eingelebt, will seine »Schmusestunden« haben, geht einfach, wenn er genug hat, ohne aber dabei aggressiv zu reagieren. Eine weitere Behandlung wird von den Besitzern nicht für nötig gehalten.

Wertung:

Daß eine Katze nach Besitzer- und Ortswechsel erst einmal Probleme haben kann, sich in der neuen Umgebung zurechtzufinden, ist nicht außergewöhnlich. Daß eine Katze, die Menschen gewöhnt ist, aber nach vier Wochen immer noch nur aus ihrem Versteck kommt, wenn sie sich sicher fühlt und kein Mensch in der Nähe ist, kann nicht als normal angesehen werden.
◁ Solche Situationen treten nach meiner Erfahrung relativ häufig auf und führen oft dazu, daß ein Tier dann durch mehrere Hände wandert, weil niemand mehr mit ihm zurechtkommt.
Greift man hier rechtzeitig mit den entsprechenden Bach-Blüten ein, kann Tier und neuem Besitzer Frustration und Leid erspart werden. Um die Blüten in solchen Situationen zu bestimmen, reicht mir inzwischen ein kurzer Vorbericht, da brauche ich noch nicht einmal einen ausführlich ausgefüllten Fragebogen, denn das Konzept der Blüten ist denkbar einfach.
▶ Bei bevorstehendem Besitzer- und/oder Ortswechsel empfehle ich inzwischen bereits den **prophylaktischen Einsatz** einer auf das betroffene Tier abgestimmten Bach-Blütenmischung.
Damit kann ich zwar nicht alle Irritationen vermeiden, die die neue Situation mit sich bringt, doch fällt es dem Tier leichter, neue Situationen zu akzeptieren.

Erst am 04.09.1996 kommt die Katze wieder in meine Praxis. Auf Nachfrage, wie es denn mit den Bach-Blüten geklappt hätte, erzählt mir die Besitzerin, daß sie ihr die *Tropfen nur etwa 1 Woche gegeben hätte*. Zwei Tage lang wäre sie etwas apathisch gewesen, hätte fast nur geschlafen und wäre nicht nach draußen gegangen. Danach war dann alles wieder völlig o.k.. Und seither hätte sie nie wieder ein solch seltsames Verhalten gezeigt, obwohl der Kater immer noch irgendwo in der Nähe leben muß, da er sich manchmal in ihrem Garten zeigt.

Wertung:
An diesem Beispiel ist zu sehen, daß eine Bach-Blütentherapie in *akuten Zuständen* auch *sehr schnell helfen* kann, wenn die richtigen Blüten gewählt werden. Bereits nach drei Tagen der Verabreichung hat sich das Verhalten der Katze normalisiert und die Stubenunreinheit ist weg.

4.6 Schwierigkeiten bei der Eingewöhnung

Hauskatze »Berny«, geb. Oktober 1994, männlich, kastriert, wird im Juli 1996 von der jetzigen Besitzerin übernommen. Wegen einer Katzenhaarallergie ihres Mannes muß ihn die Vorbesitzerin, die sehr an ihm hängt, abgeben.

Mitte August 1996 wendet sich die jetzige Besitzerin an mich. »Berny« hat extreme Probleme, sich *einzugewöhnen*. Nach 4 Wochen ist er immer noch sehr schreckhaft und ängstlich, sitzt meistens unter einem Schrank oder unter dem Sofa, kommt nur nachts und wenn kein Mensch in der Nähe ist, zum Fressen, Trinken, Kot- und Harnabsatz aus seinem Versteck. Anfassen oder streicheln läßt er sich überhaupt nicht.
Am 14.08.1996 wird dem Kater folgende **Blütenmischung** verordnet:

- 2 Aspen
- 19 Larch
- 20 Mimulus
- 29 Star of Bethlehem
- 33 Walnut
- 34 Water Violet.

Kommentar zur Auswahl der Blüten:

2 Aspen: Wird eingesetzt bei allen nicht genau zu beschreibenden *Ängsten*, Ängstlichkeiten. »Bernys« Verhalten, tagsüber unter einem Schrank zu sitzen und nur herauszukommen, wenn er sich sicher fühlt, interpretiere ich hier als Ängstlichkeit.

19 Larch: Wegen *mangelndem Selbstvertrauen*, selbst nach 4 Wochen in der neuen Umgebung, traut er sich noch nicht zu, sich in der Wohnung frei zu bewegen.

263

4.8 Chronische Gastritis

Hauskatze »Lilli«, geb. ca. Sept. 1992, weiblich, kastriert, kommt mit 6 Monaten über den Tierschutz zu ihren jetzigen Besitzern. Dort lebt sie zunächst mit 4 anderen Katzen zusammen – bis zum Mai 1998 sind es 7 andere Katzen. Sie ist eine sehr zierliche Katze, wiegt nur 2,6 kg.
Seit die Besitzer diese Katzen haben, hat sie Probleme mit ständig *wiederkehrenden Gastritiden* und *Kotabsatzbeschwerden* bis hin zur *Obstipation*. Sie ist deshalb schon mehrfach untersucht und behandelt worden, doch eine spezifische Ursache für die Gastritis und Kotabsatzbeschwerden konnten bisher nicht gefunden werden.

Die Auswertung des Fragebogens ergibt folgendes:
»Lilli« ist eine sehr *ängstliche* Katze, *frißt* nur sehr *wenig* und das auch nur in *Beisein der Besitzer*, am liebsten auf dem Küchentisch. Vor den anderen Katzen läuft sie meist davon. Auch wenn die Besitzer sie streicheln, bleibt sie nicht lange, sondern zieht sich eher zurück. Am liebsten sitzt sie erhöht, so daß weder Katzen noch Menschen an sie herankommen. Im Februar 1993 wird sie, nachdem sie rollig war, *kastriert*. Seit dieser Zeit wird sie von der Katze »Tammy« nicht mehr akzeptiert und öfters *gejagt*. Anstatt sich zu wehren, *flüchtet* sie nur auf den Schrank, wo »Tammy« sie nicht erreichen kann. Alle 6 Monate *erbricht* sie bis zu 3 x täglich und muß dann deshalb 1-2 Wochen behandelt werden. Schlimmer geworden ist diese Situation seit Ende 1995 der Kater »Blacky«, der sehr dominant ist, ins Haus kam.
Am 26.02.1996 wird »Lilli« folgende **Blütenmischung** verordnet:
- 2 Aspen
- 4 Centaury
- 19 Larch
- 34 Water Violet.

Wegen ihrer *chronischen Verdauungsprobleme* wird sie für 4-6 Wochen unterstützend mit **zytoplasmatischen Substanzen** *(FegaCoren-Tropfen)* und einem Präparat, das **Magenschleimhautextrakt vom Schwein** enthält, behandelt.

Kommentar zur Auswahl der Blüten:

2 Aspen: Wird bei allen *ängstlichen, schreckhaften* und *sensiblen* Tieren eingesetzt. Nicht nur, daß »Lilli« vor den anderen Katzen Angst hat, sie braucht selbst bei der Nahrungsaufnahme einen Beschützer – sie frißt nur im Beisein ihrer Besitzerin. Auch bei der klinischen Untersuchung in der Praxis macht die Katze einen ängstlichen Eindruck.
4 Centaury: Wird bei *willensschwachen, unterwürfigen* und *konfliktscheuen* Tieren eingesetzt. »Lilli« geht Konflikten gezielt aus dem Weg, indem sie sich auf ihren Schrank flüchtet. Im Blütenbild finden wir zudem Passivität, Nachgiebigkeit, schwaches Selbstwertgefühl, Appetitlosigkeit und Verdauungsprobleme.

19 Larch: Die Katze scheint überhaupt *kein Selbstvertrauen* zu haben, ist sehr *zurückhaltend, unsicher,* läßt sich auf Auseinandersetzungen überhaupt nicht ein. Larch soll ihr helfen, ein gesundes Selbstvertrauen zu entwickeln.

34 Water Violet: »Lilli« ist eine auf Distanz bedachte Katze, ein *Einzelgängertyp,* der sich gerne absondert und Kontakte sowohl zu Artgenossen wie auch zum Menschen meidet.

Die Besitzer werden aber gleich dahingehend aufgeklärt, daß diese Behandlung zwar die Probleme bessern kann, daß sie aber wahrscheinlich nie völlig verschwinden werden, da »Lilli« von ihrem *Persönlichkeitsprofil,* das ich aus den Antworten des Fragebogens erstellt habe, eigentlich als *Einzelkatze* gehalten werden sollte. Natürlich wollen die Besitzer sich weder von »Lilli« noch von ihren anderen Katzen trennen. Auch wollen sie sie nicht allein in einem Zimmer halten. Doch wollen sie es mit den Bach-Blüten probieren und sind bereit, diese ihrer Katze auch *langfristig* zu geben.

In dem »Merkblatt zur Bachblüten-Therapie«, das Sie in *Kapitel 1.3* finden, ist dieser Sachverhalt entsprechend ausgeführt:
▷ Wenn keine adäquaten Haltungsbedingungen geschaffen werden können, kann eine Bach-Blüten-Therapie auch nicht völlig heilen.

»Lilli« bekommt die oben angegebene **Bachblüten-Mischung durchgehend**, muß aber am 18.05.1996 erneut wegen *starkem Erbrechen* behandelt werden. Auch an den Problemen mit dem Kot (hart bis hin zur Obstipation) hatte sich nichts geändert. Weiterhin berichten mir die Besitzer, daß es schon eigenartig wäre, wie sehr »Lilli« auf bestimmte Dinge beharrt, z.B. daß sie auf dem Tisch gefüttert wird. Sie besteht auf einem ganz bestimmten Ritual beim Füttern.

Daraufhin wird der oben genannten Mischung noch **27 Rock Water** zugefügt. Rock Water kann bei Tieren eingesetzt werden, die dauernd angespannt erscheinen, die ausgeprägte Gewohnheiten bis hin zur Sturheit haben, die Veränderungen scheuen, die sich teilweise nicht gerne anfassen lassen. Bedingt durch diese *starre Haltung* kann es bei Tieren, die Rock Water brauchen, zu *Verdauungsbeschwerden* oder *arthrotischen Prozessen* im Körper kommen.

Im August 1996 ist bei »Lilli« dann erneut *tagelanges Erbrechen* angesagt, das wie üblich mit entsprechenden Behandlungen wieder in den Griff zu bekommen ist. Die Besitzer haben in dieser Zeit, in der »Lilli« wieder anfängt zu erbrechen, *noch 2 Katzen* aus Tierschutztätigkeit in ihren Haushalt aufgenommen. Ihre **Bach-Blüten-Mischung** bekommt die Katze unvermindert **weiter**.

Anfang 1997 berichtet mir die Besitzerin, daß sie ganz erstaunt festgestellt hat, daß ihre »Lilli« sich auf einmal *gegen* die anderen Katzen *stellt*, wenn sie *gejagt* wird. Auch das Erbrechen ist seltener geworden. Inzwischen würde sie vielleicht alle 14 Tage einmal erbrechen.

Seit April 1997 werden 2 weitere Katzen der Besitzerin, unter anderem der dominante »Blacky«, der »Lilli« öfters attackiert, *auch mit entsprechenden*

Bach-Blüten behandelt. Trotzdem ist natürlich das Problem von »Lilli« nicht ganz gelöst. *Sie findet die Situation nach wie vor »zum Kotzen«.* Ihre letzte Erbrechensattacke, während der sie wieder tagelang erbrochen hatte, war im Juli 1997. Nach zwei Behandlungen war aber bereits alles wieder im Lot. Die Besitzer versichern mir, daß es ihr insgesamt besser gehe, seit sie die Bach-Blüten bekäme.

Im Mai 1998 erzählt mir die Besitzerin, daß »Lilli« die Blütenmischung nun *nicht mehr regelmäßig* bekommt, da sie sich inzwischen von den anderen Katzen nichts mehr gefallen läßt, sondern sie jagt, wenn sie angegriffen wird. Selbst die inzwischen noch dazugekommenen Katzen hätten *Respekt vor ihr* und würden sie in Ruhe lassen. Erbrechen würde sie nun nur noch sehr selten.

Wertung:
In diesem Fall stimmt zwar die *Compliance der Patientenbesitzer*, aber der *Stress im Umfeld der Katze* (sprich die anderen Katzen) kann nicht dauerhaft gelöst werden, so daß immer wieder einmal mit einem Rückfall gerechnet werden muß, auch wenn die letzte Phase tageweisen Erbrechens nun schon fast ein Jahr zurückliegt.

Erstaunlich ist für mich, daß sich das Verhalten der Katze in nun *zweijähriger konsequenter Behandlung* so weit verändert hat, daß sie damit zurechtkommt, sich mit inzwischen 7 weiteren Katzen die Wohnung teilen zu müssen.

4.9 Rückenbeschwerden

Berner Sennhund »Raudi«, geb. 02.02.1991, männlich, wird am 21.07.1997 in meiner Praxis vorgestellt. Seit 10 Tagen wird er nun bereits wegen eines Rückenproblems in einer anderen Praxis behandelt, aber es ist keine Besserung abzusehen. Der Hund *bewegt sich kaum, setzt Kot* und *Urin nur im Haus ab,* obwohl er einen riesigen Garten vor der Tür hat, in den er sonst immer geht.

Angefangen hat alles *vor 10 Tagen,* als »Raudi« *schreiend aus dem Garten hereinkam,* sich nicht mehr anfassen ließ, sich in eine Ecke verkroch und dort kaum mehr herauszubekommen war. »Raudi« wird zum Tierarzt gebracht, dort sorgfältig untersucht und schulmedizinisch behandelt. Jeden Tag bekommt er nun 2 Spritzen, allein sein Zustand hat sich überhaupt nicht gebessert, er würde ihr nach wie vor das ganze Haus »versauen«, über Nacht wäre alles vollgepinkelt und sie würde des öfteren auch Kothaufen auf ihren Teppichen finden (das war wohl das Hauptproblem der Besitzerin). Sie will ganz schnell Abhilfe haben.

Bei der Untersuchung kann ich außer einer erhöhten Drucksensibilität im Rücken keine pathologischen Befunde erheben. Nach Aussagen der Besitzerin waren Röntgenaufnahmen vom Rücken gemacht worden, diese hätten aber auch keinen Hinweis auf krankhafte Veränderungen gebracht. Ich behandle – um erst einmal etwas zu tun – den Rücken des Hundes mit einem *Infrarotlaser* und gebe der Frau **Rescue Remedy** Tropfen mit, die sie **abends alle 1/2 Stunde geben** soll. Ihr Kommentar: »Ich glaube ja nicht an solches Zeug.« – worauf ich ihr erwidere: »Sie sollen ja nicht daran glauben, sie sollen es nur ihrem Hund geben.« Ein Termin für den kommenden Vormittag wird vereinbart.

Das gibt mir erst einmal etwas Zeit. Abends rufe ich den behandelnden Kollegen an wegen der Vorbehandlung – natürlich hat der Hund entsprechende *Antiphlogistika* und *Cortison* bekommen, die in solchen Fällen eingesetzt werden. Auf den angefertigten Röntgenbildern wären keine Veränderungen zu erkennen, die als Auslöser von »Raudis« Erkrankung in Frage kämen. Da der Rückenbefund sich ja unter Behandlung bereits wesentlich gebessert habe, hätte er der Besitzerin einen Hundepsychologen empfohlen.

Am darauffolgenden Vormittag kommt eine glückliche Besitzerin mit ihrem »Raudi« in die Praxis. Noch am Vorabend habe er auf einem kurzen *Spaziergang 3 x Kot abgesetzt* und heute in der Früh nochmals 4 Haufen. Sie weiß gar nicht, wo er das alles hergenommen hat. »Raudi« wird nochmals mit dem Infrarotlaser behandelt. Er bekommt aber zusätzlich noch eine **Bachblütenmischung**:

- 2 Aspen
- 13 Gorse
- 14 Heather
- 21 Mustard
- 31 Vervain
- 36 Wild Oat.

Die Kontrolle eine Woche später ergibt:
»Raudi« ist wieder völlig der alte. Mit Rückenproblemen hat er nichts mehr zu tun gehabt, bis er bei einem tragischen Unfall verstarb.

Wie ich diese Blütenmischung gefunden habe? Wo ich doch weder den Hund aus früheren Praxisbesuchen kannte, noch einen Fragebogen ausfüllen ließ?

Nun, in diesem Fall habe ich mich eines Hilfsmittels bedient, das – genauso wie die Bach-Blüten-Therapie – nicht unumstritten ist:

▷ der *Radiästhesie,* das heißt ich habe die Blüten mit Hilfe einer Blutprobe, die ich »Raudi« beim ersten Praxisbesuch entnommen hatte, *ausgetestet.*

Das mache ich in solchen Fällen, in denen ich selbst auch zunächst einmal ratlos bin oder in denen ich schnell ein Ergebnis brauche.

4.10 Epilepsie

Die *Hauskatze »Mohrle«,* geboren 1995, weiblich, kastriert, wurde im August 1996 zur Impfung vorgestellt. Dabei fragte die Besitzerin, ob es denn bei Katzen epileptische Anfälle gebe, denn sie hätte in den letzten Wochen zwei Mal beobachtet, wie die Katze *umgefallen* sei und *gekrampft* habe. Organisch konnte nichts festgestellt werden, so daß ich der Besitzerin **Rescue Remedy** (39) verordnete mit der Anweisung, die **Tropfen bei Anfällen anzuwenden** und zu notieren, wie oft ihre Katze diese Anfälle hat.

Im Oktober wurde »Mohrle« wieder vorgestellt. Die Besitzerin konnte *alle 1-2 Wochen einen Anfall feststellen*, ob sie auch Anfälle hatte, wenn niemand dabei war, konnte sie nicht sagen. Eine diagnostische Abklärung brachte keine Befunde, die die Anfälle erklären würden. Ich versuchte es zunächst mit *zytoplasmatischer Therapie*. Da sich die Anfallshäufigkeit noch steigerte, bekam »Mohrle« ein *Antiepileptikum* verschrieben, das unters Futter gemischt wurde. Da sie eine sehr heikle Fresserin ist, war es von Anfang an nicht einfach, ihr ihre Tabletten zu verabreichen. Oft genug mußte die Besitzerin mit Zwang nachhelfen. Die Behandlung schlug jedoch gut an, die Anfälle wurden wesentlich weniger.

Im März 1997 rief die Besitzerin an, daß »Mohrle« sich inzwischen weigere, ihre Tabletten zu nehmen. Nicht einmal mehr mit Fleisch könne sie sie austricksen. Seit Tagen *frißt sie* nun *nichts mehr*, obwohl sie ihr schon gar keine Tablette mehr unters Futter mischt. Eingeben gehe auch nicht, die Katze würde sich mit allen vier Pfoten wehren und kratzen und beißen. Außerdem sei »Mohrle« inzwischen so *aggressiv* geworden, daß die Besitzerin Angst hat, die Katze könnte ihre 3-jährige Tochter angreifen, wenn diese sie vielleicht einmal ungeschickt anfaßt. Sollte das passieren, müßte sie die Katze einschläfern lassen. Die Besitzerin war so verzweifelt, daß ich ihr vorschlug, doch noch einen Versuch mit Bach-Blüten zu wagen, da mir sonst wirklich nichts mehr einfiel, wie ich die Katze davon überzeugen könnte, ihre Medikamente zu nehmen. Die Bach-Blüten könnte man *auf den Kopf tropfen*, so daß nichts im Futter verabreicht werden müßte.

▷ Auch hier nahm ich eine *Blutprobe* und ermittelte *radiästhetisch*, welche Blüten die Katze brauchte, denn allen Beteiligten war klar, daß dies der letzte Behandlungsversuch sein würde.

»Mohrle« bekam folgende **Bach-Blütenmischung** verordnet:
- 3 Beech
- 10 Crab Apple
- 20 Mimulus
- 28 Scleranthus
- 29 Star of Bethlehem
- 34 Water Violet
- 39 Rescue Remedy.

Seit April 1997 bekommt die Katze nun diese Blütenmischung *vier mal täglich 5 Tropfen auf den Kopf getropft*. Im Juni 1997 kontrollierte ich das Allgemeinbefinden, das vollkommen ungestört war. Dabei erzählte mir die Besitzerin, daß »Mohrle« im Mai nochmals zwei Anfälle kurz nacheinander hatte, dann 3 Wochen überhaupt keinen Anfall und nun Anfang Juni nochmals 3 Anfälle im Abstand von 2-3 Tagen. Sie frißt jetzt wieder ohne Probleme ihr Katzenfutter, ist nicht mehr aggressiv gegen Menschen. Im

Gegenteil, sie käme jetzt öfters einmal und wollte dann gestreichelt werden, was sie auch vor Beginn ihrer Erkrankung eher selten gemacht hätte. Auch der 3-jährigen Tochter gegenüber, die sie doch ab und zu ungeschickt anfaßt oder hochnimmt, sei sie sehr lieb. Auffällig wäre nur, daß sie *nach so einem epileptiformen Anfall* einen *starken Freßzwang* hätte und ihren Napf auf einmal leerfrißt. Die Familie habe inzwischen beschlossen, sie trotz ihrer Anfälle zu behalten.

Im November 1997 befragte ich die Besitzerin nochmals, als sie wieder ihre Bach-Blütenmischung in der Praxis abholte, wie es »Mohrle« denn gehe.

Auskunft:
Die Behandlung mit den Bach-Blüten klappe prima, es wäre überhaupt kein Problem, der Katze die Tropfen auf den Kopf zu tropfen. Sie hatte in den vergangenen Monaten alle 2 – 3 Wochen einen Anfall gehabt, der dann ungefähr eine Minute dauert (die Besitzerin führt da ganz penibel Buch). Sie hält sich inzwischen vor allem in der Wohnung auf, geht wenig nach draußen, jagt auch nicht mehr so viel die Nachbarskatzen, ist ganz verschmust und lieb. Verhaltensänderungen wären bisher nicht aufgetreten, außer daß sie nachts, wenn ihr etwas nicht paßt, im Flur an der Tapete kratzt. Aber das hätte sie auch früher schon manchmal gemacht. Die Familie kann sehr gut mit diesen Anfällen leben, sie würden sie aus diesem Grund nicht hergeben. *Regelmäßig* holt sich die Besitzerin die Bach-Blütenmischung in der Praxis ab.

Wertung:
Diesen Fall habe ich vorgestellt, um zu zeigen, daß man auch bei *schweren Erkrankungen* mit Bach-Blüten etwas bewirken kann, wenn alle anderen Möglichkeiten ausgeschöpft oder nicht anwendbar sind. Sicher gibt es bessere Behandlungsmöglichkeiten für Epilepsie, doch was nützt das beste Medikament, wenn es dem Tierbesitzer nicht möglich ist, es seinem Tier zu verabreichen. In diesem Fall wurde die Bach-Blütentherapie deshalb als Therapieversuch eingesetzt, da es die einzig praktikable Möglichkeit war, der Katze etwas zu verabreichen.

▷ Geheilt ist die Katze durch die Behandlung nicht, die Bach-Blüten sind in diesem Fall eine **Dauertherapie**.

Doch wurde mit der Therapie ein für Mensch und Tier akzeptabler Zustand erreicht bei einer Erkrankung, die schwierig zu fassen ist und deren Ursachen oft nicht zu ermitteln sind.

4.11 Heimweh

Die Besitzerin des *Birma-Katers* »Philipp«, geboren 1980, wurde im November 1995 von ihrem Haustierarzt an mich verwiesen zur Bach-Blütenbehandlung.

Die Frau war im Oktober in eine *neue Wohnung gezogen* und hatte nur wenige ihrer alten Möbel mitgenommen. In der ersten Woche nach dem Umzug war der Kater ruhig und schlief nachts mit in ihrem Bett. Doch danach begann er, nachts unruhig zu werden. Inzwischen läuft der Kater *nachts stundenlang durch die ganze Wohnung* und *schreit*. Es dauert immer sehr lange, bis sie ihn beruhigen kann. Die erste Nachbarin habe sie nun bereits auf das Geschrei angesprochen. Da sie auf Dauer nicht jede Nacht zwei Stunden den Kater beruhigen kann und keinen Ärger mit den Nachbarn haben möchte, muß jetzt etwas geschehen.

Ich schickte der Frau einen **Bach-Blüten-Fragebogen** zu und bat sie, diesen gewissenhaft auszufüllen und mir wieder zuzusenden. Die Rückfrage beim Haustierarzt ergab, daß der Kater im August 1995 eingehend klinisch untersucht und im September 1995 geimpft worden war. Dabei konnten keine körperlichen Erkrankungen festgestellt werden, auch nicht bei der Blutuntersuchung auf Veränderung von Leber-, Nierenwerten und Blutbild.

Die Auswertung des Fragebogens ergab folgendes:
Bei »Philipp« handelt es sich um ein sehr altes Tier, das umziehen und auf seine vertrauten Umgebung verzichten mußte. Da die Besitzerin sich fast vollständig neu einrichtete, waren auch die vertrauten Möbelstücke nicht mehr da. Es leben noch zwei jüngere Katzen mit im Haushalt, mit denen er sich gut versteht, die überhaupt keine Probleme mit dem Umzug hatten. Der Kater war immer ein sehr lebhaftes Tier, eher dominant, ist jetzt wohl altersbedingt etwas ruhiger geworden. Er schläft tagsüber viel, spielt auch nicht mehr so viel wie früher. Sein Appetit ist gut, er ist immer der erste am Freßnapf. Besucher begrüßt er an der Tür, wenn er etwas haben will, setzt er seinen Kopf durch.

Am 10.11.1995 wird dem Kater folgende **Blütenmischung** verordnet:
- 16 Honeysuckle
- 17 Hornbeam
- 29 Star of Bethlehem
- 33 Walnut.

Kommentar zur Auswahl der Blüten:

16 Honeysuckle: Offensichtlich trauert der Kater der alten Wohnung nach. Hat er in der ersten Woche – wahrscheinlich noch ganz durcheinander vom Umzug – nachts bei seiner Bezugsperson geschlafen, so sucht er jetzt wohl die alten Möbel. Die Blüte soll helfen, mit den *Erinnerungen an die alte Wohnung fertig zu werden*.

17 Hornbeam: Altersbedingt sei der Kater in letzter Zeit etwas ruhiger geworden, man könnte dies auch als *Antriebsschwäche* interpretieren. Diese Blüte wird als sogenannte »Kraftblüte« zur Stärkung eingesetzt

29 Star of Bethlehem: Für die alte Katze war der Umzug, das Herausgerissenwerden aus der gewohnten Umgebung sicher ein *Schock*, den sie noch nicht verarbeitet hat. Diese Blüte soll ihr dabei helfen.

33 Walnut: Wird bei Tieren eingesetzt, die eigentlich immer wissen, was sie wollen, die aber *zeitweise* durch *innere* und *äußere Faktoren irritiert* sein können und mit *Veränderungen nicht fertigwerden*. Diese Blüte soll helfen, sich in die neue Umgebung einzugewöhnen.

Diese Blütenmischung wurde von der Besitzerin eine Woche lang verabreicht, danach hatte sich das nächtliche Schreien und Umherwandern in der Wohnung gelegt.

Wertung:
Dieser Fall zeigt, wie schnell durch eine richtig gewählte Blütenmischung ein Problem in den Griff zu bekommen ist, das mit herkömmlichen Therapieformen meiner Meinung nach nicht zugänglich ist. Das Tier ist verunsichert, leidet wahrscheinlich nicht unter der Situation. Doch für die Besitzerin und die Mitbewohner ist es nun einmal nicht tolerierbar, daß die Katze nachts stundenlang schreiend herumläuft.

▶ Bei solchen *alten Tieren*, die nochmals umziehen müssen, empfiehlt sich deshalb schon die **prophylaktische Gabe** einer für das betreffende Tier individuell bestimmten Blütenmischung **vor einem Umzug**, damit solche Probleme erst gar nicht auftreten.

Dieser Fall zeigt aber ebenfalls, daß nicht jedes Tier durch einen Umzug Probleme entwickelt. Die beiden anderen Katzen der Besitzerin hatten keine Schwierigkeiten, sich in die neue Umgebung einzugewöhnen, obwohl eine der Katzen auch schon über 10 Jahre alt war.

4.12 Überlastung

Den *Dobermann-Rüden »Jack«*, geboren 1994, betreue ich schon lange. Er ist ein ausgesprochen schöner und wertvoller Deckrüde, mit dem sein Besitzer viel auf Ausstellungen und Leistungsprüfungen geht. Im Alter von 3 Jahren war er bereits »*World Champion*«.

Im Februar 1997 wandte sich sein Besitzer an mich, ob es nicht etwas gäbe, um »Jacks« *Konzentrationsfähigkeit zu verbessern*. Dauernd mache er auf dem Hundeplatz den *gleichen Fehler* an der Hürde: Er springt ohne Probleme darüber, holt das Beißholz, ist jedoch beim Rücksprung dann dermaßen unkonzentriert, daß er jedesmal mit den Hinterbeinen an dieser Hürde anstößt. Und das gibt bei der Wertung natürlich Punktabzug.

Alle anderen Übungen beherrscht er perfekt. Auf Nachfrage gibt der Besitzer zu, daß er im letzten Vierteljahr sehr viel mit »Jack« trainiert hat, daß er auf einigen Zuchtschauen war – kurzum, daß der Hund *sehr stark belastet* sei.

Ich schlug ihm eine Behandlung mit Bach-Blüten vor, da der Rüde körperlich in einem sehr guten Trainingszustand war, keinerlei Anzeichen von Problemen des Stütz- und Bewegungsapparates zeigte und ich das Problem eher auf eine *psychische Überlastung* des Hundes zurückführte. Der Besitzer war zwar skeptisch, doch wollte er nichts unversucht lassen, schließlich ging es in diesem Jahr um den Titel des »World Champions«.

Da ich den Hund bereits sehr gut kannte, verzichtete ich in diesem Fall auf das Ausfüllen eines Fragebogens und stellte folgende **Mischung** zusammen:

- 7 Chestnut Bud
- 11 Elm
- 19 Larch
- 22 Oak
- 23 Olive
- 35 White Chestnut.

Kommentar zur Auswahl der Blüten:

7 Chestnut Bud: Der Hund macht *immer wieder den gleichen Fehler* auf dem Hundeplatz, wirkt dabei sehr *unkonzentriert*.
11 Elm: Der sonst kräftige und leistungsbereite Rüde erscheint mir *vorübergehend überfordert*. Er scheint von seinem derzeitigen Trainingspensum überlastet zu sein, obwohl er körperlich in einem Top-Zustand ist.
19 Larch: Der Rüde orientiert sich sehr stark an seinem Besitzer, braucht immer dessen Rückhalt. Diese Blüte soll ihm helfen, sein *Selbstwertgefühl besser zu entwickeln*.
22 Oak: Der Hund arbeitet ausgesprochen gerne, *läßt sich fordern*, ohne je Müdigkeit oder Erschöpfung erkennen zu lassen.
23 Olive: Die Blüte für *totale Erschöpfung nach Überanstrengung*. Da dem Hund ja noch weitere Prüfungen und Schauen bevorstehen, wird diese Blüte *vorbeugend* gegeben.
35 White Chestnut: Wegen der Blockade bei dieser einen Hindernisübung. Typisch für diese Blüte ist, daß die Tiere *immer in der gleichen Situation den gleichen Fehler* machen. Weiterhin kann der Hund durch die vielen Aufregungen momentan kaum entspannen.
Die Blütenmischung wurde über **zwei Wochen lang durchgehend** verabreicht. Dann klappte der Rücksprung über die Hürde ohne Probleme. Mit dem Besitzer vereinbarte ich, er solle die Mischung dann **immer 1 Woche vor größeren Schauen** oder **Wettkämpfen verabreichen**, dem Hund aber zwischendrin auch genügend Ruhepausen gönnen. Das klappte sehr gut, am Ende der Saison hatte er sich den begehrten Titel erarbeitet.
Wertung:
Durch die starke Belastung war der Hund in einzelnen Punkten unkonzentriert geworden. Da er insgesamt ein sehr leistungsbereites Tier ist, gerne auf den Hundeplatz geht und auch körperlich nicht überfordert schien, wurden die Bach-Blüten eingesetzt und brachten auch die erwartete Wirkung.
- ▶ Doch gerade im *Leistungssport* sollte man mit dem Einsatz der Bach-Blüten *vorsichtig* sein. Ist der Besitzer nämlich nicht bereit, seinem Tier dringend **nötige Ruhepausen** zu gewähren, werden Bach-Blüten nur *vorübergehend helfen* und einen Zusammenbruch oder starken Leistungseinbruch wegen totaler Erschöpfung nicht verhindern können.

Darauf gilt es dann auch entsprechend hinzuweisen.
Da Bach-Blüten nicht über stoffliche Komponenten wirken, würde ich sie auch nicht unter *Dopingmittel* einordnen, das heißt, meiner Meinung nach ist auch ein Einsatz während entsprechender Wettbewerbe gerechtfertigt.

5. Stichwortverzeichnis – Anwendungen von A – Z

Das Stichwortverzeichnis ist als schnelle Nachschlaghilfe gedacht.
▷ Sind bei einem Stichwort **mehrere Blüten** genannt, heißt das nicht unbedingt, daß diese *alle* für das entsprechende Problem *zusammengemischt* werden sollen. Es sollten dann die Blüten gewählt werden, die am besten zu den *Veränderungen* und zum *Charakter des Tieres* passen.
Im Zweifelsfall empfiehlt es sich, die einzelnen Blütenbilder nochmals nachzulesen.
Sind **medizinische Indikationen** genannt, so ist dies folgendermaßen zu verstehen:
Hat ein Tier die genannte Erkrankung und entspricht das Blütenbild einer oder mehrerer der angegebenen Blüten dem *Charakter des Tieres*, kann eine Bach-Blütentherapie **zusätzlich** zu anderen für diese Erkrankung *indizierten Therapien* eingesetzt werden. Die Bach-Blütentherapie sollte hier – außer vielleicht bei **austherapierten Fällen** – nicht alleinige Therapie sein.

Abhängigkeit vom Tierhalter	Cerato, Heather
Ablehnung	Beech
— von Fellpflege	Water Violet
— von Körperkontakt	Water Violet
Ablenkbarkeit	Agrimony, Scleranthus, White Chestnut
Abmagerung (ohne klinische, organische Befunde)	Olive, Wild Rose
Absencen	Clematis
Abwehr, Steigerung der körpereigenen Abwehrsteigerung	Hornbeam
	Centaury, Clematis, Crab Apple, Larch, Olive, Wild Rose
Abwesenheit	Clematis, Honeysuckle, Mustard, White Chestnut
Ängstlich, im Umgang mit Artgenossen	Cerato
Aggressionen	Beech, Cherry Plum, Holly, Impatiens, Red Chestnut, Scleranthus, Vine, Willow
Aggressivität	Beech, Holly, Impatiens, Vine, Water Violet, Wild Oat
— zielgerichtet und unkontrolliert	Holly
Aktivität, übermäßige	Oak
Aktivität, übertriebene	Oak, Vervain
Akute Erkrankungen (als Zusatztherapie)	Holly, Mustard

Allein sein (will nicht)	Agrimony, Aspen, Cerato, Chicory, Heather, Red Chestnut
Allein bleiben (kann nicht)	Cerato
Allergie	Beech, Crab apple, Holly, Impatiens, Mustard, Star of Bethlehem, White Chestnut
Allergische Schockreaktionen (bis zum Eintreffen des Tierarztes)	Rock Rose, Rescue Remedy
Alpträume	Aspen, Cherry Plum, Mimulus, Rock Rose, Star of Bethlehem, Rescue Remedy
Altern, vorzeitiges	Kombination aus Cerato, Clematis, Gorse, Olive, Wild Rose, Water Violet
Altersbeschwerden	Heather, Hornbeam, Oak, Olive, Willow
Altersstarrsinn	Rock Water
Anfälle, epileptische (Gabe während des Anfalls)	Cherry Plum, Rescue Remedy
Anfälligkeit für Krankheiten	Crab Apple, Larch, Wild Rose
Angespanntheit	Cherry Plum, Impatiens, Rock Water
Angst	Aspen, Cherry Plum, Mimulus, Rock Rose, Rescue Remedy
— in fremder Umgebung	Aspen
— vor dem Alleinsein	Agrimony, Cerato, Red Chestnut
— vor dem Festgehaltenwerden	Rock Rose
— vor konkreten Dingen	Mimulus
— vor Neuem	Larch, Walnut
— vor unsichtbaren Dingen	Aspen
Angstbeißer	Aspen, Cherry Plum, Rock Rose
Ängstlichkeit	Aspen, Centaury, Cerato, Mimulus, Pine
Anhänglichkeit	Heather
Anpassungsschwierigkeiten	Beech, Larch
Anspannung, innere	Impatiens, Oak, Rock Water, White Chestnut
Anspannung, mentale	White Chestnut
Antriebskraft, fehlende	Gorse
Antriebslosigkeit	Clematis, Gorse, Mustard, Sweet Chestnut
Antriebsschwäche	Clematis, Hornbeam, Olive
— periodisch auftretend	Mustard

Apathie	Clematis, Elm, Gentian, Gorse, Honeysuckle, Hornbeam, Olive, Star of Bethlehem, Sweet Chestnut, Wild Rose
Apathie, periodische Anfälle von	Mustard
Appetitlosigkeit	Gorse, Honeysuckle, Mustard, Olive, Sweet Chestnut, Walnut, Wild Oat, Wild Rose
Appetitschwankungen	Scleranthus
Arthrosen (als Zusatztherapie)	Beech, Rock Water
Asthmaanfälle (als Zusatztherapie)	Holly
Atemwegserkrankungen (als Zusatztherapie)	Centaury, Heather
Attention-getting-behaviour	Heather
Aufdringlichkeit	Chicory, Heather, Vervain, Vine
Aufsässigkeit	Willow
Augen, Neigung zu geröteten	Hornbeam
Ausdauer,	
— fehlende	Agrimony, Gentian, Larch, Scleranthus, Wild Oat
— Steigerung der körperlichen	Gentian
— übertriebene	Oak
Autoaggressivität	Wild Oat
Autofahren,	
— Übelkeit, Erbrechen beim	Aspen, Scleranthus
Automutilation/Automutilismus	Agrimony, Mustard, Wild Oat
Beleidigt	Chicory, Willow
Bellen, übermäßiges	Heather
Berührungsangst, -scheu	Water Violet
Berührungsempfindlichkeit	Rock Water
Besitzerfixierung	Centaury
Beschützerverhalten, extremes	Red Chestnut
Besessenheit	Oak
Besitzerwechsel	Agrimony, Elm, Gentian, Honeysuckle, Star of Bethlehem, Walnut, Rescue Remedy
Bewegungsdrang	Agrimony
Bewegungsunlust	Mustard, Olive, Wild Rose
Bewußtlosigkeit (als Zusatztherapie)	Clematis, Rescue Remedy
Bindegewebsschwäche	Hornbeam, Larch
Bißwunden (als Zusatztherapie)	Rescue Remedy
Blutgefäße, Erkrankungen der	Vine
Bluthochdruck (als Zusatztherapie)	Vine
Blutungen (bis zur Versorgung durch den Tierarzt)	Rock Rose, Rescue Remedy
Bockig	Vine

Bronchitis, chronische (als Zusatztherapie)	Chicory
— chronisch obstruktive (als Zusatztherapie)	Chicory
Darmerkrankungen	Chestnut Bud, Chicory, Willow
— chronische (als Zusatztherapie)	Aspen, Chicory
Darmkrämpfe	Rock Water, Vervain
Deckakt, vor dem	Scleranthus, Walnut
Deckschwäche	Hornbeam, Olive, Wild Rose
Demutsharnen	Pine
Desinteresse	Clematis, Honeysuckle, Mustard, Sweet Chestnut, Wild Oat, Wild Rose
Destruktiv	Beech, Holly
Diarrhoe (als Zusatztherapie)	Impatiens
Dickköpfig	Beech, Vervain
Dominant	Beech, Chicory, Vervain, Vine
Durchhaltevermögen, mangelndes	Wild Oat
Egoistisch	Chicory, Heather, Vine
Ehrgeizig	Vervain, Vine, Wild Oat
Eifersucht	Holly; Kombination aus Heather, Holly, Mimulus
Eigeninitiative, mangelnde	Larch
— völlig fehlende	Cerato
Eigensinnig	Oak, Vine
Eingeschüchtert	Larch
Eingewöhnung, Probleme bei der	Walnut
Einzelgänger	Impatiens, Water Violet
Ekzem (als Zusatztherapie)	Crab Apple
— psychogene	Impatiens
Empfindsamkeit	Agrimony
Energielosigkeit	Elm, Hornbeam, Olive
Entgiftung, Entschlackung	Agrimony, Chicory, Clematis, Crab Apple
Entwicklungsstörungen	Cerato, Chicory, Heather
— bei der Sozialisation	Cerato
Epilepsie (als Zusatztherapie)	Chestnut Bud
Erbrechen, beim Autofahren	Aspen, Scleranthus
Erfahrungen, schlechte	
— Tiere, die schlechte Erfahrungen gemacht haben	Willow
Erkrankungen,	
— langdauernde	Larch
— schwere (als Zusatztherapie)	Oak, Wild Rose
Ermüdung, rasche	Centaury, Elm, Impatiens
Ersatzhandlungen	Oak, Wild Oat
Erschöpfung	Elm, Hornbeam, Oak, Olive

Erschöpfungszustände	Centaury, Elm, Hornbeam, Olive, Sweet Chestnut
Erschöpfungszustand, psychischer	Hornbeam
Fahrkrankheit	Scleranthus
Federfressen	Mustard
Federrupfen, bei Vögeln	Beech, Larch, Mustard
Feindseligkeit	Holly, Willow
Fellbeißen	Beech, Mustard
Fellwechselprobleme	Rock Water
Fettsucht (als Zusatztherapie)	Agrimony, Cerato
Fieber, plötzlich und hoch	Holly
Fixierung auf den Tierhalter	Centaury
Flexibilität, mangelnde	Rock Water, Sweet Chestnut
Flohbefall (als Zusatztherapie)	Crab Apple
Fluchtreaktionen	Rock Rose
Fordernd	Chicory, Vine
Fresser, gierige	Red Chestnut
Fresser, heikle	Crab Apple
Freßverhalten, nervös und unruhig	Impatiens
Fruchtbarkeitsprobleme	Chestnut Bud, Rock Water, Scleranthus
Frustration	Oak
Fundtiere	Star of Bethlehem, Rescue Remedy
Furchtsam	Aspen
Furcht vor konkreten Dingen	Mimulus
Fürsorge, übertriebene	Chicory, Red Chestnut
— gegenüber Artgenossen	Beech, Cerato
Futtermittelunverträglichkeit (als Zusatztherapie)	Beech, Impatiens
Futterverweigerung	Honeysuckle, Willow
Geburt, direkt nach der	Star of Bethlehem, Rescue Remedy
Geburtshilfe (als Zusatztherapie)	Star of Bethlehem, Rescue Remedy
Geburtsvorbereitung	Chestnut Bud, Elm, Gentian, Olive, Star of Bethlehem, Walnut
Gehorsam,	
— fehlender	Vine, Scleranthus
— mangelnder	Vine
Gehorsamsverweigerung	Vine
Geistesabwesend	Clematis, Mustard, White Chestnut
Gelenkerkrankungen (als Zusatztherapie)	Beech, Chicory, Rock Water
— degenerative (als Zusatztherapie)	Chicory, Rock Water

Gemütszustand, labiler	Mustard
Gereiztheit	Impatiens
Geriatrie	Hornbeam, Oak
Gewitterangst	Mimulus, Rock Rose
Gleichgewichtsstörungen	Scleranthus
Gleichgültigkeit	Clematis
Gutmütigkeit	Centaury
Haarausfall	Olive, Star of Bethlehem
Harmoniebedürfnis	Agrimony
Hauterkrankungen (als Zusatztherapie)	Crab Apple, Water Violet, Willow
Hautpilzerkrankungen (als Zusatztherapie)	Crab Apple
Hektisch	Impatiens, Vervain
Heimweh	Cerato, Honeysuckle, Rock Water
— bei Urlaub des Tierbesitzers	Cerato
Herzerkrankungen (als Zusatztherapie)	Chicory
Herz- und Kreislauferkrankungen, nach einem Schock	Star of Bethlehem
Herzinsuffizienz (als Zusatztherapie)	Olive
Herzrhythmusstörungen (als Zusatztherapie)	Elm
Hitzschlag (als Zusatztherapie)	Rock Rose, Rescue Remedy
Hoffnungslosigkeit	Gorse, Sweet Chestnut, Wild Rose
Hyperaktivität	Impatiens
Hypersexualität	Wild Oat
Hysterisch, Hysterie	Cherry Plum, Chicory, Rock Rose
Inappetenz	Gorse, Mustard, Wild Rose
Infektanfälligkeit	Centaury
Infektionskrankheiten (als Zusatztherapie)	Crab Apple, Elm, Walnut
— Neigung zu	Centaury
Insektenstiche (als Zusatztherapie)	Rescue Remedy
Interesselosigkeit	Clematis, Mustard, Olive, Sweet Chestnut, Wild Rose
Intoleranz	Beech
Jagdtrieb bei Katzen, ungenügend entwickelter	Cerato
Jaulen, übermäßiges	Heather
Juckreiz sine materia	Crab Apple, Heather, Holly, Impatiens, Scleranthus
Kläffen	Chicory, Heather
Klaustrophobie	Aspen
Körperpflegeverhalten, übertriebenes	Crab Apple
Kolik (als Zusatztherapie)	Impatiens
Kondition, mangelnde	Elm
Konfliktscheu	Agrimony, Larch
Kontaktschwierigkeiten	Beech, Water Violet,
— zu Artgenossen	Beech

Konzentrationsschwäche	Centaury, Chestnut Bud, Clematis, Elm, White Chestnut, Wild Oat
— durch Überforderung	Centaury, Olive
Krankheiten,	
— chronische	Centaury, Chestnut Bud, Gorse, Olive, Sweet Chestnut Wild Rose
— mit Neigung zu Rückfällen	Chestnut Bud
— zehrende	Centaury
Krankheitsanfälligkeit	Crab Apple
Kraftlos	Elm, Gorse, Hornbeam, Olive, Sweet Chestnut, Wild Rose
Krämpfe (als Zusatztherapie)	Chestnut Bud, Holly, Impatiens, Rock Rose, Rock Water, Vervain
Kreislaufprobleme	Elm, Clematis, Honeysuckle, Impatiens, Larch, Mustard, Oak, Olive, Scleranthus, Wild Rose
Labilität	Centaury, Mustard, Scleranthus, Walnut
Langeweile	Wild Oat
Lärmphobie	Aspen, Mimulus
Laune, ständig schlechte	Willow
Launenhaftigkeit	Scleranthus, Wild Oat, Willow
Launisch	Holly, Mustard, Scleranthus, Willow
Lebererkrankungen (als Zusatztherapie)	Impatiens, Olive
Lecken, nervöses	Impatiens
Lernfähigkeit	Chestnut Bud, Heather
Lernschwäche	Clematis
Lernschwierigkeiten	Chestnut Bud, Larch
Lungenerkrankungen, chronische (als Zusatztherapie)	Chicory
Lustlosigkeit	Elm, Gorse, Mustard
Machtkämpfe,	
— mit dem Halter, mit anderen Tieren	Vine
Magenerkrankungen (als Zusatztherapie)	Chestnut Bud, Chicory, Impatiens
Magen- und Darmerkrankungen, chronische (als Zusatztherapie)	Chicory
Magenkrämpfe (als Zusatztherapie)	Cherry Plum, Rescue Remedy
Magenschleimhautentzündungen (als Zusatztherapie)	Willow
Mangelerscheinungen (als Zusatztherapie)	Olive
Markierungsverhalten	Heather
Massagen	Rescue Creme, Walnut
Mattigkeit	Elm

Milchstau	Rescue Remedy, äußerlich Rescue Creme
Minderwertigkeitskomplexe	Larch
Mißtrauen	Cerato, Gentian, Holly, Honeysuckle, Willow Kombination aus Holly, Mimulus und Willow
Mittel- und Innenohr, Erkrankungen des (als Zusatztherapie)	Scleranthus
Motivation, fehlende	Mustard, Star of Bethlehem
— mangelnde	Hornbeam
Motivationsfähigkeit, herabsetzte	Clematis
Müdigkeit	Elm, Hornbeam, Olive, Wild Rose
Muskelverspannungen (als Zusatztherapie)	Cherry Plum, Oak, Rock Water, Vine
Mutlos	Gorse, Pine, Wild Rose
Nachgiebig	Centaury
Nachtragend	Chicory, Honeysuckle, Willow
Negative Erfahrungen verkraften	Gentian
Neid	Holly
Nervosität	Agrimony, Aspen, Crab Apple, Impatiens, Red Chestnut, Scleranthus, Vervain, White Chestnut
Neurosen	Cherry Plum
Niedergeschlagenheit	Elm, Mustard, Sweet Chestnut
Nierenerkrankungen (als Zusatztherapie)	Olive, Star of Bethlehem
Obstipation (als Zusatztherapie)	Rock Water
Ortswechsel	Agrimony, Honeysuckle, Walnut
Panik	Rock Rose
Panikattacken	Rock Rose
Parasitenbefall, häufiger, Neigung zu	Centaury
— als Zusatztherapie	Crab Apple
Passiv	Centaury, Clematis, Gorse, Honeysuckle, Mustard, Wild Rose
Phobien	Larch
Protestkoten	Heather
Protestpinkeln	Beech, Chicory, Heather, Holly, Pine
Protestreaktionen	Chicory, Heather, Holly
Prüfungssituation	Elm, Gentian, Honeysuckle, Larch, Mimulus, Rock Water
Rangfolgekämpfe, für dominante Tiere	Vine
Ermüdung, rasche	Elm
Regeneration	Olive
Reinigungsbedürfnis, übertrieben	Crab Apple

Reisekrankheit	Aspen, Scleranthus
Reizbarkeit	Holly, Impatiens
Rekonvaleszenz	Gorse, Honeysuckle, Hornbeam, Olive, Sweet Chestnut, Walnut, Wild Oat, Wild Rose, Rescue Remedy
Resignation	Gorse, Star of Bethlehem, Sweet Chestnut, Wild Rose
Revitalisierung früh gealterter Tiere	Clematis, Honeysuckle
Rheumatische Beschwerden	Hornbeam, White Chestnut
Robustheit, mangelnde	Olive
Rolligkeit, dauernde bei Katzen	Oak
Rückfall bei Erkrankungen	Gentian
Rückzug, innerer	Clematis, Sweet Chestnut, Wild Rose
Ruhelosigkeit	Agrimony, Impatiens, Scleranthus
Rupfen, bei Vögeln	Larch, Mustard
Scheinträchtigkeit	Red Chestnut
Scheu	Mimulus
Schlafbedürfnis, erhöhtes	Mustard, Olive
Schlaffheit	Wild Rose
Schlafstörungen	Agrimony, Aspen, Red Chestnut
Schmerzen	Aspen, Holly, Rescue Remedy
Schock	Rock Rose
Schock, schwerer, mit Bewußtlosigkeit (bis zum Eintreffen des Tierarztes)	Rock Rose, Rescue Remedy
Schock- und Schrecksituationen	Rock Rose, Rescue Remedy
Schockerlebnisse, nach	Star of Bethlehem
Schreckhaftigkeit	Aspen, Clematis
Schuldgefühle	Pine
Schußangst	Mimulus, Rock Rose, White Chestnut; Kombination aus White Chestnut und Mimulus
Schutztrieb, gesteigerter	Chicory
Schutztrieb, übersteigerter	Chicory, Red Chestnut
Schwäche, plötzlich auftretende	Elm
Selbstbewußtsein, übersteigertes	Water Violet
Selbstverstümmelung	Heather
Selbstvertrauen, mangelndes	Cerato, Gentian, Larch
Selbstvertrauen, Steigerung des	Gentian, Larch
Selbstzerstörerisch	Agrimony, Clematis, Mustard
Sensibilität	Aspen, Centaury, Clematis
Skepsis	Larch
Sonnenstich (als Zusatztherapie)	Rock Rose, Rescue Remedy

Sozialisation, schlechte	Water Violet
Sozialverhalten gegenüber Artgenossen gestört	Cerato
Spannungszustände	Cherry Plum
Starrheit	Oak, Rock Water
Steifheit	Beech, Oak, Rock Water, Vine
Sterbehilfe	Gorse, Walnut, Wild Rose, Rescue Remedy
Stereotypien	
— Benagen bestimmter Körperteile	Mustard
— Bewegungsdrang	Oak, Rock Water, White Chestnut
Stimmung, wechselnde	Scleranthus, Wild Oat
Stimmungsschwankungen	Mustard, Scleranthus, Wild Oat
Stockmauser	Rock Water
Stoffwechselstörungen (als Zusatztherapie)	Chicory, Crab Apple, Wild Rose
Stoffwechselumstimmung	Crab Apple
Streitsucht	Beech, Holly, Vine
Stubenunreinheit	Beech, Gorse, Pine, Walnut
Stupidität	Chestnut Bud
Sturheit	Beech, Rock Water, Vine
submissiv	Aspen, Centaury
Teilnahmslosigkeit	Clematis, Sweet Chestnut, Wild Rose
Temperamentsausbrüche, unkontrollierte	Cherry Plum
Tierheimaufenthalt	Gentian, Honeysuckle, Star of Bethlehem
Trägheit	Clematis, Hornbeam, Mustard, Sweet Chestnut, Wild Rose
Trauer, um abwesende Personen, Spielgefährten	Honeysuckle
Trauma, nach psychischem oder physischem	Star of Bethlehem
Traumatisierte, erschöpfte, alte Tiere	Olive
Traurigkeit	Clematis, Gorse, Honeysuckle, Mustard, Star of Bethlehem, Sweet Chestnut, Wild Rose
Trennungsangst	Centaury
Trotzreaktionen	Holly, Willow
Tumoren (als Zusatztherapie)	Cerato, Olive
Tyrannisch	Beech, Holly, Vine
Übellaunigkeit	Willow
Überanstrengung	Olive
Überaktiv	Vervain
Überbelastung	Agrimony, Elm, Hornbeam, Olive
Überdreht	Agrimony, Heather
Überempfindlich	Mimulus

— gegen Kritik	Pine
Überforderung	Agrimony, Elm, Hornbeam, Oak
Überfürsorglichkeit	Red Chestnut
Übergewicht (als Zusatztherapie)	Cerato, Red Chestnut
Überlastet	Agrimony, Elm, Hornbeam
Überschießende Reaktionen	Cherry Plum
— Neigung zu	Cherry Plum, Impatiens
Umzug	Cerato, Gentian, Honeysuckle, Walnut
Unarten	Mustard
Unaufmerksamkeit	Chestnut Bud, White Chestnut
Unausgeglichenheit	Beech, Scleranthus, White Chestnut
Unbeherrschtheit	Cherry Plum
Unentschlossenheit	Cerato, Scleranthus, Wild Oat
Unflexibel, auf physischer und psychischer Ebene	Rock Water
Ungeduldig	Impatiens
Ungelehrigkeit	Chestnut Bud
Ungeschickt	Clematis, Larch
Unkonzentriertheit	Chestnut Bud, Clematis, Wild Oat
Unnachgiebig	Rock Water
Unnahbarkeit	Water Violet
Unruhe	Cherry Plum, Impatiens, Red Chestnut, Rock Rose, Vervain, White Chestnut
— innere	Agrimony
— nächtliche	Rescue Remedy, Scleranthus
Unsauberkeit	Chestnut Bud, Beech, Crab Apple, Gorse, Heather, Holly, Pine, Star of Bethlehem
— bei chronischer Krankheit	Gorse
Unsicherheit	Centaury, Cerato, Gentian, Larch, Pine, Scleranthus, Walnut
— im Umgang mit Artgenossen	Cerato
Unterkühlung, (bis zur Behandlung durch den Tierarzt)	Rock Rose, Rescue Remedy
Unterordnung, mangelnde	Vine
Unterwürfigkeit	Agrimony, Centaury, Larch, Pine
— der Körperhaltung	Pine
Untugenden	Chicory, Heather, Walnut
Unzufriedenheit	Impatiens, Wild Oat, Willow
Veränderungen, — werden schlecht verkraftet	Walnut
Verbissenheit	Oak, Rock Water, Vervain

Verbitterung	Rock Water, Willow
Verdauungsbeschwerden	
— mit abwechselnd Diarrhoe und Obstipation, (als Zusatztherapie)	Scleranthus, Water Violet, Willow
— nach einem Schock	Star of Bethlehem
Vergiftungen (bis zum Eintreffen des Tierarztes)	Crab Apple, Rescue Remedy
Verhalten, zwanghaftes	Cherry Plum, Chestnut Bud, White Chestnut
Verletzungen (als Zusatztherapie)	Crab Apple, Gentian, Rescue Remedy
— durch Überforderung, Neigung zu	Centaury
— schlecht heilende (als Zusatztherapie)	Gorse, Holly, Hornbeam, Olive
Verlust	
— der Bezugsperson	Gentian, Honeysuckle
— des Tierpartners	Gentian, Honeysuckle
Verunsicherung	Larch
Versteckt sich ständig	Pine
Verspannungen	Oak, Rock Rose, Rock Water, Star of Bethlehem, Vine
Verstopfung (als Zusatztherapie)	Agrimony, Centaury, Cherry Plum, Rock Water
Verträumt	Clematis
Verzweiflung	Cherry Plum, Gorse, Sweet Chestnut
Vitalität, reduzierte	Hornbeam
Vorbereitung auf Turniere, Schauen	Elm
Wählerisch	Crab Apple
Wechselhafte Krankheitssymptome (als Zusatztherapie)	Scleranthus
Wehleidigkeit	Chicory, Heather
Wetterfühligkeit	Aspen, Mustard, Scleranthus
Widerspenstigkeit	Vine
Willensschwäche	Centaury, Clematis
Winseln, übermäßiges	Chicory, Heather
Wunden (als Zusatztherapie)	Crab Apple
Wundheilung, schlechte (als Zusatztherapie)	Gentian, Gorse
Wundlecken	Mustard
wütend	Holly
Wurfpflege, überfürsorgliche	Red Chestnut
Wutanfälle	Cherry Plum
Wut	Holly, Rock Rose
Zähneknirschen	Impatiens, White Chestnut
Zahnwechsel	Cerato, Walnut

Zahnstein (als Zusatztherapie nach Sanierung)	Crab Apple
Zeckenbefall (als Zusatztherapie)	Centaury, Crab Apple
Zerstörungswut	Cerato, Chicory, Heather, Holly, Pine, Wild Oat
Zittern	Aspen
Zornig	Willow
Zucken im Schlaf	Impatiens
Zurückhaltend	Clematis, Larch
Zusammenbruch nach Überanstrengung (bis zur Behandlung durch den Tierarzt)	Rock Rose, Rescue Remedy

6. Integration der Bach-Blütentherapie in die tierärztliche Praxis

Nach all diesen eindrucksvollen Fallbeispielen und dem ausführlichen Stichwortverzeichnis werden Sie sich sicher fragen, wie man eine derartige Behandlungsform wie die Bach-Blütentherapie in seine vielleicht bisher vor allem *schulmedizinisch orientierte Praxis integrieren* kann.

Dafür gibt es sicher unterschiedliche Wege, ich will Ihnen schildern, wie ich das gemacht habe:

Nachdem ich mich mit Literatur über Bach-Blüten etwas beschäftigt hatte, einen Satz Blüten besaß und sie in einschlägigen Situationen an mir selbst, an Familienangehörigen und an stationären Patienten bereits getestet hatte, besorgte ich mir ein **Poster**, auf dem *alle Bach-Blüten abgebildet* sind und hängte es gut sichtbar in mein *Behandlungszimmer*. Das Plakat hing noch keine Woche an der Wand, da wurde ich bereits darauf angesprochen, ob denn Tiere auch Bach-Blüten bekommen.

Setzte ich die Bach-Blüten anfangs meist *situationsbezogen* ein, z.B. wenn ein sehr ängstliches Tier zur Behandlung kam, verabreichte ich ihm **39 Rescue Remedy**, begann ich bald, ausgewählte, das heißt mir *aufgeschlossen erscheinende* Besitzer von Tieren mit **Verhaltensproblemen**, die erfahrungsgemäß leicht durch Bach-Blüten zu beeinflussen sind, anzusprechen, daß man ja einmal einen Versuch mit Bach-Blüten machen könne, um das Verhalten ihres Tieres zu beeinflussen. Von Bach-Blüten hatte diese Spezies von Patientenbesitzern meist schon etwas gehört, sie wußten aber nicht, daß man diese auch beim Tier anwenden kann. Die meisten waren auch gleich zu einem Therapieversuch bereit – und auch bereit, für diese Therapieform zu bezahlen.

▷ Arbeitete ich jahrelang nur mit *Fragebogen, Untersuchung des Patienten* und *Gespräch mit dem Tierbesitzer*, so nehme ich nach einer **Ausbildung in energetischen Testverfahren** diese inzwischen in unklaren Fällen gerne als Hilfsmittel, um die für das Tier benötigte Blütenmischung auszutesten.

Interessant dabei ist natürlich der Vergleich, welche Blüten durch die Bearbeitung des Fragebogens gefunden werden und welche im gleichen Falle durch bioenergetische Testverfahren.

Inzwischen hat es sich herumgesprochen, daß ich mit Bach-Blüten arbeite, so daß ich von Patientenbesitzern angesprochen werde, ob man dieses oder jenes Problem nicht mit Bach-Blüten angehen könne. Auch Überweisungen und Anfragen von Kolleginnen und Kollegen speziell zur Bach-Blütentherapie kommen vermehrt.

▷ Bei Überweisungspatienten oder Patienten, die speziell zur Bach-Blütentherapie kommen, mache ich meist einen *Kostenvoranschlag* vor der Behandlung.

Diese bekommen nämlich zunächst einmal einen Bach-Blüten-Fragebogen wie er in *Kapitel I. 3.* vorgestellt wurde, zugeschickt mit entsprechendem Anschreiben und den voraussichtlichen Kosten. Nachdem die Patientenbesitzer mir den Bogen ausgefüllt zurückgeschickt haben, mache ich eine erste Auswertung und vereinbare einen Untersuchungstermin für das Tier.

Eine *klinische Untersuchung,* um etwaige körperliche Probleme abzuklären (im Falle von Protestpinkeln kann auch einmal eine ganz ordinäre chronische Zystitis für die Unsauberkeit verantwortlich sein) führe ich nach Möglichkeit *vor jeder Bach-Blütentherapie* durch, auch um mir einen persönlichen Eindruck eines Tieres zu verschaffen. Sollte im Einzelfall einmal eine klinische Untersuchung nicht möglich sein, bitte ich die Patientenbesitzer, eine entsprechende Untersuchung bei ihrem Haustierarzt durchführen zu lassen und mir die Ergebnisse mitzuteilen.

▷ Die Ergebnisse der klinischen Untersuchung und der Fragebogenauswertung werden zusammengefaßt und ergeben die Blüten, die benötigt werden.

Der Patientenbesitzer bekommt die entsprechende Blütenmischung, die er dann in der Regel **3-4 Wochen verabreicht**, bevor er sich wieder bei mir meldet. Je nachdem, wie das Tier auf diese 1. Mischung reagiert hat, wird diese nochmals gegeben, werden Blüten zugefügt oder weggelassen oder ist die Behandlung bereits abgeschlossen.

So ist die Bach-Blütentherapie inzwischen ein fester Bestandteil in den Therapieverfahren geworden, die ich in meiner Praxis anwende.

IV.
Anhang

1. Literaturverzeichnis

Aichele, Dietmar (1994): Was blüht denn da? Wildwachsende Blütenpflanzen Mitteleuropas. Franckh-Kosmos Verlags-GmbH & Co., Stuttgart

Askew, Henry R. (1997): Behandlung von Verhaltensproblemen bei Hund und Katze. Parey Buchverlag, Berlin

Bach, Edward (1992): Gesammelte Werke – von der Homöopathie zur Bach-Blütentherapie. Aquamarin-Verlag, Grafing

Barnard, Julian & Martine (1988): Das Bach-Blütenwunder. Wilhelm Heyne Verlag, München

Bartz, Jürgen (1996): Kräuterapotheke für Pferde. Franckh-Kosmos Verlags-GmbH & Co., Stuttgart

Baun et al. (1984): zitiert nach *Turner, Dennis C.* (1995): Die Mensch-Katze-Beziehung. Gustav Fischer Verlag, Jena, Stuttgart

Becvar, Wolfgang (1994): Naturheilkunde für Hunde – Grundlagen, Methoden, Krankheitsbilder. Franckh-Kosmos Verlags-GmbH & Co., Stuttgart

Becvar, Wolfgang (1996): Naturheilkunde für Katzen – Grundlagen, Methoden, Krankheitsbilder. Franckh-Kosmos Verlags-GmbH & Co., Stuttgart

Benjamin, Carol L. (1991): Hund aus zweiter Hand. Müller Rüschlikon Verlags AG, Cham

Berghoff, Peter C. (1989): Kleine Heimtiere und ihre Erkrankungen. Verlag Paul Parey, Berlin und Hamburg

Bernauer-Münz, Heidi, Quandt, Christiane (1995): Problemverhalten beim Hund. Gustav Fischer Verlag, Jena, Stuttgart

Brunner, Ferdinand (1988): Der unverstandene Hund. Verlag J. Neumann-Neudamm GmbH & Co. KG, Melsungen

Brunner, Ferdinand (1989): Die unverstandene Katze. Verlag J. Neumann-Neudamm GmbH & Co. KG, Melsungen

Chancellor, Philip M. (1996): Das große Handbuch der Bach-Blüten. VPM Verlagsunion Pabel Moewig KG, Rastatt

Deiser, Rudolf (1997): Naturheilpraxis Katzen – Schnelle Selbsthilfe durch Homöopathie und Bach-Blüten. Gräfe und Unzer Verlag GmbH, München

Del Giudice, E. (1990): zitiert nach *Ludwig* (1994)

Dudok van Heel, Margriet (1996): Bach-remedies voor honden en paarden. De Driehoek BV, Amsterdam

Edelmann, Renate (1990): Mit Bach-Blüten unsere Haustiere heilen. Ansata-Verlag, Interlaken

Feddersen-Petersen, Dorit (1992): Hunde und ihre Menschen. Franckh-Kosmos Verlags-GmbH & Co., Stuttgart

Friedmann et al. (1980): zitiert nach *Turner, Dennis C.* (1995): Die Mensch-Katze-Beziehung. Gustav Fischer Verlag, Jena, Stuttgart

Grimberg, Karsten (1996): Bachblütentherapie für Tiere – Wie Sie Ihre Haustiere heilen können. mgv-verlag im verlag moderne industrie AG, Landsberg am Lech

Hackl, Monnica (1997): Bach-Blütentherapie für Homöopathen. 3.A. Sonntag Verlag Stuttgart

Hajek, Renate (1991): »Bach-Blüten« – eine Therapie, die sich nicht mehr wegdiskutieren läßt. Zeitschr. f. Ganzheitl. Tiermedizin 6, 93 – 97

Hart, B.L., Hart L.A. (1991): Verhaltenstherapie bei Hund und Katze. Ferdinand Enke Verlag, Stuttgart

Hecker, Ulrich (1995): BLV Bestimmungsbuch Bäume und Sträucher. BLV Verlagsgesellschaft mbH, München – Wien – Zürich

Heine, Hartmut (1997): Lehrbuch der biologischen Medizin. Hippokrates Verlag, Stuttgart

Hohenberger, Eleonore (1995): Heilkräuter für gesunde Heimtiere – Vorbeugen und heilen auf natürliche Weise. Naturbuch Verlag, Augsburg

Howard, Judy, Ramsell, John: Edward Bach (1991): Die nachgelassenen Originalschriften. Hugendubel-Verlag, München

Katcher et al. (1983): zitiert nach *Turner, Dennis C.* (1995): Die Mensch-Katze-Beziehung. Gustav Fischer Verlag, Jena, Stuttgart

Kraa, Gisela (1996): Bach-Blüten für Katzen. Franckh-Kosmos Verlags-GmbH & Co., Stuttgart

Krämer Dietmar (1989): Neue Therapien mit den Bach-Blüten 1. Ansata-Verlag, CH-Interlaken

Krämer, Dieter; Wild Helmut (1993): Neue Therapien mit Bach-Blüten 2 – Diagnose und Behandlung über die Bach-Blüten Hautzonen. Ansata-Verlag, CH-Interlaken

Kraft, Wilfried (Hrsg.) (1998): Geriatrie bei Hund und Katze. Parey Buchverlag, Berlin

Kübler, Heidi (1997): Feline psychogene Alopezie. Zeitschr. f. Ganzheitl. Tiermedizin 11, 19 – 20

Kübler, Heidi (1998): Die Blüten des Dr. Bach. Zeitschr. f. Ganzheitl. Tiermedizin 12, 9-11

Kühlmann, Alexandra von (1994): Repertorium der Bach-Blüten. Sonntag Verlag, Stuttgart

Leyhausen, Paul (1996): Katzenseele: Wesen und Sozialverhalten. Franckh-Kosmos Verlags-GmbH & Co., Stuttgart

Lindenberg, Anne (1989): Bach-Blüten-Therapie für Haustiere – Tierkrankheiten sanft und natürlich heilen. ECON Taschenbuch Verlag GmbH, Düsseldorf

Lindenberg, Anne (1997): Bach-Blütentherapie für Haustiere – Tierkrankheiten sanft und natürlich heilen. pala-verlag, Darmstadt

Ludwig, Dr.rer.nat. Wolfgang (1994): SIT – System-Informations-Therapie – Schwingungsmedizin in Theorie und Praxis. Spitta Verlag, Balingen

Ludwig, Dr.rer.nat. Wolfgang (1998): Informative Medizin. VGM-Verlag, Essen

Ludwig, Dr.rer.nat. Wolfgang (1998): persönliche Mitteilung

Mastalier, Dr.med.dent., Oskar (1997): Neuere Untersuchungen zum vaskulär-autonomen Signal VAS/RAC nach P. Nogier. Vortrag auf der 12. Jahrestagung der Gesellschaft für Ganzheitliche Tiermedizin e.V., Freudenstadt

Muheim, J.T. (1981): zitiert nach *Ludwig* (1994)

Olbricht, E. (1990): zitiert nach *Feddersen-Petersen* (1992)

Pfeiffer, Gabriele (1998): Bach-Blütentherapie bei Tieren; Bach-Blüten: Bewährte Indikationen in der Kleintierpraxis. Zeitschr. f. Ganzheitl. Tiermedizin, 12, 12-16

Phillips, Roger (1998): Der große Kosmos-Naturführer Bäume: über 500 Wald- und Parkbäume. Franckh-Kosmos Verlags-GmbH, Stuttgart

Pinter, Helmut (1982): Handbuch der Papageienkunde. Kosmos, Gesellschaft der Naturfreunde, Franckh'sche Verlagshandlung, Stuttgart

Schabel, Eugen (1998): Wenn die Seele krank ist ... Fallbeispiele zur Wirkung der Bach-Blüten. Zeitschr. f. Ganzheitl. Tiermedizin, 12, 17

Schär, Rosemarie (1989): Die Hauskatze. Ulmer-Verlag, Stuttgart

Scheffer, Mechthild (1990): Bach Blütentherapie – Theorie und Praxis. Hugendubel-Verlag, München

Scheffer, Mechthild (1991): Erfahrungen mit der Bach-Blütentherapie. Hugendubel-Verlag, München

Scheffer, Mechthild, Storl, Wolf-Dieter (1992): Die Seelenpflanzen des Edward Bach – Neue Einsichten in die Bach-Blütentherapie. Heinrich Hugendubel Verlag, München

Scheffer, Mechthild (1993): Die praktische Anwendung der Original Bach-Blütentherapie in Fragen und Antworten. Wilhelm Goldmann Verlag, München

Scheffer, Mechthild (1994): Seelische Gesundheitsvorsorge für unsere Haustiere. Dr. Bach Blüten AG, Zürich

Scheffer, Mechthild (1995): Original Bach-Blütentherapie – Lehrbuch für die Arzt- und Naturheilpraxis. Jungjohann Verlagsgesellschaft mbH, Neckarsulm

Smith, C.W. (1989): zitiert nach *Ludwig* (1994)

Solomon, Iona Sarah (1991): Sanfte Medizin für Haustiere mit Hilfe von Bach-Blüten-Essenzen. Urania Verlags AG, Neuhausen (Schweiz)

Sonnenschmidt, Rosina – Wagner, Marion (1996): Vögel. Akupunktur, Homöopathie. Bach-Blütentherapie, Kinesiologie. Verlag Eugen Ulmer, Stuttgart

Stein, Petra (1994): Wie hilft Naturheilkunde meinem Hund? Natura Med Verlagsgesellschaft, Neckarsulm

Stein, Petra (1996): Naturheilpraxis Hunde – Schnelle Selbsthilfe durch Homöopathie und Bach-Blüten. Gräfe und Unzer Verlag GmbH, München

Stein, Petra (1997): Bach-Blüten für Hunde. Franckh-Kosmos Verlags-GmbH & Co., Stuttgart

Trumler, Eberhard (1987): Der schwierige Hund. Kynos Verlag, Mürlenbach/Eifel

Trumler, Eberhard (1988): Mensch und Hund. Kynos Verlag, Mürlenbach/Eifel

Trumler, Eberhard (1996): Mit dem Hund auf du. Bechtermünz Verlag im Weltbild Verlag GmbH, Augsburg
Turner, Dennis C. (1989): Das sind Katzen. Informationen über eine verständnisvolle Partnerschaft. Müller-Rüschlikon Verlags AG, Zug, Stuttgart, Wien
Turner, Dennis C. (1995): Die Mensch-Katze-Beziehung. Gustav Fischer Verlag, Jena, Stuttgart
Ungemach, F.R. (1995): Abgabe und Anwendung von Arzneimitteln bei Pferden. Deutsches Tierärzteblatt 6, S. 506
Vlamis, Gregory (1988): Die heilenden Energien der Bach-Blüten. Aquamarin Verlag, Grafing
Weeks, Nora (1940): The Medical Discoveries of Edward Bach. C.W. Daniels Company, London
Weeks, Nora (1993): Edward Bach – Entdecker der Blütentherapie – Sein Leben – seine Erkenntnisse. Heinrich Hugendubel Verlag, München
Weeks, Nora, Bullen Victor (1991): 38 Bach Original Blütenkonzentrate: Die speziellen Potenzierungsmethoden. Verlag Jungjohann, Neckarsulm
Wolters, Michael (Hrsg.) (1998): Ganzheitlich orientierte Verhaltenstherapie bei Tieren. Sonntag Verlag, Stuttgart
York, Ute (1995): Bach-Blüten – Therapie für Körper und Seele. Bechtermünz Verlag, Augsburg
Zimen, Erik (1989): Der Hund – Abstammung – Verhalten – Mensch und Hund. C. Bertelsmann Verlag GmbH, München
Zycha, Harald (1996): Organon der Ganzheit. Karl F. Haug Verlag, Heidelberg

2. Nützliche Adressen und Informationen

> The Dr. Edward Bach Centre
> Mount Vernon, Sotwell
> Wallingford
> GB-Oxon. OX10 0PZ,
> England

Das englische Bach Centre kann besichtigt werden. In den recht kleinen Räumlichkeiten sind noch einige von BACH selbst gezimmerte Möbel zu sehen. Der Garten von Mount Vernon bietet besonders im Frühjahr und Sommer einen idyllischen Anblick. An sonnigen Tagen haben die Betreuer des Hauses allerdings kaum Zeit für Besucher, sie sind dann unterwegs und mit dem Sammeln der Blüten beschäftigt.

Die Büros des Dr. Edward Bach Centre in den deutschsprachigen Ländern:

Deutschland:
Mechthild Scheffer GmbH – Institut für Bach-Blütentherapie, Forschung und Lehre, Lippmannstraße 57, D-22769 Hamburg, Tel.: 040/43257710, Fax: 040/435253
Dr. Edward Bach Centre, German Office

Österreich:
Mechthild Scheffer GmbH – Institut für Bach-Blütentherapie, Forschung und Lehre, Seidengasse 32/1, A-1070 Wien, Tel.: 0222/5265651-0, Fax: 0222/526565115
Dr. Edward Bach Centre, Austrian Office

Schweiz:
Mechthild Scheffer AG – Institut für Bach-Blütentherapie, Forschung und Lehre, Mainaustraße 15, CH-8034 Zürich, Tel.: 01/3823314, Fax: 01/3823319
Dr. Edward Bach Centre, Swiss Office

> **Bezugsquellen-Hinweise:**

Die original englischen Bach-Blütenessenzen sind apothekenpflichtig und können von Tierärzten gegen Vorlage einer Apothekenbescheinigung direkt über das Bach Centre in Hamburg (Adresse s.o.) bezogen werden.
Für Tierbesitzer ist der Bezug nur über den behandelnden Tierarzt oder eine Apotheke möglich.

Es gibt jedoch eine Reihe weiterer Hersteller und Lieferanten für Blütenessenzen. Diese liefern meist nicht die original englischen Bach-Blütenessenzen. Nachfolgend finden Sie eine aktuelle Übersicht:

Aurin Blütenessenzen:
Angeboten wird das klassische Sortiment der Bach-Blüten. Verwendet werden vor allem Blüten der Alpen und des Voralpenlandes. Aurin-Blütenessenzen werden auch mit Essig anstatt Alkohol als Konservierungsmittel angeboten.
Aurin Blütenessenzen, Werkstraße 13, D-84513 Töging/Inn

Bonsana – Swiss Flower Essences:
Sie werden aus einheimischen Wildpflanzen gewonnen. Die klassischen Bach-Blüten werden unter Verwendung von Schweizer Quellwasser ohne technische Hilfsmittel hergestellt.
Bonsana AG, Swiss Flower Essences, Lohwisstr. 16, CH-8123 Ebmatingen

Deutsche Blütenmittel (DBM):
Sie werden von U. KEILHOLZ seit 1983 hergestellt. Bei der Blütenherstellung nach den Methoden BACHS wird versucht, die Regeln des Thunschen Aussaatkalenders mit dem Einfluß von Gestirnskonstellationen zu berücksichtigen.
Deutsche Blütenmittel, Oberrödel 11, D-91161 Hiltpoltstein

DEVA – Blüten & Essenzen:
Inh. Bea Mark, Häberlstraße 16, D-80337 München

ELB – Erika Lang-Büttner:
Seit 1988 stellt E. LANG-BÜTTNER Blütenmittel nach der Bach-Methode her, wobei sie auch die Mondphasen berücksichtigt.
Erika Lang-Büttner, Seenheimerstr. 41, D-91465 Ergersheim

Healing Herbs:
Stellt ebenfalls Blütenessenzen aus den von EDWARD BACH empfohlenen Pflanzen her.
Healing Herbs, PO Box 65, GB-Hereford HR2 0UW

LF-Naturprodukte, Treenering 105, D-24852 Eggebek

Milagra Bachblüten:
Sie werden von einem ehemaligen langjährigen Mitarbeiter des Bach-Centres nach der traditionellen Methode hergestellt.
Milagra GmbH, Baumgartnerstr. 43, CH-2540 Grenchen

Phytodor: Stellt in der Schweiz die klassischen Bach-Blütenessenzen her. Als Wasser für die Speicherung wird das auf spezielle Weise energetisierte Grander-Wasser verwendet.
Phytodor, Oberer Saltinadamm 16, CH-3902 Brig-Glis

Phytomed:
Fertigt die klassischen Bach-Blütenessenzen aus Schweizer Wildpflanzen streng nach den Methoden BACHS.
Phytomed, Armand Kilchherr, CH-3415 Hasle bei Burgdorf

Swiss Flower Power:
Die vertriebenen Bach-Blüten werden von einer Schweizer Naturärztin aus Wildpflanzen hergestellt. Als Alkohol zur Konservierung wird Apfel-Birnen-Schnaps verwendet.
Swiss Flower Power, Greifenbergseestr. 3, CH-8050 Zürich

Yggdrasil:
Unter diesem Namen werden die von einer Heilpraktikerin nach den Methoden BACHS angefertigten Blütenessenzen vertrieben.
Yggdrasil, Talpromenade 2b, D-90765 Fürth

3. Über die Autorin

Dr. med. vet. Heidi Kübler ist seit 10 Jahren als selbständige Tierärztin tätig. In ihrer Praxis werden sowohl schulmedizinische wie auch naturheilkundliche Therapieverfahren angewandt.
Bereits in ihrer Studienzeit beschäftigte sie sich mit der Homöopathie. In ihrer eigenen Praxis arbeitet sie mit verschiedensten Verfahren unter anderem mit Biophysikalischer Informationstherapie, Homotoxikologie, Lasertherapie, Phytotherapie, Zytoplasmatischer Therapie, um nur einige zu nennen.
Vor 8 Jahren begann sie, mit Bach-Blüten zu arbeiten, da sie eine Behandlungsmöglichkeit für psychische Probleme bei Tieren suchte. Die Arbeit mit den Bach-Blüten wurde intensiviert. Inzwischen gibt es von ihr die ersten Veröffentlichungen und Angebote für Tierärzteseminare über Bach-Blüten.
Seit 1996 ist Dr. Heidi Kübler Vorsitzende der *Gesellschaft für Ganzheitliche Tiermedizin e.V.*, einer Gesellschaft, die die Interessen der ganzheitlich therapierenden Tierärzte/-innen vertritt.
Nach der Weiterbildungszeit und langjähriger Erfahrung beim Einsatz naturheilkundlicher Therapieverfahren wurde ihr 1998 von der Landestierärztekammer Baden-Württemberg die Zusatzbezeichnung »Biologische Tiermedizin« zuerkannt.